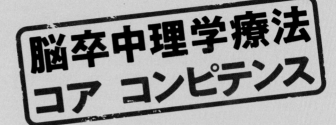

脳卒中理学療法
コア コンピテンス

網本 和
首都大学東京健康福祉学部
理学療法学科
編著

渡辺 学
北里大学メディカルセンター
リハビリテーションセンター

中外医学社

■執筆者（執筆順）

網本　　和　首都大学東京健康福祉学部理学療法学科教授

藤野雄次　埼玉医科大学国際医療センターリハビリテーションセンター主任

深田和浩　埼玉医科大学国際医療センターリハビリテーションセンター

井上真秀　埼玉医科大学国際医療センターリハビリテーションセンター

播本真美子　埼玉医科大学国際医療センターリハビリテーションセンター

関根大輔　埼玉医科大学国際医療センターリハビリテーションセンター

渡辺　　学　北里大学メディカルセンターリハビリテーションセンター係長

米澤隆介　北里大学メディカルセンターリハビリテーションセンター主任

斎藤　　均　横浜市立市民病院リハビリテーション部

塚田直樹　順天堂東京江東高齢者医療センターリハビリテーション科

中村　　学　花はたリハビリテーション病院リハビリテーション科主任

竹村美穂　北里大学メディカルセンターリハビリテーションセンター

溝部朋文　横浜市立脳卒中・神経脊椎センターリハビリテーション部

森下元賀　吉備国際大学保健医療福祉学部理学療法学科准教授

古澤浩生　リハビリテーション天草病院院長補佐

関根陽平　リハビリテーション天草病院リハビリテーション部

塚田和也　リハビリテーション天草病院リハビリテーション部

宮本真明　渕野辺総合病院リハビリテーション室主任

村田佳太　リハビリテーション天草病院リハビリテーション部

万治淳史　埼玉みさと総合リハビリテーション病院リハビリテーション部主任

廣澤全紀　東京都リハビリテーション病院リハビリテーション部理学療法科主任

齋藤崇志　公益社団法人日本理学療法士協会

平野康之　徳島文理大学保健福祉学部理学療法学科准教授

芝崎　　淳　将道会総合南東北病院リハビリテーション科主任

高橋秀介　博愛会菅間記念病院リハビリテーション科係長

金谷さとみ　博愛会菅間記念病院在宅総合ケアセンターセンター長

高澤寛人　博愛会菅間記念病院通所リハビリテーションセンター主任

序

　脳血管障害（脳卒中）は理学療法の対象として最も主要な病態であり，多くの理学療法士がその治療に日々挑戦しています．周知のように脳卒中の病型は様々ですが，多くの症例はある日突然に発症し，医学的管理が適切であればかなり救命され，そして適切な治療とリハビリテーションによって徐々に回復を示します．本書ではこのような回復過程にそって，リスク管理，評価，具体的な理学療法の進め方，そしてその時期に必要不可欠な臨床力（コンピテンス）が示されています．病期によって理学療法の課題が異なることは今や常識ではありますが，第一線の現場で活躍する執筆者の「現在の到達レベル」が詳しく述べられている点で類書にない構成になっています．

　脳卒中症例の多くは自然経過として回復を示します．読者の皆さんは自分が行っている「理学療法」がこの自然経過を超えて効果を持つということを実感したことがあるでしょうか．もちろん大規模な臨床試験などでリハビリテーションの有効性は証明されていますが，一人の症例を目の前にして自分の理学療法が「効いている」と確信するためには何が必要でしょうか．一般論的にも倫理的にも，「理学療法を行わない」ということはできないわけですから，その効果の検証はすなわち，初期状態からの即時的変化および継続的変化を分析することによると考えられます．その意味において「現在の到達レベル」の臨床力を体得することが求められていると思います．

　筆者は臨床にいた最初の 2 年間はいわゆる回復期病院で，その後 19 年間は大学病院で急性期の脳卒中症例の理学療法に携わってきました．そして大学教育に転じてさらに 18 年が経ちましたが，研究活動のフォーカスは脳卒中症例を対象とした高次脳機能障害に関するものです．つまり筆者のこれまでの臨床・研究活動はほとんど脳卒中症例についてのものです．それ故今回，脳卒中理学療法の臨床的なテキストを上梓できることは大変意義深いものと思います．本書を脳卒中理学療法にかかわる多くのセラピストに臨床現場で活用していただき，その臨床力を磨く一助となれば幸いです．

　　　　2018 年　啓蟄の候

　　　　　　　　　　　　　　　　　　　首都大学東京　　網本　和

目次

Ⅰ. 序論 〈網本　和〉

1. コンピテンス（competence）とコンピテンシー（competency） ……………… 2
2. 理学療法士のコア　コンピテンス ……………………………………………… 4
3. 脳卒中理学療法のコア　コンピテンス（読者のためのガイダンス） …………… 6

Ⅱ. 高度急性期の評価と治療

1 ▶ 高度急性期脳卒中理学療法のポイント 〈藤野雄次〉 10
1. 高度急性期における脳卒中の特徴 ……………………………………………… 10
2. 高度急性期における治療方針 …………………………………………………… 10
3. 高度急性期における治療目標 …………………………………………………… 10
4. 高度急性期における脳卒中理学療法実施上の注意点 ………………………… 11
5. 高度急性期におけるコンピテンス ……………………………………………… 11

2 ▶ 症例提示 〈藤野雄次〉 12

3 ▶ リスク管理
高度急性期のリスク管理を理解できるか 〈深田和浩〉 14
1. 高度急性期のリスク管理 ………………………………………………………… 14
2. 一般的なリハビリテーション中止基準 ………………………………………… 14
3. リスクの高い病態 ………………………………………………………………… 16
4. 症状の経過と理学療法の実施判断のポイント ………………………………… 18

4 ▶ ポジショニング
高度急性期において効果的なポジショニングを選択できるか 〈深田和浩〉 22
1. ポジショニングの意義 …………………………………………………………… 22
2. ポジショニングの実際 …………………………………………………………… 23
3. 看護師への協力依頼方法 ………………………………………………………… 26

5 ▶ ベッド上での理学療法
高度急性期において離床が制限された場合に理学療法士は何ができるか 〈井上真秀〉 28
1. ベッド上での理学療法 28
2. 関節可動域運動 28
3. 筋力強化運動 30
4. 合併症の予防 32

6 ▶ 離床
高度急性期の安全な離床の進め方を理解できるか 〈藤野雄次〉 35
1. 高度急性期における離床の位置づけ 35
2. 脳循環代謝への影響 36
3. 離床のリスク 38
4. 離床の進め方 40

7 ▶ 急変時の対応
目の前の患者が急変した際に理学療法士は何をすべきか 〈井上真秀〉 44
1. 急変時の対応 44
2. 急変の予兆をモニタリングする 45
3. 急変後の二次的な障害を予防する 45
4. 急変の原因を推察する 46
5. 一次救命処置（basic life support: BLS） 48

8 ▶ rt-PA 実施例の高度急性期理学療法
rt-PA 後に出血性合併症をどう管理するか 〈播本真美子〉 50
1. 血栓溶解療法の対象となる脳梗塞 50
2. rt-PA とは 51
3. rt-PA 後の合併症・出血性梗塞 51
4. 理学療法施行前後での注意点 53

9 ▶ 頚動脈内膜剥離術実施例の高度急性期理学療法
CEA 後の過灌流症候群・術後合併症をどう管理するか 〈播本真美子〉 58
1. 頚動脈狭窄症について 58
2. CEA について 60
3. CEA の合併症と術後管理 60
4. 理学療法介入時の注意点 62

目次

10▶ 急性期再発性・進行性脳卒中の高度急性期理学療法
再発や進行の起因となる病態をいかに理解できるか 〈藤野雄次〉 66
 1. 脳卒中再発の疫学 ……………………………………………………………… 66
 2. 急性期における脳卒中の再発と進行 …………………………………… 68
 3. 理学療法を実施する上での注意点 ……………………………………… 70

11▶ くも膜下出血後の高度急性期理学療法
どのように遅発性脳血管攣縮と向き合い理学療法を進めるか 〈関根大輔〉 73
 1. くも膜下出血の病態と治療 ……………………………………………… 73
 2. 合併症について …………………………………………………………… 74
 3. 理学療法におけるリスク管理，評価について ……………………… 75
 4. 高度急性期からできる理学療法アプローチ ………………………… 77

Ⅲ. 急性期の評価と治療

1▶ 急性期脳卒中理学療法のポイント 〈渡辺　学〉 80
 1. 急性期における脳卒中の特徴 …………………………………………… 80
 2. 急性期における治療方針 ………………………………………………… 80
 3. 急性期における治療目標 ………………………………………………… 80
 4. 急性期における脳卒中理学療法実施上の注意点 …………………… 81
 5. 急性期におけるコンピテンス …………………………………………… 81

2▶ 症例提示 〈渡辺　学〉 82

3▶ リスク管理
安全かつ効果的な早期離床を実践できるか 〈米澤隆介〉 84
 1. 早期離床の意義とリスク ………………………………………………… 84
 2. 脳卒中急性期の脳循環動態 ……………………………………………… 85
 3. リスク管理の臨床指標 …………………………………………………… 87
 4. 急性期におけるリスク管理の実際 …………………………………… 89

4▶ 機能評価
ハンズオフとハンズオンを適切に組み合わせて評価できるか 〈斎藤　均〉 92
 1. 急性期の評価項目 ………………………………………………………… 92
 2. 評価表 ……………………………………………………………………… 94
 3. ハンズオン（hands on）による潜在性の評価（と治療）………… 96
 4. 予後予測 …………………………………………………………………… 106

5 ▶ 能力評価

ハンズオンによる能力評価ができるか 〈塚田直樹〉109

- 1. 能力評価と意義 ……………………………………………………………………… 109
- 2. 症例紹介 …………………………………………………………………………………… 111

6 ▶ 認知機能評価

認知機能障害が理学療法に与える影響を評価できるか 〈渡辺　学〉114

- 1. 認知機能障害と理学療法 …………………………………………………………… 114
- 2. 急性期における認知機能障害 …………………………………………………… 115
- 3. 基盤となる認知機能障害の評価 ……………………………………………… 115
- 4. 理学療法で重要な認知機能障害の評価 …………………………………… 116

7 ▶ 予後予測

急性期において運動機能の予後を予測することができるか 〈渡辺　学〉120

- 1. 予後予測はなぜ必要か …………………………………………………………… 120
- 2. 何の予後を予測するのか ………………………………………………………… 121
- 3. 予後予測の説明はどうするか ………………………………………………… 123

8 ▶ ベッド上での理学療法

動くことを目的とした治療を考えることができるか 〈渡辺　学〉125

- 1. ベッド上での理学療法の目的 ………………………………………………… 125
- 2. 動く機会の提供 ……………………………………………………………………… 126
- 3. 神経筋促通 ……………………………………………………………………………… 127
- 4. 感覚刺激の提供 ……………………………………………………………………… 129
- 5. 姿勢変換練習 …………………………………………………………………………… 130
- 6. 周囲の環境への注意づけ ………………………………………………………… 131

9 ▶ 離床

リスク管理しながら麻痺を有した身体を抗重力環境に適応させることができるか

〈渡辺　学〉132

- 1. 離床の目的 ……………………………………………………………………………… 132
- 2. 臥位での準備 …………………………………………………………………………… 132
- 3. ギャッチアップ ……………………………………………………………………… 133
- 4. 端座位 ……………………………………………………………………………………… 136
- 5. 立ち上がり・立位 …………………………………………………………………… 137
- 6. 移乗 ………………………………………………………………………………………… 139

10 ▶ 運動麻痺への治療

神経学的背景を考えた運動麻痺への治療ができるか 〈塚田直樹〉141

1. 随意運動と姿勢制御の構成要素 141
2. 症例紹介 143
3. 姿勢制御に必要な感覚情報の取り込み 143
4. ポジショニングの検討 146
5. 麻痺側への寝返り 147
6. 体幹の活動と麻痺側の準備 147
7. 歩行への応用 149

11 ▶ 非麻痺側への治療

急性期において非麻痺側への治療の必要性を判断できるか 〈中村　学〉151

1. 非麻痺側上下肢・体幹の機能障害について 151
2. 非麻痺側上下肢・体幹の評価 152
3. 評価と治療の実際 152

12 ▶ 体幹の治療

急性期での抗重力姿勢制御の土台として体幹を治療できるか 〈渡辺　学〉159

1. 脳卒中における体幹機能障害 159
2. 体幹機能の評価 159
3. 体幹機能の治療 163

13 ▶ 基本動作練習

麻痺側の認知と抗重力伸展活動を促しながら基本動作が治療できるか 〈竹村美穂〉168

1. 急性期における起居動作の治療方針 168
2. 寝返り 169
3. 起き上がり 172
4. 座位保持・バランス 174
5. 立ち上がり 180
6. 立位保持・立位バランス 184

14 ▶ 移動練習

重度麻痺者の歩行練習や安全な移動手段の選択ができるか 〈中村　学〉188

1. 麻痺側上下肢の運動麻痺について 188
2. 重度麻痺者の歩行練習はどのように進めるか 189

15 ▶ 装具療法
長下肢装具を用いて立位・歩行を誘導できるか 〈溝部朋文〉 195
1. 装具を使用する目的 195
2. 長下肢装具を用いた練習 196
3. その他の注意点 204

16 ▶ 呼吸機能の治療
脳卒中急性期の肺炎を予防することができるか 〈米澤隆介〉 206
1. 脳卒中急性期の呼吸障害 206
2. 脳卒中における肺炎 207
3. 呼吸機能の治療 208

17 ▶ 摂食嚥下機能の治療
理学療法で必要な摂食嚥下障害への介入を実施できるか 〈森下元賀〉 212
1. 脳卒中における摂食嚥下障害 212
2. 摂食嚥下能力の評価 213
3. 摂食嚥下障害に対する理学療法介入 216

18 ▶ 排尿・排泄機能の治療
排尿・排泄機能障害の理学療法評価と治療を実施できるか 〈森下元賀〉 220
1. 脳卒中における排尿機能障害 220
2. 脳卒中における排便機能障害 221
3. 排尿，排便機能の評価 221
4. おむつ，膀胱留置カテーテルの管理 223
5. 排尿，排便障害に対する理学療法介入 224

Ⅳ. 回復期の評価と治療

1 ▶ 回復期脳卒中理学療法のポイント
〈古澤浩生〉 230
1. 回復期における脳卒中の特徴 230
2. 回復期における治療方針 230
3. 回復期における治療目標 231

2 ▶ 症例提示
〈関根陽平，古澤浩生〉 233

3 ▶ 機能評価
ADL の向上に対する機能上の問題点をどのようにして評価していくか

〈塚田和也，古澤浩生〉 235
1. 歩行における立脚相の評価 236
2. 評価項目と動作との関連についての一例 237

目次

4 ▶ 能力評価
治療へつながる ADL 評価を行えるか 〈宮本真明〉240
1. 脳卒中患者における ADL の難易度 ……………………………………… 240
2. ADL 能力の評価方法 ……………………………………………………… 241
3. 自宅環境に合わせた動作能力を評価する ……………………………… 244
4. 手段的 ADL（IADL）の評価 …………………………………………… 245

5 ▶ 認知機能評価
高次脳機能障害がもたらす症状に対処できるか 〈宮本真明〉247
1. 高次脳機能障害の予後を考える ………………………………………… 247
2. 運動療法や ADL 場面における工夫 …………………………………… 248
3. 自宅退院へ向けて ………………………………………………………… 250

6 ▶ 予後予測
ADL 能力の予後をどのように予測するか 〈宮本真明〉252
1. 退院時の ADL 能力を予測する ………………………………………… 252
2. 退院後の生活を予測する ………………………………………………… 254
3. 退院後の家庭への影響も予測する ……………………………………… 255
4. 回復期リハビリテーション病棟からの自宅復帰率について …………… 256

7 ▶ 基本動作練習
基本動作の多様性獲得に向け効率的な運動指導ができるか 〈村田佳太，古澤浩生〉257
1. 基本動作練習から ADL への汎化 ……………………………………… 257
2. 座位〜立位での介入 ……………………………………………………… 258
3. 座位〜背臥位での介入 …………………………………………………… 262
4. First step から歩行へ …………………………………………………… 264

8 ▶ 歩行練習
実用的な歩行の獲得を目指すことができるか 〈万治淳史〉267
1. 屋内での環境の変化（家具などの障害物，他者往来への対応）………… 267
2. 屋外での環境の変化（路面変化への対応や危険回避）………………… 270

9 ▶ ADL 練習
身のまわり動作獲得に向けた回復的・代償的アプローチができるか 〈万治淳史〉274
1. 食事動作 …………………………………………………………………… 274
2. 整容 ………………………………………………………………………… 278
3. 更衣 ………………………………………………………………………… 280
4. 排泄動作（トイレ動作）………………………………………………… 286
5. 入浴 ………………………………………………………………………… 290

10 ▶ 応用動作練習

多種多様なニーズに応えることができるか 〈廣澤全紀〉297
1. 理学療法評価 298
2. 補装具や福祉用具の選択 300
3. 応用動作練習のための環境設定 300

11 ▶ 装具療法

治療・生活場面で短下肢装具を有効活用できるか 〈溝部朋文〉305
1. 回復期における装具 305
2. 短下肢装具による歩行の改善と身体機能 307
3. 生活の中で装具を有効に使うための注意点 314

12 ▶ 体力向上

体力向上の必要性を理解できるか 〈中村 学〉317
1. 体力向上に向けた身体活動量の評価とトレーニング 317
2. 栄養状態の把握と管理の必要性 319
3. 退院に向けた指導 321

13 ▶ 24 時間マネジメント

リハビリテーションの効果を高めるために介入時間以外もマネジメントできるか
〈廣澤全紀〉322
1. 環境調整 322
2. 情報共有 326

Ⅴ. 維持期（生活期）の評価と治療

1 ▶ 維持期脳卒中理学療法のポイント 〈齋藤崇志，平野康之〉330
1. 維持期における脳卒中の特徴 330
2. 維持期における治療方針 330
3. 維持期における治療目標 330
4. 維持期における脳卒中理学療法実施上の注意点 331
5. 維持期におけるコンピテンス 331

2 ▶ 症例提示 〈齋藤崇志，平野康之〉332
1. 症例提示 332
2. 生活上の問題点 333

3 ▶ フィジカルアセスメント
生活期の現場で収取できる情報から対象者の変化を予見できるか 〈芝崎 淳〉334
1. 生活期のリハビリテーションの効果 ································· 334
2. 生活期の脳卒中片麻痺者へのリハビリテーションとリスク管理 ········· 334
3. リスク管理とフィジカルアセスメント ···························· 338
4. 生活期のリハビリテーションの役割 ······························ 347

4 ▶ 精神機能の評価
生活期脳卒中後遺症者の精神・知能障害を評価できるか 〈芝崎 淳〉350
1. 脳卒中後の精神・知能障害 ···································· 350
2. 脳卒中後の精神障害―うつ― ·································· 351
3. 脳卒中後の知能障害 ··· 352

5 ▶ 生活環境の評価
在宅脳卒中患者が安全に在宅生活を送るための評価ができるか 〈齋藤崇志，平野康之〉359
1. 生活環境評価の目的 ··· 359
2. 生活環境評価と介入の実際 ···································· 359

6 ▶ 起居移動動作練習
生活期脳卒中後遺症者の起居移動動作練習を工夫できるか 〈芝崎 淳〉365
1. 生活期脳卒中片麻痺者と日常生活動作（ADL） ···················· 365
2. 生活期片麻痺者の起居移動動作 ································· 366
3. 生活期片麻痺者の起居移動動作練習のポイント ···················· 376

7 ▶ 介護者への指導
活動支援と介護負担の軽減に向けて指導できるか 〈高橋秀介，金谷さとみ〉379
1. 生活面への助言 ··· 379
2. 介助方法の指導 ··· 380
3. 事例紹介 ·· 381

8 ▶ 外出支援
外出に向けた指導ができるか 〈高橋秀介，金谷さとみ〉384
1. 理学療法士が行う外出支援 ···································· 384
2. 屋外活動の指導 ··· 385
3. 事例提示 ·· 388

9 ▶ 社会資源の活用

どのような資源があり，誰に相談すればよいか 〈万治淳史〉389

1. 介護保険制度 ………………………………………………………… 378
2. 障害者福祉制度 ……………………………………………………… 392
3. 障害福祉制度と介護保険制度について ………………………… 393
4. その他の社会資源 …………………………………………………… 393

10 ▶ 生活環境調整

維持期（生活期）での物理的環境へのアプローチ方法を理解できるか

〈高澤寛人，金谷さとみ〉395

1. 生活環境調整の基礎 ………………………………………………… 395
2. 評価 …………………………………………………………………… 396
3. 生活環境調整の具体例 ……………………………………………… 398

11 ▶ 急変時の対策

自宅や通所サービスで発生する急変に対し対策・対応できるか

〈高澤寛人，金谷さとみ〉403

1. 急変とリスク管理 …………………………………………………… 403
2. リスクの評価 ………………………………………………………… 404
3. 急変時の対応と対策 ………………………………………………… 405
4. 一次救命処置（basic life support: BLS）の手順 ……………… 410

12 ▶ ロボット・スーツの利用

脳卒中後歩行障害に対するロボットスーツリハビリテーションの適応と限界を理解できるか

〈万治淳史〉411

1. リハビリテーションロボットによる歩行練習支援 ………………… 411
2. ロボットスーツの利用 ……………………………………………… 412
3. ロボットスーツ HAL®を使用した動作練習とその効果 ………… 414

索引 421

I

序論

1. コンピテンス（competence）とコンピテンシー（competency）

　コンピテンス（competence）とコンピテンシー（competency）は本邦では区別されずに使われることが多く，ともに「卓越した業績を峻別する人材の能力」を指しているが，コンピテンスは全体的能力であり，コンピテンシーはそれらを構成する下位項目であるとされる．この概念は元々米国国務省の外交官選考にあたって，筆記試験だけではその後の外交官としての行動を予測できなかったことから開発されたモデルであり，卓越した外交官と普通の外交官の行動結果を観察分析することで「卓越した人材」の特性を明らかにしてそのことをコンピテンスと呼んだのである．ちなみに卓越した外交官のコンピテンスとして抽出されたのは「異文化対応の対人関係感受性」「ほかの人たちに前向きの期待をいだく」「政治的ネットワークを素早く学ぶ」であったという[1]．Spencerらは，コンピテンシーの根源的特性として，①動機（モティベーション），②特性（身体的特徴，例として優れた視力はパイロットに備わるべき身体的コンピテンシーである），③自己概念（個人の価値観・自画像），④知識（専門的領域での知識），⑤スキル（身体的あるいは心理的課題を遂行する能力）をあげている．これらの要因の関係は 図1 に示すような「氷山モデル」で提示される．すなわち，知識とスキルというコンピテンシーは目に見えやすく開発しやすいのに対して，動機，特性，自己概念というコンピテンシーは評価することも開発することも困難であるとされる．彼らはさらに支援・人的サービスの従事者（医師，看護師，教師など）のコンピテンシーについて，「インパクトと影響力」「人の育成」「対人関係理解」「自己確信」「セルフコントロール」「専門的能力」などの重要性を指摘している 表1 ．

　一方，近年の医学教育領域においては，従来の学習プロセス重視型教育から学習成果

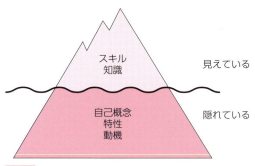

図1 氷山モデル
（Spencer LM, et al. Competence at Work. New York: John Wiley & Sons; 1993[1] より改変）

基盤型教育のモデルが強調されるようになり，特に医療安全の点から，コンピテンシーに基づいた卒前医療安全教育が報告されている[2]．石川らは医療安全に関するコンピテンシーとしてオーストラリアで策定されたコア コンピテンシーを例示している **表2**．

表1 支援・人的サービスの従事者（医師，看護師，教師など）のコンピテンシー
（Spencer LM, et al. Competence at Work. New York: John Wiley & Sons; 1993[1] より改変）

重み	コンピテンシー
XXXX	「インパクトと影響力」「人の育成」 「対人関係理解」
XXX	「自己確信」「セルフコントロール」「専門的能力」 「カスタマーサービス志向」「チームワークと協調」 「分析的思考」
XX	「概念化思考」「イニシアティヴ」 「フレキシビリティ」「指揮命令」

表2 医療安全におけるコンピテンシー（石川雅彦，他. 医学教育. 2007; 38: 47-50[2] より改変）

コア コンピテンシー	サブ カテゴリー
1) 円滑なコミュニケーション	①患者と家族に医療への主体的な参加を促す ②患者にリスクを伝達する ③患者に情報を正確に伝える ④患者から，インフォームド コンセントを得る ⑤患者の性別，年齢などに配慮する
2) エラー マネジメント	①有害事象を認識して報告し，マネジメントする ②リスク マネジメントを行う ③医療におけるエラーを知る ④苦情マネジメントを行う
3) EBM と IT の適正利用	① EBM を利用した医療を行う ② IT を利用して，安全性のレベルを高める
4) 安全業務励行	①チームの一員，またはリーダーとして業務を行う ②ヒューマン ファクターの影響を知る ③組織というものを理解する ④入院・外来と継続した医療を行う ⑤自己管理（疲労やストレスなど）を行う
5) 医療倫理遵守	①正しい医療行為を行う ②医療倫理に則った業務を行う
6) 継続学習	①業務の学習を常に怠らない ②業務に関連した教育を行う
7) その他	①患者・部位誤認，不適切な手技に留意する ②薬剤の処方を安全に行う

表3 臨床スキルの段階 （Carraccio CL, et al. Acad Med. 2008; 83: 761-7[4] より改変）

レベル	内容
初心者	理論やルールに従って対応．分析的に考え，理論と実践を関連づけようとする．情報の優先順位を付けること，全体を見渡すことは難しい．
研修中	ルールや情報を通じ，過去の経験に基づいて何が妥当かを決定できる．問題解決に直感的思考も利用し始める．具体的情報からより抽象化することもできるようになる．
独り立ち	責任を持って行動し，全体像も見渡せるようになる．直感的思考も使えるようになるが，複雑・珍しい事例には分析的思考を用いる．
熟達者	十分な経験によって直感的思考が駆使できる．初めての状況にも経験から一般化した持論を適用できるようになる．曖昧さに耐えられる．
ベテラン	直感的な問題の認識，状況への対応ができるようになる．予期しない状況にも常に素早く，賢い対応ができる．
達人	全体像をさらに広い視野で捉えることができ，振り返り，感情や動機づけの統制，倫理観，システム全体の改善なども含めて対応できる．

　これらはさらに到達レベルが対象となる職種，職位によって4段階に分けられ，これらに応じた医学教育モデルを検討する必要性を述べた．医学教育全体としても学習成果基盤型教育（outcome based education: OBE）についての議論がなされてきており，大西[3]はOBEの実施には，1.卒業生に必要な能力の同定，2.コンピテンシーやその要素の明確な定義，3.進度に従ったマイルストーンの設定，4.教育活動，経験，指導方法の選定，5.マイルストーンを測定する評価手法の選定，6.アウトカムが達成できたかのプログラム評価が必要であり，特にマイルストーンの測定方法の開発と設定を重視している．さらに，OBEは修得されたかどうかを重視するため，従来の履修主義とはなじまず，総括的評価が重要であると指摘した．このOBEと生涯学習の連続性について，Carraccioら[4]はコンピテンシーを達成することで「独り立ち」可能となるスキル獲得の段階的モデルを示した 表3 ．

　以上のように一般的にコンピテンスとコンピテンシーは幅広い領域を包含するものであるが，次項では理学療法士に求められる基本的なコンピテンスとコンピテンシーについて述べる．

2. 理学療法士のコア コンピテンス

　理学療法士にとって必要不可欠なコンピテンスすなわちコア コンピテンスは，どのようなものであろうか．伴[5]は基本的臨床能力として臨床能力マトリックスを提示し ，知識，情報収集力，総合的判断力，技能，態度の要素で構成されそれぞれいくつかのレベルに分かれるモデルを示した．これは元々医師の基本的臨床能力に関する論

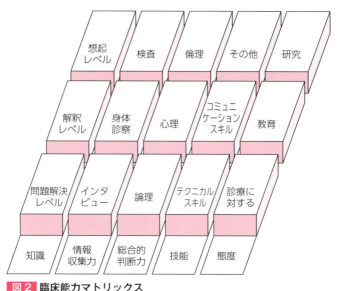

図2 臨床能力マトリックス
(伴 信太郎. 診断と治療. 2001; 89: 845-7[5])

考であるが，理学療法士に置き換えても十分理解できるものである．

「知識」は想起レベル，解釈レベル，問題解決レベルという3つに分類される．想起レベルの知識は，病態生理や，臨床疫学的な脈絡がなくただ記憶しているという知識である．解釈レベルの知識は，1つの症候から，病態生理的にいくつかの可能性を考えたりできるような知識であり，問題解決レベルの知識は，「身に付いた経験」による知識であるとされる．「情報収集能力」とは，医療面接，身体診察法，血液，尿などを用いた，あるいは画像を用いた検査である．「総合的判断力」は，診察・検査から情報収集してさらに専門的知識と照合しどう判断するかということに関わる能力のこと．総合的判断力は論理的な側面，心理的な側面，倫理的な側面の3つに分けられるという．「技能」はテクニカルなものだけでなくコミュニケーションスキルが重要であり，「態度」については診療，教育，研究に対する領域が想定されている．このような基本的臨床能力を基盤として，理学療法教育ガイドライン0版では 表4 に示される理学療法士に求められる資質が提示されている．これはまさにコアコンピテンスとして理解されるものである．本久[6]は「理学療法士は専門技術職として高い知識と技術，対象者の自己実現を具体化でき，判断力，柔軟な思考，想像力が必要」であり，加えて倫理性とそれを支える資質をもっていることが臨床力の基本であると述べている．

一方，堀本は理学療法士150名を対象として，勤務先領域の特性とコンピテンシーの関係について調査したところ，「要望にこたえる力」と「きちんとやる力」は急性期と生

表4 理学療法士に求められる資質

①観察力	ありのままの現象を捉える力
②思考力	起こっている現象の原因や現象同士の関係性を見抜く力
③探究心	興味と希望を持って思考を展開していく力，その道を極める力
④創造力	新しいことを生み出していく力
⑤想像力	次に起こることや結果を予め思い浮かべることができる力
⑥共感力	相手の気持ちを察し，理解する力
⑦協調性	コミュニケーション力
⑧行動力	自ら行動する力
⑨機動力	状況に応じて臨機応変に行動を起こすことができる力
⑩自　立	1人の人間として節度と責任を持つ力

活期間，「自らを活かす力」は回復期と研究・教育機関間で有意な差があり，勤務形態や仕事環境に応じ，必要な行動特性の違いが差異として表れることを示した．理学療法対象者の病期によって求められるコンピテンシーが異なることは重要であり，本書においても病期に応じたコンピテンシーを提示する所以である．

3. 脳卒中理学療法のコア コンピテンス（読者のためのガイダンス）

　本書は脳卒中症例の発症から時系列に，高度急性期，急性期，回復期，維持期（生活期）へと病期を縦軸として記述されている．それぞれの冒頭に「ポイント」として全体的留意点が示され，たとえば高度急性期では全体的コンピテンスとして「日々状態が変化し得る時期であるため，医師の治療方針を理解できる能力が必須である．そのためには，病態の理解，各種検査目的と結果の解釈，投薬内容など高度な医療知識を身につける必要がある．……」が提示される．そのうえで個々の各論的項目について展開される構成になっている．例として「回復期」の「歩行練習」の項では，実用的な歩行獲得に向けて病棟環境，障害物回避，屋外環境に適応させたコンピテンスが示され，具体的な理学療法が例示されている．

　読者が今現在どの病期の脳卒中症例を担当しているかによって，その時期に合致したところから始めてもよいし，その前後の情報を得ることによって現在の理学療法に活かすことも可能である．想定する読者対象は表3における「研修中」レベルから「独り立ち」レベルの理学療法士である．本書を活かして臨床能力を高めていき，それらを患者の理学療法に還元することができることが筆者らの願いでもある．

❖文献

1) Spencer LM, Spencer SM. Competence at Work. New York: John Wiley & Sons; 1993（梅津祐良, 他訳. コンピテンシー・マネジメントの展開―導入・構築・活用. 東京: 生産性出版; 2001.

2) 石川雅彦, 長谷川敏彦, 種田憲一郎, 他. コンピテンシーに基づいた卒前医療安全教育. 医学教育. 2007; 38: 47-50.

3) 大西弘高. 医学教育における outcome based education（OBE）の影響. 理学療法学. 2015; 42: 781-2.

4) Carraccio CL, Benson BJ, Nixon LJ, et al. From the educational bench to the clinical bedside: translating the Dreyfus developmental model to the learning of clinical skills. Acad Med. 2008; 83: 761-7.

5) 伴 信太郎. 基本的臨床能力への招待. 診断と治療. 2001; 89: 845-7.

6) 本久博一. 臨床力を磨く. 高知県理学療法. 2016; 23: 4-8.

7) 堀本ゆかり. 勤務領域間でのコンピテンシー特性の比較. 理学療法科学. 2016; 31: 575-80.

〈網本　和〉

II

高度急性期の評価と治療

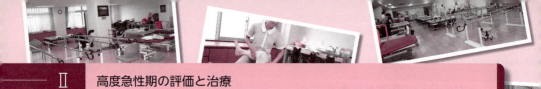

II 高度急性期の評価と治療

1 高度急性期脳卒中理学療法のポイント

1. 高度急性期における脳卒中の特徴

　高度急性期は，診療密度が特に高い時期であり，救命を目的とした高度な医療が施される．病態や全身状態が不安定な時期では，呼吸器合併症や心不全の併発など，脳卒中以外の病態を合併する頻度も高く，理学療法士は多職種と協働して全身状態の安定化に向けて取り組む必要がある．

2. 高度急性期における治療方針

　急性期管理中の理学療法は，救命や全身状態の安定化に向けた医療と並行して実践され，その目的は医学的管理の方針に準ずる．すなわち，呼吸器関連肺炎や無気肺，深部静脈血栓症など，急性期医療に伴う弊害を極力少なくし，致命的となる病態を避けることが重要となる．そのため，運動麻痺だけでなく，内科的な合併症の予防も対象になる．脳ヘルニアの進行など生命予後が悪化している場合は，瞳孔所見などリアルタイムに情報が得られる所見を見逃さず，時には理学療法の中断を決断することも必要である．一方，脳画像や臨床経過から，生命予後の見通しがつく例では，高度急性期においても機能回復に向けた理学療法を積極的に導入していく．

3. 高度急性期における治療目標

　重症例や病態が不安定な例では，二次的合併症（肺炎，無気肺，深部静脈血栓症など）の予防が主たる治療目標となる．生命予後の見通しがつく例では，長期的な予後の改善と，筋力低下や起立性低血圧など臥床に伴う弊害を最小限にするため，可及的早期から段階的に離床を進め，座位耐性を高めていくことが重要となる．

4. 高度急性期における脳卒中理学療法実施上の注意点

　　血圧を維持するための薬剤や人工呼吸器の使用など，生命に直結しうる治療を阻害しないことが不可欠であり，点滴や経口挿管の事故抜去はあってはならない．理学療法士は医学的情報に基づき，病態が悪化しているどうかを判断し，理学療法の適応を検討することが重要である．

5. 高度急性期におけるコンピテンス

　　日々，状態が変化しうる時期であるため，医師の治療方針を理解できる能力が必須である．そのためには，病態の理解，各種検査目的と結果の解釈，投薬内容など高度な医療知識を身につける必要がある．そのうえで，高度急性期以降のスムーズな機能・能力障害の改善に備えた理学療法を実践できる能力が求められる．

〈藤野雄次〉

Ⅱ 高度急性期の評価と治療

2 症例提示

症例：70歳代後半，女性，右手利き
疾患名：心原性脳塞栓症 図1, 2
現病歴：自宅の居間で倒れているところを家族が発見し救急要請．
既往症：心房細動，高血圧症，脂質異常症
入院前生活：夫と2人暮らし．日常生活は自立しており，家事全般を担当していた．本人，夫とも元来健康でウォーキングが日課であった．
急性期治療：左椎骨動脈と脳底動脈に限局した血栓に対して血栓回収療法を施行し，当該血管は再開通した．
理学療法評価（第2病日）：発症時の脳画像では広範な両側小脳の梗塞巣が確認されたが，血栓回収療法後は意識清明となり，四肢の軽度失調症状のみ残存した．

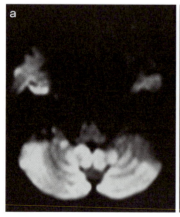
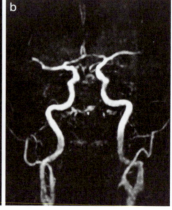

図1 入院時の画像所見
a：拡散強調像．両側小脳半球と小脳虫部に高信号域．
b：MRA．両側椎骨動脈と脳底動脈の描出なし．

2 症例提示

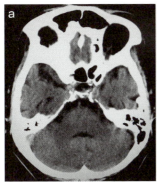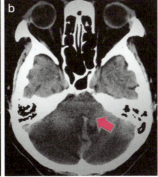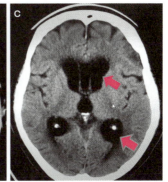

図2 CT 画像の比較
a：発症時の CT 像．
b：小脳の浮腫が第四脳室と脳幹を圧排（第3病日）．
c：急激に側脳室が拡大（第3病日）．

評価と治療の方針：理学療法開始時の意識レベルや神経脱落症状は比較的良好であり，経胸壁心エコー図検査では左房内血栓は認めなかったが，広範な脳梗塞による高度の脳浮腫の出現が懸念された．そのため，意識や呼吸の状態，瞳孔所見など，脳幹圧迫の所見を評価し，重篤な病態が起こり得るかを判断した後に離床を進める方針とした．

経過：第4病日から急速に意識障害（JCS 30）が進行し，努力性の過呼吸が出現した．頭部 CT では脳幹と第四脳室の圧排，急性水頭症を認め 図2 ，緊急で外減圧術と内減圧術，脳室ドレナージ術が施行された．手術翌日，意識レベルは改善した（JCS 2）．

術後の予後予測：減圧開頭術によって生存し得た小脳梗塞例の機能予後には，脳幹部梗塞の合併が最も重要であり，また JCS 30 までに手術が行われた場合は全例社会復帰が可能であったとの報告がある[1]．本症例では意識障害が最重症化する前に手術が施されたため，転帰の好転化が十分期待できる．一方，頭部 CT では脳幹病変が描出されるまでに一定時間を要すため，経時的に脳画像を確認し，機能予後が改善するとの予測が妥当であるかを再評価していく必要もある．

術後の方針：脳幹圧迫や頭蓋内圧亢進症状は解消し，脳の状態は安定しつつあると判断できる．脳室ドレナージの継続により活動制限が続くため，予期しない病態の変化に留意しつつベッドサイドでの離床プログラムを導入し，可能な限り病前の生活水準への到達を目指して積極的な理学療法を展開していく．

❖ 文献

1) 小笠原邦昭，甲州啓二，長嶺義秀，他．重症小脳梗塞に対する外科的減圧術．脳神経外科．1995; 23: 43-8.

〈藤野雄次〉

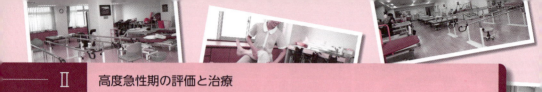

II 高度急性期の評価と治療

3 リスク管理
高度急性期のリスク管理を理解できるか

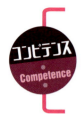

- ☑ 一般的な理学療法中止基準について理解できる.
- ☑ リスクの高い病態について理解できる.
- ☑ 症状の経過に合わせて理学療法の実施可否または治療内容の選択を判断することができる.

1. 高度急性期のリスク管理

　本邦では,脳卒中ケアユニットの導入や近年の医療技術の進歩により,高度急性期における脳卒中患者の救命率は向上している.一方,高度急性期では救命措置が施された場合であっても,経過中に症状の進行や合併症の併発により全身状態が悪化することも少なくない.特に脳ヘルニアなど重篤な合併症を呈した場合は,生命維持を目的とした治療が優先され,理学療法の介入が困難となる場合もある.また早急な対応が必要であるにもかかわらず,理学療法を実施中に症状の悪化に気づかず対応が遅れた場合には,不可逆的な障害を被る可能性がある.

　以上から,高度急性期に従事する理学療法士は,医学的な情報を正確に理解し,医師や看護師と協働してリスクを管理し,医師の指示を仰ぎながら理学療法を進めていく必要がある.

2. 一般的なリハビリテーション中止基準

　高度急性期のリハビリテーションでは,全身管理下で無理なく安全に開始されることが基本であるが,症状が不安定なケースについては積極的な介入は控える判断も重要である.Adlerらは,集中治療室でのリハビリの中止基準として,心拍数,血圧,呼吸数,

3 リスク管理

表1 高度急性期リハビリテーションの中止基準（Adler J, et al. Cardiopulm Phys Ther J. 2012; 23: 5-13[1]）

心拍数	動脈血酸素飽和度
・＞（220－年齢）×0.7	・＞4％の低下
・＜40 回/分，＞130 回/分	・＜88％
・安静時心拍数の 20％以上の低下	**人工呼吸器**
・新規発症の不整脈，新しい抗不整脈薬の使用	・FiO_2＜0.6
・心筋梗塞の発症	・PEEP≧10 cmH_2O
血圧	・人工呼吸器との非同調
・収縮期血圧＞180 mmHg	・A/C モードへの変更
・収縮期/拡張期血圧 20％以上の低下	・気道痙攣
・平均血圧＜65 mmHg，＞110 mmHg	**意識・興奮・症状**
・循環作動薬の使用，追加，増量	・鎮静または昏睡状態
呼吸数	・興奮状態または鎮静薬の増量
・＜5 回/分，＞40 回/分	・耐え難い呼吸困難

表2 日本リハビリテーション医学会によるリハビリテーションの中止基準（日本リハビリテーション医学会診療ガイドライン委員会，編．リハビリテーションにおける安全管理・推進のためのガイドライン．東京：医歯薬出版；2006．p.6[2]）

①安静時脈拍 40/分以下または 120/分以上
②安静時収縮期血圧 70 mmHg 以下または 200 mmHg 以上
③安静時拡張期血圧 120 mmHg 以上
④労作性狭心症の方
⑤心房細動のある方で著しい徐脈または頻脈がある方
⑥心筋梗塞発症直後で循環動態が不良な場合
⑦著しい不整脈がある場合
⑧安静時胸痛がある場合
⑨リハビリテーション実施前にすでに動悸，息切れ，胸痛のある場合
⑩座位でめまい，冷や汗，嘔気などがある場合
⑪安静時体温が 38℃以上
⑫安静時動脈血酸素飽和度 90％以下

動脈血酸素飽和度，人工呼吸器，意識・興奮・症状の基準を定めている **表1**[1]．本邦においても，日本リハビリテーション医学会診療ガイドラインでは，積極的なリハビリテーションを実施しない場合の基準が定められており **表2**[2]，理学療法の中止基準もこれに準じて実施している．一方，これらの基準に該当した場合でも，全身状態の安全が確保されたならば主治医と相談のうえ，ベッド上から介入を開始し個々の病態に応じて段階的に離床を進めていく場合もある．

3. リスクの高い病態

a 脳ヘルニア

　脳ヘルニアは，脳実質の圧迫（脳浮腫，脳出血，急性水頭症）により頭蓋内圧が亢進し，脳実質の一部が隣接する別の区画へ移動する病態である 図1．脳圧の亢進が進行し，脳幹部を圧迫した場合には死に至る危険性があるため，迅速な評価と対応を要する．脳ヘルニアは，脳損傷部位により発生の機序と臨床症状が異なり，脳卒中ではテント切痕ヘルニアが最も多い 図2．脳幹症状は中脳，橋，延髄によって出現する症状が異なるため，脳圧亢進が至る部位に応じた特徴を理解することが重要である．臨床では，意識障害，眼症状，呼吸状態，異常姿勢を評価し，脳ヘルニア徴候を観察する．

b 多臓器不全

　多臓器不全（multiple organ failure: MOF）は，肝臓や腎臓など種々の臓器の機能

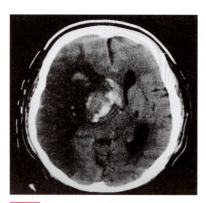

図1 脳ヘルニアのCT画像

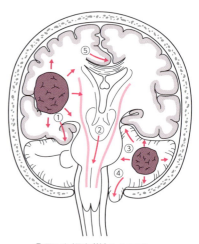

①テント切痕(鉤)ヘルニア
②中心性ヘルニア
③上行性ヘルニア
④大後頭孔(小脳扁桃)ヘルニア
⑤帯状回ヘルニア

図2 脳ヘルニアの種類（中島　智，他．In: 松谷雅生，他編．脳神経外科 周術期管理のすべて．改訂第3版．東京：メジカルビュー社；2009．p.501-6[4]）

不全を引き起こすため，集中的な全身管理が必要となる．脳卒中患者においても，感染症による敗血症や播種性血管内凝固症候群(disseminated intravascular coagulation: DIC)によって MOF が引き起こされる可能性がある．敗血症は，血液中に菌が入ることで末梢血管が拡張し，ショック状態となり（敗血症性ショック），末梢へ血流が送り出せなくなり MOF を生ずる．DIC では，凝固系の異常亢進により末梢臓器に微小梗塞を生じ，多臓器の機能不全をもたらす．その後，血小板の過剰な消費により，血小板の減少をきたすため，易出血傾向となりやすい．

c 心不全

　心不全は，心臓の構造的・機能的異常により血液を全身に送り出すポンプとしての働きが低下し，末梢組織の需要を満たすだけの血液を駆出できなくなった状態をいう．脳卒中において心原性脳梗塞例では，心不全や不整脈などの心臓疾患を合併していることが多い．心原性脳梗塞の基礎疾患は，非弁膜性心房細動が 45％を占め，その原因は高血圧，甲状腺機能亢進症，心筋症などによる心不全がある[5]．そのため，心機能が重度に低下した例については，脳卒中発症後に心不全が増悪する場合もある．また脳浮腫に対する抗脳浮腫療法は，高浸透圧溶液の影響により循環血液量の増加に伴い，前負荷が増大し，心不全を悪化させる可能性があるため，臨床症状を注意深く観察する必要がある．また重度の血圧低下を伴う場合は強心薬が必要となるため，強心薬の種類や用量に配慮した対応が求められる．

d トルソー症候群

　トルソー症候群は，悪性腫瘍による凝固亢進状態によって血栓症が惹起され，脳梗塞を呈す病態である．トルソー症候群は背景に，慢性の DIC があり，非感染性心内膜炎を

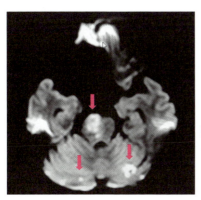

図3　トルソー症候群の MRI 画像
拡散強調画像にて多血領域に多発する高吸収域を認める．図では，脳底動脈（橋右側）と椎骨動脈の分枝である後下小脳動脈領域（両側の小脳半球）に高吸収域を認める（矢印）．

生じて多発性脳梗塞を合併する場合もある．画像の特徴は，拡散強調画像にて内頚動脈系や椎骨脳底動脈系の両側に散在した小梗塞が多発する所見がみられる 図3 ．トルソー症候群の特異的な検査所見はないが，D-dimer が高値であることが多く，診断に有効とされている．治療は，抗凝固療法の有効性が示されている[6]が，再発率は高く，生命予後は 4.5 カ月と予後不良である[7]．

4. 症状の経過と理学療法の実施判断のポイント

a 脳ヘルニアの経過

　脳ヘルニアは，意識障害や脳幹症状を迅速に評価することが重要である．意識が保たれている患者では，意識障害や頭蓋内圧亢進症状 表3 の出現に留意する．一方，意識障害を呈している患者では，眼症状 図4 ，呼吸異常 図5 ，姿勢異常（除脳硬直，除皮質硬直）を注意深く観察する必要がある．画像上で脳ヘルニアが進行し，意識障害の進行や新たに脳幹症状が出現した場合は，理学療法の介入は控えるが，治療中に症状が出現した場合にはただちに主治医に連絡をとる．一方，外科的治療や脳浮腫の軽減に伴い，ヘルニア徴候が改善傾向にある場合は，ベッド上から理学療法を開始する．

b 多臓器不全の経過

　種々の合併症の影響により，臓器に影響を及ぼした場合は，バイタルサインや採血データの推移を参考にする．肝機能酵素の上昇については，薬剤性により上昇する可能性もあるため，鑑別が必要である．また腎機能については Cr，BUN の比で判断することが望ましい．すなわち，Cr は上昇しないが，BUN が上昇する場合は脱水を示す所見であり，理学療法の中止とはならない．一方，Cr と BUN の双方が上昇する場合は，腎機能の悪化を示すため，介入を控える．血小板については 3 万以上では，特に運動の制限

表3 頭蓋内圧亢進の3徴候

頭痛	・持続的であるが，夜間と朝起床時に増強することが多い ・進行性であることも多い
嘔吐	・食事と無関係に起こる ・嘔吐の後では，頭痛が軽減する ・一般に急激な頭蓋内圧亢進時に著明となる
うっ血乳頭	・頭蓋内圧亢進が 2～3 日続くと，網膜視神経乳頭がはれぼったく隆起し，辺縁の境界が不明瞭になる． ・うっ血乳頭が進行すると視神経萎縮を引き起こし，不可逆的な視力障害をきたす

3 リスク管理

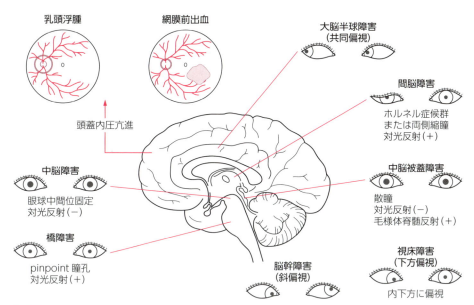

図4 眼症状（中島　智，他．In: 松谷雅生，他編．脳神経外科 周術期管理のすべて．改訂第3版．東京：メジカルビュー社；2009．p.501-6[4])）

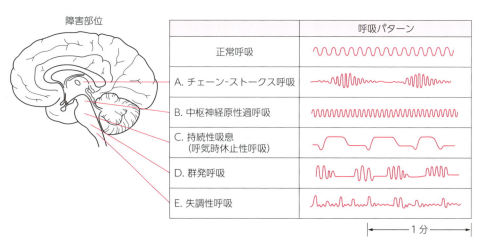

図5 脳幹障害部位と呼吸異常（中島　智，他．In: 松谷雅生，他編．脳神経外科 周術期管理のすべて．改訂第3版．東京：メジカルビュー社；2009．p.501-6[4])）
A: 両側大脳半球または間脳，B: 中脳下部または橋上部，C: 橋中部または下部，D: 橋下部，E: 橋下部または延髄

はないが，3万以下では，血小板の数値に合わせて運動負荷を選択する必要がある．1万～2万の時は，関節運動に伴って関節内出血を起こす可能性があるため，抵抗運動は避け，四肢の動きの確認や愛護的な関節可動域練習程度に留める．1万以下では，安静時においても消化管出血を発症するリスクがあるため，ベッド上での介入自体をも控える必要がある．

c 心不全の経過

　循環動態が不安定な患者については，積極的な体位交換は避けるべきである．昇圧薬が必要となった症例については薬剤の種類と用量の把握が重要である．ノルアドレナリンは，心不全の状態を何とかコントロールしている状態であるため，離床のような血圧を下げるリスクのある介入は控え，ベッド上での介入に留める．一方ドパミン（dopamine：DOA）は，用量により作用が変化し，5γ以上では，強心作用が強いため，積極的な離床は控える．5γ未満では，慎重にバイタルサインの変化をみながらベッドアップ，車いす座位へと進める．2γ以下では腎血流増加による利尿作用が主体となり，循環動態は安定していると考え，積極的な離床・歩行へと進める[8]．またレントゲン上においても CTR 比やうっ血所見の変化についての情報を拾う必要がある．他覚的所見では，下肢の浮腫の程度や体重の経過なども心不全の経過を判断するために重要な所見である．これらを総合的に判断し，運動の強度を設定する．

d トルソー症候群の経過

　トルソー症候群は再発率が高いため，常に運動麻痺などの神経徴候を観察し，進行がみられれば早急に画像検査が必要である．また D-dimer の上昇や下肢の浮腫などの所見があれば，深部静脈血栓症の発生が懸念されるため，下肢静脈エコーの検査が済むまで，下肢の自動運動や他動運動はいったん控えるなどの対応も必要である．非感染性心内膜炎に伴って発症した場合は，心エコーや経食道エコーにて心臓内に血栓がないことを確認し，離床を検討する必要がある．

e 発熱

　脳卒中の急性期における体温の上昇は，障害された脳組織に悪影響を及ぼす．また，高度急性期に体温を平穏に保つことは，脳組織の障害を可能な限り低減させるためにも重要である．体温が38℃以内であれば通常通りの練習を行う．38℃以上39℃未満の場合で，呼吸器合併症によって熱発が生じている場合には，離床や体位ドレナージを検討する．39℃以上の熱発では，全身のクーリングが優先されるためリハビリテーションは

中止する．

❖文献

1) Adler J, Malone D. Early mobilization in the intensive care unit: a systematic review. Cardiopulm Phys Ther J. 2012; 23: 5-13.

2) 日本リハビリテーション医学会診療ガイドライン委員会，編．リハビリテーションの中止基準．In：リハビリテーションにおける安全管理・推進のためのガイドライン．東京：医歯薬出版；2006．p.6.

3) 池田幸穂．意識障害．In：NEW CHART 脳神経外科．東京：医学評論社；1998．p.32-42.

4) 中島　智，池田幸穂，原岡　襄．意識障害とヘルニア．In：松谷雅生，他編．脳神経外科 周術期管理のすべて．改訂第 3 版．東京：メジカルビュー社；2009．p.501-6.

5) 荒木信夫，大櫛陽一，小林祥泰．病態別・年代別頻度—欧米・アジアとの比較．In：小林祥泰，編．脳卒中データバンク 2009．東京：中山書店；2009．p.22-3.

6) Woerner EM, Rowe RL. Trousseau's syndrome. Am Fam Physician. 1988; 38: 195-201.

7) Cestari DM, Weine DM, Panageas KS, et al. Stroke in patients with cancer: incidence and etiology. Neurology. 2004; 62: 2025-30.

8) 井澤和大，笠原酉介，渡辺　敏．心不全．In：理学療法リスク管理マニュアル．3 版．東京：三輪書店；2011．p.75-109.

〈深田和浩〉

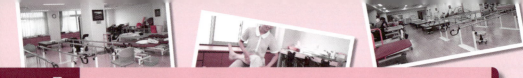

Ⅱ 高度急性期の評価と治療

4 ポジショニング
高度急性期において効果的なポジショニングを選択できるか

- ☑ ポジショニングの目的を理解できる.
- ☑ ポジショニングの方法を理解できる.
- ☑ 看護師への協力依頼方法を理解できる.

1. ポジショニングの意義

　脳卒中の急性期リハビリテーションにおいて早期離床の重要性はいうまでもないが,高度急性期は,神経学的に不安定な時期であり医学的な管理の点から安静臥床を強いられることも多い.そのため,ベッド上でのポジショニングは拘縮や褥瘡,呼吸器合併症を予防するための手段の1つとして位置づけられており,ベッド上での生活が多い高度急性期において理学療法士が関わる意義は大きいと考える.また,リハビリテーション以外の時間はベッド上で過ごすことも多いため,医師,看護師などとともにそれぞれの専門的な視点を加えながら,どのようなポジショニングが効果的かを判断することが重要である.

　ポジショニングは,体位変換によって特定の体位に定期的に変換することであり,関節拘縮の予防や異常筋緊張の抑制を目的とした良肢位,褥瘡予防を目的とした褥瘡予防肢位,ベッド上での活動や麻痺側への気づきなどを促す機能的肢位などがあげられる.ほかにも呼吸器合併症の予防を目的としたポジショニングなど目的によってその方法は様々である.ここでは,ポジショニングの目的とその方法,看護師への協力依頼方法について概説する.

2. ポジショニングの実際

a 拘縮や筋緊張異常の予防を目的としたポジショニング（良肢位, 安楽肢位）

　脳卒中の高度急性期では，意識障害や重度の運動麻痺，感覚障害，長期間の鎮静などにより，四肢の運動が制限される．特に麻痺側上下肢の不動は，筋の粘弾性を低下させ，筋の短縮をきたしやすい．さらに筋の短縮により筋紡錘の興奮性が増大し，痙縮を増悪させる[1]といった悪循環に陥るため，臥位においてもこれらの不動状態の継続をきたさないような対応が求められる．典型的な脳卒中患者の臥位姿勢を 図1 に示す．頸部は過伸展し，麻痺側の肩甲帯は後退し，外旋位となる．また麻痺側臀部の筋緊張の低下により骨盤は麻痺側方向へ回旋し，さらに股関節は前捻角を有していることから，麻痺側の股関節は外旋位となりやすいため，外旋位による姿勢障害や動作障害が懸念される．麻痺側の足部は荷重機会の喪失，ベッドからの踵部の押し上げや布団の重みによるつま先の押し下げ，筋緊張異常の影響により内反尖足となりやすい．このような患者に対するポジショニングの方法を 図2 に示す．

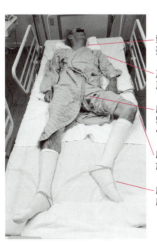

頭部は後屈，
頸部は過伸展位

肩甲帯は後退し，
肩甲骨は内転位

麻痺側大臀筋の筋
緊張低下により，
骨盤は左回旋

麻痺側股関節は外
旋，膝関節屈曲位

麻痺側足関節は
底屈内反位

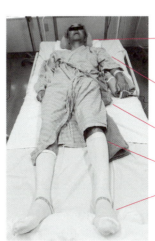

枕を高めにして，
頭頸部を屈曲位に
する

肩甲帯外転方向へ
誘導し，肩甲骨の
後退を防ぐ

麻痺側骨盤を
中間位に保つ

麻痺側股関節を
中間位に保つ

背屈方向へ誘導す
るように足底にク
ッションを敷く

図1 脳血管障害患者の不良肢位
（左片麻痺）

図2 良肢位を目的としたポジショニング
（左片麻痺）

b 褥瘡予防を目的としたポジショニング（褥瘡予防肢位）

　脳卒中による意識障害の遷延や運動麻痺により，同一姿勢を強いられるため褥瘡予防を目的とした定期的な体位変換やポジショニングが有効である．また，るいそうや低栄

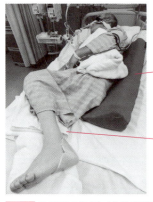
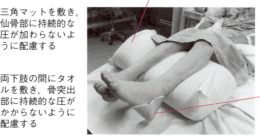

図3 仙骨部の除圧（左片麻痺）

・三角マットを敷き，仙骨部に持続的な圧が加わらないように配慮する
・両下肢の間にタオルを敷き，骨突出部に持続的な圧がかからないように配慮する

図4 踵骨部の除圧（左片麻痺）

・下腿の下にクッションを敷き，両側の踵が浮くようにする
・必要に応じて，褥瘡予防パッドを用いる

養，末梢循環障害のある患者は皮膚が脆弱化している可能性があるため，事前に皮膚の状態を確認することも重要である．さらに軟部組織の少ない大転子，仙骨部，踵骨部は褥瘡発生の好発部位とされており，これらの部位に持続的な圧迫が生じないように配慮することが肝要である．一般に，褥瘡の発生要因である皮下組織表層の毛細血管の閉塞は 32 mmHg 以上の圧によって生ずるとされている[2]．健常成人においては仰臥位では，仙骨部に 30〜40 mmHg（高齢者の仙骨部では 50〜140 mmHg）の圧がかかり，側臥位では大転子に 50〜75 mmHg 程度の高い圧がかかることが報告されている[2]．一方，半側臥位は，これらの部位の除圧が可能な肢位とされており，大転子の後方や大臀筋などの軟部組織へ荷重を分散できる利点がある 図3．ただし，筋萎縮が著しい患者はこの位置でも仙骨に荷重がかかるため，定期的な変換が必要である．また踵骨部においては下腿部にマットを敷くことで効果的に除圧が可能である 図4．

c 感覚入力を目的としたポジショニング（機能的肢位）

脳卒中に伴う半側空間無視や身体失認，重度の感覚障害により麻痺側からの感覚入力が減少し，学習された不使用（第Ⅱ章-5 参照）の助長が懸念される 図5．そのため麻痺側への側臥位を促し，麻痺側身体への荷重による感覚入力を促すような対応も必要である．身体失認がみられる場合では，非麻痺側上肢を麻痺側上肢に触れさせるように誘導し，自己身体の気づきを促す工夫も必要である 図6．また，意識が不鮮明である場合には，不良肢位によって誘発される疼痛を訴えることができないため，肩などの関節アライメントには十分に配慮する必要がある．一方，ベッド上でのポジショニングが半側空間無視や身体失認など麻痺側空間への気づきに影響を与えるかどうかについて検討した報告はなく，今後の課題といえよう．

4 ポジショニング

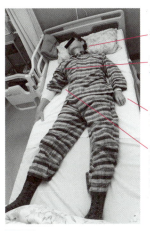

図5 高次脳機能障害が重度の例（左片麻痺）

- 頸部は右回旋位
- 肩関節を外転し，伸展させ床面を押しつけている
- 麻痺側上下肢の感覚入力の低下
- 非麻痺側上下肢の過剰出力に伴い，非麻痺側の体幹は短縮（側屈）している

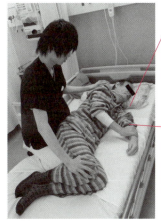

図6 麻痺側を下にした側臥位（左片麻痺）

- 肩甲骨が内転位とならないように，肩甲骨を外転方向に引き出し，側臥位をとる
- 身体失認を認める場合は，非麻痺側上肢を用いて麻痺側上肢を触れさせる

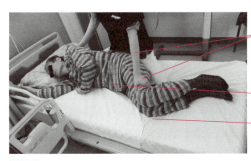

図7 非麻痺側を下にした側臥位（左片麻痺）

- 患者に安心感を与えるために十分に接触させる
- 非麻痺側の体幹は伸長される
- 非麻痺側の股関節が内転方向へ誘導される

また急性期に多くみられる重度のプッシャー現象例では，背臥位においても非麻痺側上下肢を過剰にベッドに押しつけ，非麻痺側の体幹を短縮させる反応もみられる[3]ため，二次的に麻痺側体幹の短縮が生じる可能性がある．非麻痺側を下にした側臥位では，非麻痺側股関節が内転方向へ誘導されるため，非麻痺側体幹の伸長を促すことが可能である．プッシャー現象例に対する非麻痺側への側臥位をとる場合には十分に患者の内観を聴取し，過剰な反応とならないように背面の角度を調節し，なるべく患者の身体にセラピストの身体を密着させ体性感覚情報を増やす必要がある 図7 ．

d 呼吸器合併症予防を目的としたポジショニング

脳卒中の高度急性期において呼吸器合併症の併発は，理学療法の進行を遅延させる要因の1つであり，その予防には早期離床が重要視されている．しかし脳卒中の重症例や

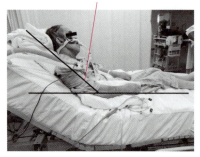
図8 セミファーラー肢位

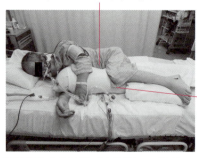
図9 無気肺予防（左肺野）のポジショニング

　呼吸器を装着された患者では，医学的管理の点や身体的制約により安静臥床を余儀なくされる場合も少なくない．このような状況では通常，仰臥位で管理されるため，下側となる背側領域では肺の自重や心臓の重みによる肺胞虚脱や気道内分泌の貯留をきたしやすい．また人工呼吸器による陽圧換気では，重力の影響により下側肺は換気不全に陥り，これらの要因が重なることで下側肺障害や一側肺障害を生ずる可能性がある．そのため，脳卒中の高度急性期において呼吸器合併症の予防や肺障害の改善を目的としたポジショニングを行うことは重要である．30〜45°のベッドアップは，重力の影響により横隔膜が下がり，肺が拡張されることで下側肺の換気量が増加することが示されている 図8 [4]．また側臥位は，上側肺の換気が促されるため，上側の肺障害（無気肺）などの改善に有効とされている 図9 [5]．ただし，循環動態が不安定な患者や脳圧が亢進している患者は，ベッドアップや体位変換により血圧や脳圧が変動するため，適応については十分に医師と協議したうえで実施する必要がある．

3. 看護師への協力依頼方法

　理学療法以外の時間は基本的に看護師が患者の状態を観察している．施設によっては持ち回りで患者を担当することがあるため，口頭だけのやり取りでは情報が反映されにくい．当院では，看護師との情報共有の手段として電子カルテ上での引継ぎ票を採用している 図10 ．これは，看護師とリハビリテーションスタッフの情報共有のためのものであり，電子カルテ上に必要事項を入力することで，情報の共通認識が図れる点で有用である．このように，症例に応じたポジショニングが必要な場合は，理学療法士と看護師の申し送り表などを活用し，理学療法の視点からの適切なポジショニングを説明し，理解してもらうことが重要である．また，ポジショニングの方法を実際に看護師にみてもらい，タオルの置き方や枕の高さの設定などを議論することも必要である．

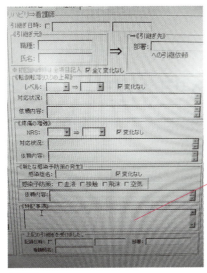

図10 理学療法士（リハビリ）⇨**看護師引継ぎ票**

❖文献

1) Gracies JM. Pathophysiology of spastic paresis. II: Emergence of muscle overactivity. Muscle Nerve. 2005; 31: 552-71.
2) 宮地良樹, 真田弘美. よくわかって役に立つ・新・褥瘡のすべて. 大阪: 永井書店; 2006.
3) Davies PM. 体軸のずれ（Pusher 症候群）. In: 富田昌夫, 監訳. ステップス・トゥ・フォロー. 第2版. 東京: シュプリンガー・ジャパン; 2005. p.341-61.
4) 櫻田弘治. 循環器疾患に対する呼吸理学療法の実際. 理学療法科学. 2006; 21: 305-10.
5) 神津 玲. IV. 人工呼吸器管理, 3. 理学療法. In: 沼田克雄, 他編. 人工呼吸療法. 改訂第4版. 東京: 学研メディカル秀潤社; 2008. p.316-24.

〈深田和浩〉

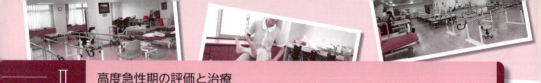

II 高度急性期の評価と治療

5 ベッド上での理学療法
高度急性期において離床が制限された場合に理学療法士は何ができるか

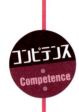

- ☑ 高度急性期における関節可動域練習の注意点や意義を理解し実践できる.
- ☑ 高度急性期における意識障害のある患者に対する筋力強化練習を理解し実践できる.
- ☑ 高度急性期における脳卒中関連肺炎を予防するアプローチを実践できる.
- ☑ 高度急性期における深部静脈血栓症を予防する際の留意点を理解できる.
- ☑ 高度急性期におけるせん妄に対する対応と予防策を実践できる.

1. ベッド上での理学療法

　脳卒中患者に対する理学療法は発症後早期から開始されるが，高度急性期では，病態が不安定なため離床が制限されることも少なくない．さらに，集中的な医学管理下にある重症例の多くは，意識障害や重度の神経脱落症状を呈しているため，能動的かつ積極的な理学療法を実践することは難しいことが多い．本項では，高度急性期の脳卒中患者に対するベッド上での理学療法に関して，その目的や注意点などを踏まえ具体例を通じて概説する．

2. 関節可動域運動

　弛緩性の運動麻痺は関節拘縮のリスクが低いため，拘縮予防の観点からは関節可動域 (range of motion: ROM) 運動の意義は乏しい．しかし，脳卒中患者の筋は発症直後から短縮位となり，発症後6時間の不動によって蛋白質合成が低下し，筋の萎縮が発生する．さらに，わずか2日間の短縮位での不動で筋線維短縮が生じるとされる[1]．また，脳卒中患者に対する麻痺側足関節の他動運動は脳活動を活性化させると報告されてい

る[2]．これらは拘縮予防のみならず，ROM 運動によってもたらされる感覚入力が脳の再組織化や筋の適応性を取り戻す可塑性を促し，身体図式の促通につながるとされる．ここでは，高度急性期の脳卒中患者に対してベッド上で行える関節可動域運動と注意点を以下に示す．

a　麻痺側股関節の屈曲

　ヒトの股関節屈曲は，最大 70°程度の寛骨大腿関節の屈曲に加えて骨盤の後傾によってもたらされる[3]．特に脳卒中患者で重度の運動麻痺がある際は，骨盤の後傾運動が乏しいといわれている．骨盤の後傾が不十分なまま過度に股関節を屈曲させると股関節前面にインピンジメントを伴う炎症が生じるとされるため，骨盤の後傾を促した ROM 運動が必要となる 図1 [3]．

b　麻痺側腸腰筋のストレッチ

　脳卒中患者は腹部筋の活動が低下し骨盤が前傾位となりやすい．さらに，経管栄養や肺炎予防のためヘッドアップ位であることが多く腸腰筋の短縮するリスクが高い．腸腰筋の短縮は，立位での適切なアライメントを阻害し歩行能力にも影響する．麻痺側腸腰筋のストレッチは，ベッドをフラットにした状態で非麻痺側股関節を屈曲し骨盤を後傾させ，麻痺側股関節を伸展方向に動かすことで行う 図2 [4]．

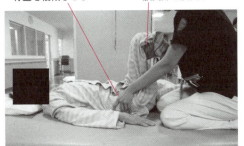

図1　麻痺側股関節の屈曲（右片麻痺例）

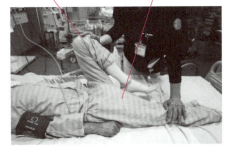

図2　右腸腰筋のストレッチ（右片麻痺例）

c　集中管理による医原性の拘縮を予防する

　重症例では生命機能の維持や改善を目的とした多数の医療機器が装着され，環境的要因によって ROM 運動そのものが制限されうる．特に，人工呼吸器や持続透析など生命

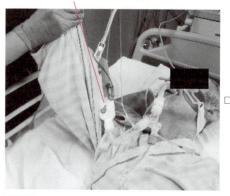
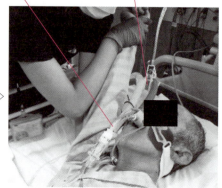

図3 人工呼吸器管理中の肩関節 ROM 運動

に直接的に関係する治療では，その目的や管理方法の知識がなければ環境的な制限に対応できず，十分な理学療法の提供が困難となる可能性がある．中でも高度急性期では，人工呼吸器の使用頻度が高く，呼吸器回路の接続外れや閉塞に注意しながら ROM 運動を積極的に実施することが必要である．**図3**．

3. 筋力強化運動

　脳卒中患者の重症例では，侵襲的な治療による栄養状態の低下や異化の亢進を起因とした筋力低下を生ずる．これに加え，医学管理によって余儀なくされた臥床は，全身性の筋力低下を助長させ，とりわけ麻痺側の骨格筋は著しく萎縮する．この末梢レベルでの変化は，錐体路の刺激を減弱させ中枢神経の廃用（central disuse）をもたらし，最終的には learned non-use（学習された不使用[*1]）を形成する．これら一連の悪循環を断ち切るには，より早期から麻痺側の上下肢を積極的に使用することが重要である．しかし，重症例では意識障害の合併で能動的な筋力強化運動は困難なことが多い．

> [*1] 学習された不使用：運動麻痺のために随意性が制約され，麻痺側の上下肢を使用しなくなる．この状態が続くと，患者は非麻痺側の上下肢を使用することで容易に目的とする動作が可能であることを発症直後の段階から無意識に学習し，さらに学習された不使用が促進される．その結果，麻痺側を支配している一次運動野と皮質脊髄路における刺激の減退，すなわち機能低下が促進され，その神経回路の萎縮・退縮が生じてくるとされる[5]．

　近年，重篤疾患患者に対する神経筋電気刺激（NMES）の有効性や安全性が示されてきている[6]．電気刺激はベッドという限られた空間においても使用でき，意識障害のあ

る患者にも適用できる．ここでは，従来から行われてきた低周波治療と最新の電気刺激装置を用いた筋力強化運動を紹介する．

a 低周波治療

低周波治療 図4 は，筋萎縮や痙縮の予防，鎮痛を目的に行われる電気刺激療法の1つである．従来から脳卒中患者や脊髄疾患の治療に多く用いられ，臨床的な汎用性も高い．脳卒中患者に対してもベッドサイドで簡便に行えるため，発症早期からの使用で運動麻痺の改善を促通することが期待できる．

b ベルト電極式骨格筋電気刺激法（B-SES）

B-SES（belt electrode-skeletal muscle electrical stimulation） 図5 は，ベルト型の電極を用いて下肢の筋に電気刺激を与える新しい電気刺激法である．B-SESは電極の面積が広く，下肢全体の筋肉を刺激できるメリットがあり，出力調整によって筋力強化運動と有酸素運動を目的別に実施できる．すでに整形外科疾患の術後におけるB-SESの有用性が示されており[8]，高度急性期脳卒中患者への適応が検討されている．

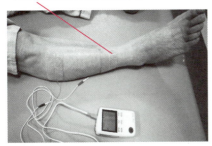

前脛骨筋に加え，腓骨筋も同時に収縮させることで背屈時の内反を防止する

図4 脳卒中患者に対する低周波治療（足関節背屈）
・筋収縮が効果的に得られる周波数（80～100 Hz）に設定し15～30分間行う[7]
・疼痛を感じない程度の刺激強度に設定する
・意識障害例では低強度から慎重に開始していく

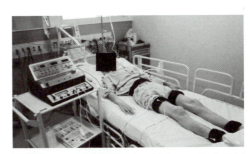

図5 人工呼吸器装着患者に対するB-SES使用場面（橋梗塞患者）
不快に感じない程度の出力（最大20 Hz）で1日20分間行う

4. 合併症の予防

脳卒中後の合併症は，理学療法の経過を遅延させ長期的な予後にも影響しうる．ここでは脳卒中後の発症頻度が高く，かつ理学療法で予防が期待できる合併症について解説する．

a 脳卒中関連肺炎の予防

脳卒中関連肺炎（stroke associated pneumonia: SAP）は，高度急性期の脳卒中患者において頻繁に観察され，重度の意識障害，人工呼吸器の装着，嚥下障害などを呈する場合に発症リスクが高い．ベッド上の理学療法では適切なアセスメントからの治療でSAPの発症率を低下させることが期待できる．

脳卒中患者は，腹部筋の低緊張とそれを代償する腰背筋の過剰な活動によって，下部肋骨は挙上し頸椎は伸展位をとりやすい[9]．このような姿勢の異常は，胸郭の運動を阻害し拘束性の換気障害をもたらすといわれている[10]．さらに，伸展した頸椎は唾液の垂れ込みを誘発し誤嚥性肺炎を生じやすい．このように，脳卒中患者は意識障害や嚥下障害以外にも運動機能障害に付随した呼吸器合併症の発症リスクが高く，高度急性期からアプローチするべきポイントである 図6, 7．

b 深部静脈血栓症の予防

深部静脈血栓症（deep vein thrombosis: DVT）は，不動による血液のうっ滞や血液凝固の亢進により深部静脈に血栓が生じる病態である．重度の脳卒中患者では，意識

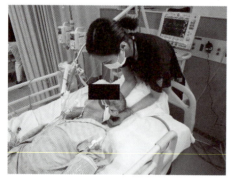

図6 後頸筋のモビライゼーション
（頸椎が伸展した患者）

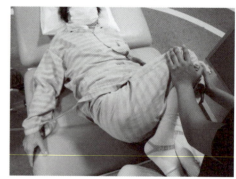

図7 腰背筋のモビライゼーション

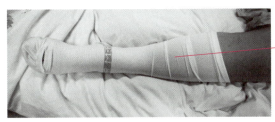

図8 弾性ストッキングの不適切な使用例

皮膚にくい込むことで深部静脈をも圧迫してしまう

障害や運動麻痺，安静度の制限により DVT が生じやすい．さらに，骨盤内では左腸骨静脈は右腸骨動脈や S 状結腸動脈によって圧迫を受けやすいため[11]，特に左片麻痺例で DVT の発生頻度は高くなる．

　DVT の合併は，全身状態が安定化した後の速やかな離床を阻害するため，予防することが重要である．肺血栓塞栓症および深部静脈血栓症の診断，治療，予防に関するガイドライン（2009 年改訂版）では，DVT の予防方法を，①早期歩行および積極的な運動，②弾性ストッキング，③間欠的空気圧迫法，④ヘパリンなどの抗凝固薬の投与と明記している[12]．このうちの弾性ストッキングは，浅層にある静脈の血流を深部の静脈に送り込み，血流を増加させることで血栓の形成を防止する効果がある．注意すべき点は，弾性ストッキングの皮膚へのくい込み 図8 は深部静脈をも圧迫し，血栓の形成を助長する可能性があることである．また，脳梗塞患者における麻痺側足関節の他動運動は大腿静脈の血流速を増加させることが報告されており[13]，これは積極的な運動ができない脳卒中患者も，高度急性期に ROM 運動を実施することで DVT の予防が期待できることを示している．

c｜せん妄の予防

　集中治療室におけるせん妄の発症は，患者の長期的な予後を不良にする[14]．ベッド上に活動が制限された脳卒中患者は，脳の器質的なダメージと，集中治療という環境因子によってせん妄の発症頻度が高くなる．脳卒中後のせん妄は，左半球損傷に多いとされ[15]，脳卒中の中では脳出血かつテント上病変で発症頻度が高いことが報告されている[16]．

　せん妄は日内変動があるため，看護師などの他部門と情報共有を行い，介入時間を見極める必要がある．せん妄に対するベッド上で可能な理学療法のエビデンスはない．しかし，適切な鎮静に合わせた理学療法などのリハビリテーションはせん妄期間を減少させるとの報告[17]があり，日中の鎮静解除時間に合わせた頭部挙上位などで覚醒を促し生活リズムを整えることが重要である．

❖文献

1) Gracies JM. Pathophysiology of spastic paresis. Ⅰ: Paresis and soft tissue change. Muscle Nerve. 2005; 31: 535-51.
2) Vér C, Emri M, Spisák T, et al. The effect of passive movement for paretic ankle-foot and brain activity in post-stroke patients. Eur Neurol. 2016; 76: 132-42.
3) 吉尾雅春. 脳卒中理学療法のシームレス化にむけて―脳卒中急性期理学療法に期待すること. 回復期理学療法の立場から. PTジャーナル. 2013; 47: 487-93.
4) 市橋則明, 編. 運動療法学―障害別アプローチの理論と実際. 第2版. 東京: 文光堂; 2014. p.186-220.
5) なぜ急性期からのリハビリテーションが必要か. In: 原 寛美, 監修. 脳卒中リハビリテーションポケットマニュアル. 東京: 医歯薬出版; 2007. p.1-7.
6) Segers J, Hermans G, Bruyninckx F, et al. Feasibility of neuromuscular electrical stimulation in critically ill patients. J Crit Care. 2014; 29: 1082-8.
7) 急性期から開始する運動麻痺(片麻痺)の改善方法. In: 原 寛美, 監修. 脳卒中リハビリテーションポケットマニュアル. 東京: 医歯薬出版; 2007. p.119-51.
8) Hasegawa S, Kobayashi M, Arai R, et al. Effect of early implementation of electrical muscle stimulation to prevent muscle atrophy and weakness in patients after anterior cruciate ligament reconstruction. J Electromyogr Kinesiol. 2011; 21: 622-30.
9) 森下一幸. 脳卒中片麻痺患者の胸郭の機能障害と理学療法. 理学療法. 2015; 32: 605-13.
10) 高島浩昭. 脳卒中患者の呼吸機能について. 理療と作業. 1988; 22: 712-7.
11) 江本 精. 癌と血液凝固. 日本産科婦人科学会雑誌. 2000; 52: N-138-41.
12) 肺血栓塞栓症および深部静脈血栓症の診断, 治療, 予防に関するガイドライン(2009年改訂版). 循環器病の診断と治療に関するガイドライン(2008年度合同研究班報告. p.51-3.
13) 木内和江. 麻痺のある脳梗塞患者における深部静脈血栓症予防としての足関節底背屈運動の効果―運動前後の大腿静脈流速の変化より―. 国立看護大学校研究紀要. 2015; 14: 11-9.
14) Ely EW, Shintani A, Truman B, et al. Delirium as a predictor of mortality in mechanically ventilated patients in the intensive care unit. JAMA. 2004; 291: 1753-62.
15) Gustafson J, Olsson T, Eriksson S, et al. Acute confusional states (delirium) in stroke patients. Cerebrovasc Dis. 1991; 1: 257-64.
16) Caeiro L, Ferro JM, Albuguergue R, et al. Delirium in the first days of acute stroke. J Neurol. 2004; 251: 171-8.
17) Schweickert WD, Pohlman MC, Pohlman AS, et al. Early physical therapy and occupational therapy in mechanical ventilated, critically ill patients: a randomized controlled trial. Lancet. 2009; 373:1874-82.

〈井上真秀〉

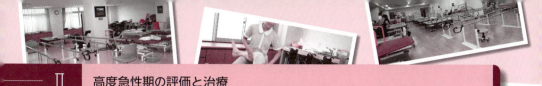

II 高度急性期の評価と治療

6 離床
高度急性期の安全な離床の進め方を理解できるか

- ☑ 病態に応じたリスクを理解できる．
- ☑ 離床によるリスクを理解できる．
- ☑ 離床の意義を理解し，実践できる．

1. 高度急性期における離床の位置づけ

　早期リハビリテーションにおける離床は，安静臥床に伴う筋骨格系や心肺系などの廃用症候群を予防し，長期的な機能予後を改善させることが知られている．日本脳卒中学会による脳卒中治療ガイドライン[1]でも，リスク管理のもと急性期から積極的にリハビリテーションを実施することを推奨しており 表1 ，その有効性は議論の余地がない．
　一方，超急性期からのリハビリテーションの導入やその方法については検証段階にあるといえる．発症後24時間以内の超急性期における密度の高いリハビリテーションの

表1 脳卒中治療ガイドラインにおける急性期リハビリテーションの推奨

1. 不動・廃用症候群を予防し，早期のADL向上と社会復帰を図るために，十分なリスク管理のもとにできるだけ早期から積極的なリハビリテーションを行うことが強く勧められる（グレードA）．その内容には，早期座位・立位，装具を用いた早期歩行訓練，摂食・嚥下訓練，セルフケア訓練などが含まれる．
2. 脳卒中ユニット，脳卒中リハビリテーションユニットなどの組織化された場で，リハビリテーションチームによる集中的なリハビリテーションを行い，早期の退院に向けた積極的な指導を行うことが強く勧められる（グレードA）．
3. 急性期リハビリテーションにおいては，高血糖，低栄養，痙攣発作，中枢性高体温，深部静脈血栓症，血圧の変動，不整脈，心不全，誤嚥，麻痺側の無菌性関節炎，褥瘡，消化管出血，尿路感染症などの合併症に注意することが勧められる（グレードB）．

効果を検証した，大規模無作為化比較試験である A Very Early Rehabilitation Trial (AVERT) の第 3 相[2] では，脳卒中発症後 12～24 時間以内にリハビリテーションが開始された患者は脳卒中ユニットでの通常のケアを行う場合と比べ，3 カ月後の予後が不良であったことが示唆されている．このことは，リハビリテーションの効果はその練習量に依存する[3] という，従来の考えとは異なる結果であるといえる．これに対し，Herisson らは発症後できるだけ早期に座位練習を開始する early-sitting 群と，段階的なヘッドアップ後の第 3 病日に座位練習を開始する群に分類し，3 カ月後の ADL や合併症の発症率などを比較した結果，超急性期における可及的早期の座位練習は有害事象なく，ADL をより高めうることを示している[4]．これらの報告は，超急性期で実践された離床の時間や頻度が同一ではなく，また進行性脳卒中に陥りやすい病態などでは，24 時間以内という時間的要素で離床開始基準を設定すべきではないため，超急性期におけるリハビリテーションの賛否を言及することはできない．以上から，高度急性期のように病態が不安定な時期では，画一的に離床を進めるのではなく，詳細な病態の把握とリスク管理に基づき，個別に離床の頻度と時間を設定することが求められる．

2. 脳循環代謝への影響

a 自動調節能の破綻

脳血流量は，脳血管の灌流圧が 60～150 mmHg の間に調節することにより一定に保たれる．脳灌流圧の上昇に対しては血管を収縮させ，脳灌流圧の低下に対しては脳血管の拡張によって血管抵抗を減らし，脳血流量の低下を代償する．脳血流の自動調節能は，高血圧，年齢，動脈硬化などによって調節する範囲が右方偏移する 図1 ．つまり，高血圧例では正常例に比べて自動調節する下限値が高くなり，本来の問題のない範囲の脳

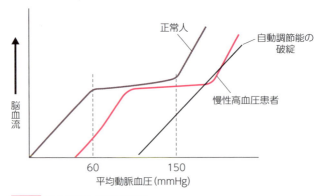

図1 脳血流量と自動調節能

表2 脳梗塞における脳循環自動調節の障害期間
(天野隆弘. 血管と内皮. 1998; 8: 379-85[5])

血管障害のタイプ	自動調節の障害期間
脳梗塞 ・脳主幹動脈領域 ・分枝領域 ・ラクナ梗塞	30～40日 2週間 4日
TIA	半日
脳幹部梗塞	時に100日以上に及ぶ

血流量低下でも脳虚血が生じる可能性がある．

脳卒中の急性期では，血管運動麻痺によって病巣周辺部を含めた脳血流の自動調節能が喪失（dysautoregulation）しているため，血圧の増減がそのまま脳血流に反映される．すなわち，わずかな血圧の低下が脳梗塞を悪化させうるのである．自動調節能の障害は，脳梗塞領域の範囲や部位により異なる 表2 [5]．

b 脳循環予備能の低下

主幹動脈の狭窄や閉塞は，その灌流領域の灌流圧を低下させるが，ある一定の限界に達するまでは代償性に血管拡張が生じ，脳血流量は一定に保たれる．さらなる灌流圧の低下は脳血流量を減少させるが，酸素摂取率の上昇によって脳組織の酸素代謝を正常に保たせる．これは貧困灌流症候群（misery perfusion syndrome）といい，脳組織の代謝の要求に比して血流が不足している状態である．貧困灌流症候群は，血流の改善によって梗塞化を回避できる可逆的な状態であるが，循環動態の変化によって虚血性脳障害を引き起こす可能性がある．

c 虚血性ペナンブラ

ペナンブラとは，脳梗塞の急性期において梗塞巣周囲にわずかな血流が維持され，脳組織が壊死にまでは至っていない虚血領域のことである 図2．早期に十分な再灌流が起これば，かなりの部分が梗塞化から免れるが，再灌流しなければペナンブラ領域は最終的に梗塞化する．脳梗塞の急性期治療は，まさにこのペナ

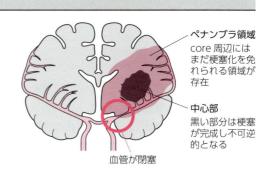

図2 虚血性ペナンブラ

ペナンブラ領域
core周辺にはまだ梗塞化を免れられる領域が存在

中心部
黒い部分は梗塞が完成し不可逆的となる

血管が閉塞

ンブラの不可逆的脳損傷を最小限に留めることを目的としている．

d 頭部挙上負荷と立位負荷

　急性期脳梗塞例に対し，ベッド上での頭位挙上における中大脳動脈の流速を経頭蓋ドップラーにより計測したメタ解析の結果が示された[6]．その結果，ベッドフラットとヘッドアップ15°では，ヘッドアップ30°よりも損傷側中大脳動脈の流速が速く，非損傷側では頭位挙上による流速の変化はなかったとしている．すなわち，抗重力位への姿勢変換は脳血流を低下させうることが示唆され，ベッドフラットでの安静が虚血性ペナンブラ領域の側副血行路による血流を改善させる可能性も指摘されている[7]．

　急性期脳梗塞患者における立位負荷時の血圧変動を調査した報告では，発症当日から発症3日目までの立位負荷によって13％の患者で血圧が低下（収縮期血圧≧20 mmHgまたは拡張期血圧≧10 mmHg）したことが示されている[8]．

3. 離床のリスク

a アテローム血栓性脳梗塞

　主幹脳動脈の狭窄や閉塞による脳梗塞であり，動脈硬化を背景としていることから虚血性心疾患や閉塞性動脈硬化症などを合併していることがある．本病型は虚血性ペナンブラに最も留意すべき脳梗塞であり，段階的な発症様式を呈し，一過性脳虚血発作（TIA）が前駆することもある．分水界梗塞や branch atheromatous disease（BAD）では急性期に進行性脳卒中の経過をたどりやすく，灌流圧低下の影響を受けやすいため早期離床に伴う脳循環障害に対して特に注意が必要である（第Ⅱ章-10参照）．内頚動脈のプラークが破綻し，前大脳動脈や中大脳動脈などに梗塞を生じる動脈原性塞栓症（artery to artery）では，頚動脈エコー検査から可動性のプラークがないかを確認する必要がある．

b 心原性脳塞栓症

　心腔内に形成された血栓や卵円孔開存などのシャント性疾患に起因した脳塞栓症であり，発症は突発完成型である．本病型は，閉塞した血管が再開通することにより，脆弱化した血管が破綻し，高頻度に出血性脳梗塞を生じるため注意が必要である．そのため，経時的に脳画像や神経症状の変化を確認し，出血性梗塞を生じた場合は安静度や血圧管理方法が変更となることがあるため，医師と理学療法の方針を相談しなければならない．

　心原性脳塞栓症は塞栓源となりえる心房細動などの不整脈がある．そのため運動誘発

性に不整脈が出現することや頻脈になることがあり，心電図管理下に運動療法の適用を見定めなければならない．また，不整脈や頻脈に加え，片麻痺などの運動障害による動作の非効率化は心負荷の増大をもたらすことから心不全の出現にも留意する必要がある．

c｜ラクナ梗塞，脳内出血

ラクナ梗塞は単一の深部穿通枝の閉塞による脳梗塞であり，危険因子は高血圧が最も重要である．20～25％にTIAを前駆し，通常緩徐な発症経過をたどる．原則として，意識障害をきたすことはないが，入院後に症状が進行する場合があり，慎重な経過観察が必要である．脳出血は高血圧に起因するものが最も多く，穿通枝の破綻によって発症する．すなわち，ラクナ梗塞と脳出血は危険因子と責任血管（穿通枝）が同じであり，ラクナ梗塞と脳出血は紙一重の病態であるともいえる．ラクナ梗塞に対する抗血小板療法と脳出血に対する降圧療法は，長年高血圧にさらされた他の穿通枝を閉塞あるいは破綻させる危険をはらんでおり，過度な血圧変動は避けなければならない．脳出血は脳梗塞と比べ，脳浮腫（3～7日が極期）や血腫による頭蓋内容量の増加によって頭蓋内圧が亢進しやすく，結果として全脳的に脳血流が低下する．また，脳梗塞と同様に脳血流の自動調節能が破綻しており，脳出血でも脳虚血に対するリスク管理が重要である．

d｜くも膜下出血

くも膜下出血に対する理学療法では，発症後4～14日に出現する脳血管攣縮の管理が最も重要となる．脳血管攣縮は，脳の主幹動脈を含めた血管がびまん性あるいは局所性に細くなり，びまん性では遅発性虚血神経脱落症状をきたし，灌流域に一致した虚血症状が出現することがある．そのため，特に脳血管攣縮期は厳密な血圧管理が必要となる（第II章-10参照）．

e｜自律神経障害

脳卒中の急性期では，交感神経系の過剰反応，内因性カテコールアミン濃度の上昇などにより，自律神経のバランスが崩れることがある．自律神経障害に伴う症状は，過度な血圧の変動，不整脈，頻脈，発汗異常，発熱などがあり，一般的に急性期の反応性高血圧は10日ほどで落ち着いてくる．自律神経障害は脳血流の自動調節能と関連し，自律神経障害による症状が著しい場合は自動調節能も強く障害されている可能性があるため注意が必要である．広範な脳損傷例や脳幹損傷例，糖尿病のコントロール不良な例などでは，自律神経障害の症状が現れやすく，起立性低血圧を引き起こす可能性が高い．また，自律神経障害は，交感神経と副交感神経に切り替わる反応も過剰となり，迷走神

経反射によって運動直後に急激に血圧が低下して失神することがある．

4. 離床の進め方

a 離床開始基準

高度急性期脳卒中における早期離床の基準を 表3 に示す[9]．アテローム血栓性脳梗塞では神経症状が固定していること，心原性脳塞栓症では左房内血栓と心不全の有無がポイントとなる．脳出血では，発症6時間以内に好発する血腫の増大と，生命にかかわる急性水頭症の有無を確認することが重要である．一方，実際には脳損傷の病態が悪化傾向でない場合や呼吸状態の改善が不可欠な状態であれば，JCS Ⅲ桁の意識障害を呈していても呼吸器合併症の予防を目的にリクライニングタイプの車いすに乗車することもある．すなわち，たとえ離床基準を満たしていない場合であっても，その状況において最も問題となっている点や改善すべき点が離床によって打開できるのであれば，医師と協議して臨機応変に対応することが大切である．

表3 早期離床開始基準（原　寛美．医学のあゆみ．1997; 183: 407-10[9]）

1. 一般原則：意識障害が軽度（Japan Coma Scaleにて10以下）であり，入院後24時間神経症状の増悪がなく，運動禁忌の心疾患のない場合には，離床開始とする．
2. 脳梗塞：入院2日までにMRI/MRAを用いて，病巣と病型の診断を行う．
    1) アテローム血栓性脳梗塞：MRI/MRAにて主幹動脈の閉塞ないし狭窄が確認された場合，進行型脳卒中（progressing stroke）へ移行する可能性があるために，発症から3〜5日は神経症状の増悪が起こらないことを確認して離床開始する．
    2) ラクナ梗塞：診断日より離床開始する．
    3) 心原性脳塞栓：左房内血栓の有無，心機能を心エコーにてチェックし，左房内血栓と心不全の徴候がなければ離床開始とする．経過中には出血性梗塞の発現に注意する．
3. 脳出血：発症から48時間はCTにて血腫の増大と水頭症の発現をチェックし，それがみられなければ離床開始とする．
    脳出血手術例：術前でも意識障害が軽度（Japan Coma Scaleにて10以下）であれば離床開始する．
    手術翌日から離床開始する．
4. 離床開始ができない場合：ベッド上にて拘縮予防のためのROM訓練と健側筋力訓練は最低限実施する．
5. 血圧管理：離床時の収縮期血圧上限を，脳梗塞では200〜220 mmHg，脳出血では160 mmHgと設定し，離床開始後の血圧変動に応じて個別に上限を設定する．

b 事故や急変に対する備え

高度急性期では，人工呼吸器や複数のライン，カテーテルなどを管理しながら離床し

なければならず，これらを誤って抜去する事態は避けなければならない．そのため，事前に管類がしっかりとテープで固定されているか，接続部分が引っ張られないためのカテーテルの十分な長さはあるか，管類がひっかからないよう周囲環境が整備されているかなどを確認する必要がある．また，管類の管理や急変時の迅速な対応のため，看護師をはじめ多職種の協力を仰ぎ，安全性を担保することが重要である．

c 血圧低下に対する工夫

高度急性期では，それぞれの病態に応じたリスクがあるものの，上述したように虚血病変と出血性病変のいずれにおいても血圧の管理が非常に重要となる．そのため，段階的にヘッドアップし，許容される範囲の血圧変動であれば端座位へ移行する．血圧が低下した際はすぐに臥位になる必要があるため，端座位に移行すると同時にベッドをフラットに戻しておくことが大切である．座位から立位へと移行する場合でも，姿勢変換に伴う血圧変動を細かく確認し，血圧以外にも顔色や気分不快の出現などの所見がないかを注意深く評価する必要がある．単なる立位保持では重力負荷により血圧が低下しやすいため，下肢筋が収縮するような運動を導入すべきである．起立性低血圧が生じやすいと予想される場合は，腹帯や下肢に弾性包帯を巻く，ベッド上で下肢の運動を行うことにより自律神経応答を活性化させておくなどの対応が重要となる．また，食後は消化器系への血流が増加するため，食後しばらくは離床を見合わせる，などの配慮も欠かせない．

d 血圧上昇に対する工夫

血圧の上昇は，脳卒中急性期における反応性高血圧のほか，精神状態（せん妄など興奮状態，不安など），痛み，運動負荷，排泄時の息みなどが誘因となる．そのため，日中の生活リズム形成に向けた取り組みや疼痛緩和へのアプローチ，運動条件の変更（補助具の使用や座面高の調整など）や生活指導などが重要である．また，血圧の上昇による他臓器への影響も加味しなければならない．心臓の収縮時に心筋に加わる負荷量（後負荷）の上昇により心筋の仕事量が増大するため，左室駆出率など心機能が低下している場合では心不全の原因になりうる．同様に，糸球体への負荷（腎負荷）は腎機能を低下させ，ナトリウム排泄の低下や水分貯留，末梢血管抵抗の上昇による血圧上昇，エリスロポエチンの分泌低下による腎性貧血などを引き起こす．これらの病態はさらなる血圧の上昇，心不全の増悪，腎機能の低下などの悪循環を生むため，投薬状況や血液検査所見，理学所見を十分に把握し，運動療法のプログラムを検討する必要がある．

急性期では，軽度の運動負荷であっても過度な血圧上昇を招くことがあり，運動前と運動中，運動直後，運動後の休憩時の血圧反応をこまめに確認しなければならない．運

表4 不整脈と血流の減少量（%）（Aronson R. Cardiovasc Rev Rep. 1981; 2: 603-9[10]）

不整脈	冠血流量	脳血流量	腎血流量	腸間膜血流
心房性期外収縮の頻発	5	7	10	—
心室性期外収縮の頻発	25	12	8	—
上室性頻拍	35	14	18	28
頻脈性の心房細動	40	23	20	34
心室性頻拍	60	40〜75	60	—

動後，急激な臥位への姿勢変換は，運動によって増加した血液循環が急激に心臓に流入するため過剰な血圧上昇を招く可能性がある．そのため，運動後は立位・座位・臥位というように段階的に姿勢変換をして循環動態を適応させていく必要がある．また，運動の内容・負荷が同一であっても，急性期では日によって血圧反応が異なることがあるため，1週間〜10日程度は血圧の反応を確認しながら運動療法を進めていく．

e 不整脈の確認

不整脈は不規則なリズムとなり，期外収縮などでは左室が収縮していても十分な血液を拍出できず，いわゆる"空打ち"の状態となっていることがある．たとえば，不整脈がある場合，心拍数と脈拍が一致せず，実際には心臓が140回/分動いていても，脈診では90回/分として評価される恐れがある．そのため，不整脈は心電図モニタを利用して，心拍数や不整脈の種類を確認しなければならない．不整脈の出現，特に心拍数140回/分以上の頻脈では一回拍出量が減少し，各臓器への血流量が低下する**表4**[10]．したがって，血圧管理と同様，不整脈の種類や頻脈の要因（運動，貧血，炎症など）への対応が必要となる．

❖文献

1）日本脳卒中学会脳卒中合同ガイドライン委員会，編．脳卒中治療ガイドライン2015．東京：協和企画；2015．

2）Bernhardt J, Langhorne P, Lindley RI, et al. Efficacy and safety of very early mobilization within 24 h of stroke onset（AVERT）: a randomized controlled trial. Lancet. 2015; 386: 46-55.

3）Pallock A, Gray C, Culham E, et al. Interventions for improving sit-to-stand ability following stroke. Cochrane Database Syst Rev. 2014; 26: CD007232.

4）Herisson F, Godard S, Volteau C, et al. Early Sitting in Ischemic Stroke Patients（SEVEL）: A Randomized Controlled Trial. PLoS One. 2016; 11: e0149466.

5）天野隆弘．脳循環のautoregulation．血管と内皮．1998; 8: 379-85.

6）Olavarria VV, Arima H, Anderson CS, et al. Head position and cerebral blood flow velocity in acute ischemic stroke: a systematic review and meta-analysis. Cerebrovasc Dis. 2014; 37: 401-8.

7) Shuaib A, Butcher K, Mohammad AA, et al. Collateral blood vessels in acute ischaemic stroke: a potential therapeutic target. Lancet Neurol. 2011; 10: 909-21.

8) Aries MJ, Bakker DC, Stewart RE, et al. Exaggerated postural blood pressure rise is related to favorable outcome in patients with acute ischemic stroke. Stroke. 2012; 43: 92-6.

9) 原　寛美. 脳卒中急性期リハビリテーション―早期離床プログラム. 医学のあゆみ. 1997; 183: 407-10.

10) Aronson R. Hemodynamic consequences of cardiac arrhythmias. Cardiovasc Rev Rep. 1981; 2: 603-9.

〈藤野雄次〉

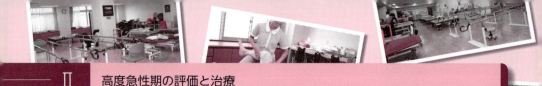

II 高度急性期の評価と治療

7 急変時の対応
目の前の患者が急変した際に理学療法士は何をすべきか

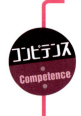

- ☑ 急変が生じても冷静かつ適切な対応を行えるようシミュレーションできる．
- ☑ 急変の予兆をモニタリングできる．
- ☑ 急変した患者の安全を確保し二次的な障害を予防できる．
- ☑ 急変の症状から原因を推察し必要な情報を医師へ報告することができる．
- ☑ BLS を理解でき実践できる．

1. 急変時の対応

　脳卒中の理学療法は発症後早期から開始することが標準化されているが，高度急性期の患者は病態が不安定であり急変する可能性は高い．マニュアル化されたリスク管理を完全に遂行しても急変をゼロにすることは不可能である．仮に急変後の対応が不適切であった場合，患者は不可逆的な障害を被る可能性もある．そのため，急変を経験したことのない新人理学療法士であっても，初めて急変を目のあたりにした際は迅速かつ適切な行動が求められる．

　急変に対して的確に行動するために重要なことは，常日頃から急変時の対応をシミュレーションすることである．急変は突如として生じるため，そのインパクトから理学療法士を少なからず精神的に動揺させる．そのような状況下でも患者の二次的な障害を防止し，医師へ報告するために適切な情報を収集する必要がある．そこで本項では，急変時の対応をイメージできることを目的に，高度急性期の脳卒中患者に対する理学療法の介入中に高頻度で遭遇する急変とその対応について概説する．

2. 急変の予兆をモニタリングする

　理学療法介入中に意識レベルが低下する原因は，血圧の低下や不整脈，再梗塞・再出血など様々であり，その原因によって事前にモニタリングすべき点も異なる．血圧の低下は降圧薬の変更や脱水，寝不足による自律神経障害などが誘因となる．不整脈は，心不全の増悪や電解質異常，発熱などが原因とされる．再梗塞は脱水や血圧の低下，再出血は血圧の上昇によってもたらされることが多い．すなわち，急変に対する第一の対応は，意識レベルの低下に関わる病態を理解し，誘因となりうる所見を問診や検査所見，バイタルサインの変化などから拾い上げることである．

3. 急変後の二次的な障害を予防する

　急変時の対応で最も大切なことは，患者の安全を確保し二次的な障害を防止することである．理学療法の介入中に患者の意識レベルが低下した場合の対応方法とそのポイントをそれぞれ 図1 ，表1 に示す．

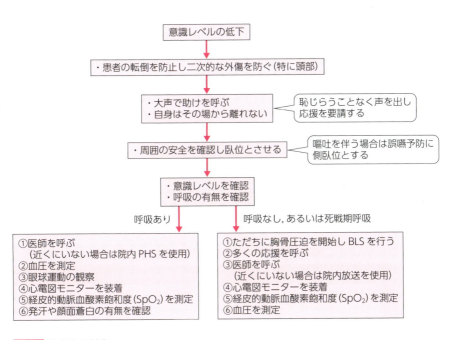

図1　急変時の対応

表1 急変時の対応に関する留意点

・意識レベルの低下を認めたら，まずは転倒による外傷を防止することが重要である（特に頭部）．脳梗塞患者では抗凝固薬や抗血小板薬を使用している場合は，出血のリスクが高いため特に注意が必要である．
・血圧の低下を認めた場合は，下肢挙上位とし静脈還流を促し血圧を増加させる．
・脈診では不整脈の種類は判断できず，心拍数と脈診が乖離することがある．さらに，血圧が低下した場合は脈圧が微弱で触れられないこともある．そのため，心電図モニターは用意しておくべきである．
・不整脈のうち，最も危険性の高いものは心室細動と心室頻拍である．心室細動や持続的な心室頻拍を認めた際は，ただちにBLSを開始する．
・医師を早期に応援に呼ぶべきである．医師が近くにいない場合は院内放送を依頼する．院内放送のシステムがない病院では，急変に備えて常に医師を呼べる体制を整えておく．
・医師を待っている間も，間歇的に意識レベルとバイタルサインの確認を行うとともに適切な情報を収集する．
・急変リスクの高い患者は，医師や看護師などの多職種に協力を仰ぎ複数のスタッフで介入することが重要である．

4. 急変の原因を推察する

　患者の安全を確保した後は，症状やバイタルサインから原因を推察し，原因を追究するために必要な情報を可及的早期に収集する．これは，急変の原因によってその後の治療が異なるためである．たとえば，意識障害が出現した原因はてんかん発作なのか，あるいは再出血や再梗塞なのか．前者であれば抗てんかん薬の投与が必要であり，後者であれば緊急CTなどの検査が必要となる．適切な治療には適切な情報が必要であり，その情報は急変に対応した理学療法士自らが収集し医師へ報告しなければならない．ここでは意識障害が生じた場合に原因を推察する流れを解説する．

a 血圧と心電図を確認する

　血圧が低下した場合に最も考えられる原因は起立性低血圧（orthostatic hypotension）と血管迷走神経反射（vasovagal reflex）である．この2つの判別は心電図で可

表2 起立性低血圧と血管迷走神経反射の異なる点

	起立性低血圧	血管迷走神経反射
心拍数	・上昇	・低下
発生状況	・長期臥床例の初回離床時 （臥位→座位，座位→立位などの体位変換時）	・長時間の同肢位保持 過度な運動，疼痛，排便などの息み動作

JCOPY 498-06728

能である 表2 ．起立性低血圧は心拍出量を確保するために心拍数が代償的に上昇する．一方で，血管迷走神経反射は迷走神経（副交感神経）の過剰な興奮であるため心拍数が低下する．両者に共通のリスク因子は，脱水による循環血液量の減少，降圧薬の内服，糖尿病による自律神経障害などが挙げられる．

b 眼球運動を確認する

眼球運動の確認は，意識障害の原因を推察する上で重要な判断材料の1つとなる．特に意識障害を呈した患者が血圧の低下を認めなかった場合，他の原因を考慮する際に重要な臨床所見となる．

①脳の病巣側への共同偏位の出現 図2左

主な原因として損傷側の大脳における再梗塞や脳出血の拡大が考えられる．

②脳の非病巣側への共同偏位の出現 図2中

主な原因としててんかん発作[*1]あるいは損傷側の脳幹における再梗塞や再出血が考えられる．

> [*1] てんかん発作は痙攣を伴うことが多い．痙攣の出現を認めたら出現部位を確認する．多くは脳の非損傷側における四肢の痙攣や異常感覚を認める．意識障害は軽度なことが多いが，全身性の痙攣では意識消失を認めることもあるので注意する．また，一過性の失語症が出現することもある．

③上方への共同偏位の出現 図2右

主な原因として血圧低下による失神やてんかん発作が考えられる．

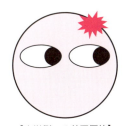
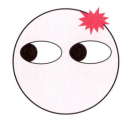
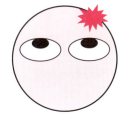

【病巣側への共同偏位】
・再梗塞，再出血（大脳病変）

【非病巣側への共同偏位】
・てんかん発作
・再梗塞，再出血（脳幹病変）

【上方への共同偏位】
・血圧低下による失神
・てんかん発作

図2 共同偏位の向きの違いによる原因の判別（左脳損傷例）

c 意識障害出現時におけるその他の重要な臨床所見

①経皮的動脈血酸素飽和度（SpO_2）を確認する

深部静脈血栓のある症例で SpO_2 の低下を認めた場合は肺血栓塞栓症を考慮する．胸痛や呼吸困難感，心電図で ST 上昇，頻脈を認めたら肺血栓塞栓症の可能性が高い．酸素投与や挿管，抗凝固療法，血栓溶解療法が必要なため，ただちに医師を呼ぶ．

②その他の症状を確認する

インスリン内服中の糖尿病患者が発汗や手指のふるえ，顔面蒼白を認めた場合は低血糖の可能性がある．医師または看護師へ血糖測定を依頼し，70 mg/dL 以下であればブドウ糖を投与する．

5. 一次救命処置（basic life support: BLS）[2]

BLS は心肺停止状態の患者に，呼吸と循環をサポートする一連の処置であり，患者と 1 対 1 で向き合う理学療法士が取得せねばならない必須の手技である．BLS は心肺蘇生（胸骨圧迫と人工呼吸）と AED の使用から構成され，胸骨圧迫から開始する．胸骨圧迫は呼吸停止，心室細動，持続的な心室頻拍を認めた際にただちに開始する．心肺蘇生は AED あるいは直流除細動器が到着するまで続ける．

a 胸骨圧迫

胸骨圧迫とその留意点をそれぞれ 図3 と 表3 に示す．

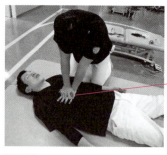

図3 胸骨圧迫

胸骨の下半分に両手が重なるように置く

表3 胸骨圧迫の留意点

- 胸骨圧迫の深さは胸が約 5 cm 沈むように圧迫するが，6 cm を超えないようにする
- 胸骨圧迫のテンポは 100〜120 回/分とする
- 毎回の胸骨圧迫の後には，胸を完全に元の位置に戻す
- CPR 中の胸骨圧迫の中断は最小限にする

b 人工呼吸

　人工呼吸を行う際の気道確保は，頭部後屈あご先挙上法が推奨されている．頭部後屈あご先挙上法の方法と人工呼吸の留意点をそれぞれ 図4 と 表4 に示す．

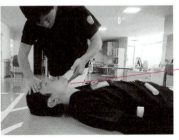

一方で手掌を前額部に当て，他方の示指と中指を下顎に当てる

図4　気道確保（頭部後屈あご先挙上法）

表4　人工呼吸の留意点

- 胸骨圧迫と人工呼吸の比は 30：2 とする．
- 人工呼吸は胸の上がりを確認できる程度まで約 1 秒かけて行う．
- AED あるいは電気的除細動器が到着するまで続ける．

c 電気的除細動

　電気的除細動のための方法には，AED あるいは直流除細動器がある．理学療法を介入するスペースに配備されている機器と場所を予め確認しておくべきである．AED の使用方法に関しては他書を参照されたい．

❖文献

1) 田崎義昭, 斎藤佳雄. ベッドサイドの神経の診かた. 改訂16版. 東京: 南山堂; 2007. p.411-7.
2) 一般社団法人日本蘇生協議会. JRC 蘇生ガイドライン 2015 オンライン版. 第1章一次救命処置. p.6-9.

〈井上真秀〉

Ⅱ 高度急性期の評価と治療

8 rt-PA 実施例の高度急性期理学療法
rt-PA 後に出血性合併症をどう管理するか

- ☑ rt-PAの薬理作用，適応・禁忌を理解できる．
- ☑ rt-PA後の出血性梗塞の発生リスクを予測し管理できる．
- ☑ rt-PA後の理学療法介入前・中・後の血圧動向をモニタリングできる．
- ☑ rt-PA後の主な合併症の発生リスクを予測しモニタリングできる．
- ☑ rt-PA後の理学療法介入時の注意点について理解できる．

遺伝子組み換え組織プラスミノゲンアクティベーター（recombinant tissue plasminogen activator：rt-PA）は，発症4.5時間以内の高度急性期脳梗塞に対する第一選択の治療である．1996年に米国で認可され，日本では2005年10月に承認され，2012年8月に保険適応となった．このrt-PAは適応患者にとっては効果的であるが，適応が違えば諸刃の剣となり，症候性頭蓋内出血の危険性が著しく増大するといったリスクを抱えている[1]．高度急性期医療に携わる理学療法士は医学的知識を共有したうえで適切な介入が求められる．本項ではrt-PAの特徴，合併症，理学療法介入時の注意点について概説する．

1. 血栓溶解療法の対象となる脳梗塞

脳梗塞は脳を灌流する動脈の閉塞により，その支配領域が虚血に曝されることから始まる．経静脈血栓溶解療法により，塞栓子が溶解されることで梗塞巣に至る前の虚血状態に陥っている可逆的な領域（ペナンブラ）が救済可能となる[2]．

rt-PAの適応には脳梗塞の臨床病型は問われないが，治療効果が最も期待できるのは，心原性脳塞栓症による主幹動脈閉塞例である．心原性脳塞栓症のうち，特に中大脳動脈（MCA）の起始部（M2以降）または分枝閉塞例がよい適応である[3]．

臨床病型別の実施率は心原性脳塞栓症 77.7%，アテローム血栓性塞栓症 11.7%，ラクナ梗塞 1.9%，その他 8.7%と報告されている[4].

2. rt-PA とは

rt-PA は血栓溶解作用をもち，発症から 4.5 時間以内の虚血性脳血管障害に対する静脈投与が有効である．本邦で承認されている rt-PA はアルテプラーゼのみである．治療開始時間は発症から 4.5 時間以内であっても，1 分でも早い方が有効性が高く，来院後 1 時間以内に投与を開始することが強く推奨されている[1].

a rt-PA の禁忌と慎重項目

「rt-PA 静脈療法適正治療指針第 2 版」にて有効性が示され，禁忌，慎重投与例が定められている **表1**[1].

① rt-PA の禁忌（適応外）

発症からの治療開始までの時間が 4.5 時間以上，広範な早期脳虚血性変化，抗凝固薬療法中で凝固系因子が延長している例（PT-INR＞1.7，APTT の延長），出血の合併症がある例などには，症候性頭蓋内出血の危険性が高いため適応外である．

② rt-PA 慎重投与

高齢（81 歳以上），神経症候が NIHSS 26 点以上，1 カ月以上経過した脳梗塞（特に糖尿病合併例），動脈瘤，重篤な腎障害などであり，慎重に適応が判断される．

b 薬理作用

血栓溶解薬は血液中のプラスミノーゲンに作用して，これをプラスミンに活性化し，血栓の主成分であるフィブリンを分解し，虚血状態から脳梗塞への移行を防ぐものである[2] **図1** ．一方で，血栓溶解作用による出血を助長させるというデメリットもある．

3. rt-PA 後の合併症・出血性梗塞

rt-PA 後の合併症として重要であるのが出血性梗塞である．虚血領域への再灌流は，虚血で障害された血管を破綻させ出血を引き起こし，血栓溶解薬が出血を助長させる危険性をもつ．症候性出血性梗塞は，梗塞内に出血が出現するとともに臨床徴候の再増悪，特に意識レベルの低下をきたし，予後も不良になる[4].

表 1 rt-PA 静注療法のチェックリスト（rt-PA〔アルテプラーゼ〕静注療法適正治療指針. 2版. 2016[1]）

適応外（禁忌）	あり	なし
発症〜治療開始時刻 4.5 時間超 ※発症時刻（最終未発症確認時刻）［　：　］　※治療開始（予定）時刻［　：　］		
既往歴 　非外傷性頭蓋内出血 　1 カ月以内の脳梗塞（一過性脳虚血発作を含まない） 　3 カ月以内の重篤な頭部脊髄の外傷あるいは手術 　21 日以内の消化管あるいは尿路出血 　14 日以内の大手術あるいは頭部以外の重篤な外傷 　治療薬の過敏症	☐☐☐☐☐☐	☐☐☐☐☐☐
臨床所見 　くも膜下出血（疑） 　急性大動脈解離の合併 　出血の合併（頭蓋内，消化管，尿路，後腹膜，喀血） 　収縮期血圧（降圧療法後も 185 mmHg 以上） 　拡張期血圧（降圧療法後も 110 mmHg 以上） 　重篤な肝障害 　急性膵炎	☐☐☐☐☐☐☐	☐☐☐☐☐☐☐
血液所見 　血糖異常（＜50 mg/dL，または＞400 mg/dL） 　血小板 100,000/mm^2 以下	☐☐	☐☐
血液所見：抗凝固療法中ないし凝固異常症において 　PT-INR＞1.7 　aPTT の延長（前値の 1.5 倍〔目安として約 40 秒〕を超える）	☐☐	☐☐
CT/MR 所見 　広汎な早期虚血性変化 　圧排所見（正中構造偏位）	☐☐	☐☐
慎重投与（適応の可否を慎重に検討する	あり	なし
年齢　81 歳以上	☐	☐
既往歴 　10 日以内の生検・外傷 　10 日以内の分娩・流早産 　1 カ月以上経過した脳梗塞（とくに糖尿病合併例） 　5 カ月以内の心筋梗塞 　蛋白製剤アレルギー	☐☐☐☐☐	☐☐☐☐☐
神経症状 　NIHSS 値 26 以上 　軽症 　症候の急速な軽症化 　痙攣（既往歴などからてんかんの可能性が高ければ適応外）	☐☐☐☐	☐☐☐☐
臨床所見 　脳動脈瘤・頭蓋内腫瘍・脳動静脈奇形・もやもや病 　胸部大動脈瘤 　消化管潰瘍・憩室炎，大腸炎 　活動性結核 　糖尿病性出血性網膜症・出血性眼症 　血栓溶解薬，抗血栓薬投与中（とくに経口抗凝固薬投与中） 　　※抗 Xa 薬やダビガトランの服薬患者への本治療の有効性と安全性は 　　　確立しておらず，治療の適否を慎重に判断せねばならない. 　月経期間中 　重篤な腎障害 　コントロール不良の糖尿病 　感染性心内膜炎	☐☐☐☐☐☐ ☐☐☐☐	☐☐☐☐☐☐ ☐☐☐☐

＜注意事項＞　1. 1 項目でも「適応外」に該当すれば実施しない.
　　　　　　　2. 1 項目でも「慎重投与」に該当すれば，適応の可否を慎重に検討し，治療を実施する場合は患者本人・家族に正確に説明し同意を得る必要がある.
　　　　　　　3.「慎重投与」のうち，下線をつけた 4 項目に該当する患者に対して発症 3 時間以降に投与する場合は，個々の症例ごとに適応の可否を慎重に検討する必要がある.

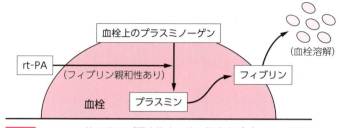

図1 rt-PA の薬理作用（厚東篤夫, 他. 脳卒中ビジュアルテキスト. 3版. 東京: 医学書院; 2009. p.92-3[2]）

a｜発生率・発生時期

　rt-PA 後の症候性頭蓋内出血の発生率は 5～20％で, rt-PA を施行しない症例と比し 3～10 倍であった. 発生時期は投与後数時間～7 日以内が多いと報告されている[1].

　出血性梗塞のリスクが高いため rt-PA 後 24 時間以内は厳格な血圧管理が必要とされる. そのため, 理学療法はベッド上での介入にとどめることが多いが, その根拠については十分ではない. rt-PA 後の早期離床について, 大部分の患者には重大な有害事象がなかったと報告されているが, 2～3 割の患者でめまい, 血圧上昇, 頻脈, 一時的な片麻痺の増悪, 一時的な神経症状の出現[5,6], などが生じたとの報告があるため, 注意が必要である.

b｜血圧管理

- rt-PA 予定患者の血圧管理は SBP 185 mmHg 以下, DBP 110 mmHg 以下にて管理する.
- 投与開始後 24 時間以内の血圧高値は転帰不良と関連するため, SBP 180 mmHg 以下, DBP 105 mmHg 以下を保つことが推奨されている. 降圧薬には静注薬が主に用いられる[1].

4. 理学療法施行前後での注意点

a｜基本情報と既往歴・現病歴, 投薬状況（診療録）

　診療録から入院時に rt-PA の高リスク例かどうかを確認する. 高血圧の既往, 心房細動の存在, 抗凝固療法中か, 脳梗塞の病型などの情報から, 術後合併症の出現のリスクを考慮する.

発症前に抗血栓薬を内服している例は高リスク例である．アルテプラーゼの半減期は12時間とされており，発症後24時間は抗血栓薬の投与は禁止されている[1]．rt-PAは血栓溶解を行うが，再発予防としての作用はないため，24時間以降から抗血栓薬の投与を再開する．抗血栓薬再開後は頭蓋内出血のみならず，外傷による出血性リスクにも配慮する．

b 画像所見と神経症状（診療録と介入時）

①治療効果

　頭部MRIの拡散強調画像（diffusion weighted image：DWI）の高信号域とMRAによる血流低下の範囲を知ることで，治療効果を確認することができる 図2 ．

　また，灌流画像（perfusion image：PI）を施行している場合には，diffusion perfusion mismatch[*1]や，DWIで描出される梗塞巣から予測される症状と臨床症状との乖離，MRAでの主幹動脈閉塞部位とDWIでみられる高信号領域との乖離などもrt-PA

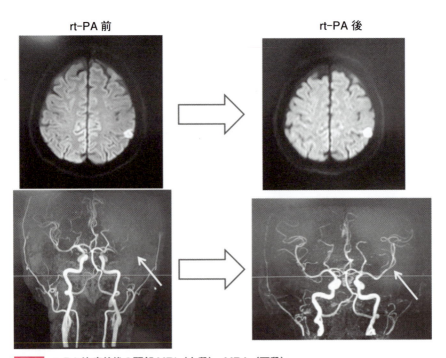

図2 rt-PA治療前後の頭部MRI（上段），MRA（下段）
実施前後でMRIでは梗塞巣の領域に著変はないが，MRA所見にてMCA領域（M2）の再開通が認められる．

の治療対象[7] であるため確認する．MRI の T2 強調像などは構造的な損傷を示すが，DWI はミクロレベルの水分子の拡散に基づく情報である[2]．すなわち，DWI 単独では PI で示される領域の機能異常は反映されず，神経症状が過小評価される可能性がある．そのため，PI における血流低下領域の範囲を把握し，脳血流低下に伴う神経症状（運動麻痺，バランス障害，高次脳機能障害，認知機能低下など）を見逃さないことが適切なゴール設定・予後予測が考慮できるため重要である．

> [*1] Diffusion perfusion mismatch とは，MRI の DWI と，PI の脳血流低下領域との一致しない領域（mismatch）があることを指す．

②出血性梗塞

出血性梗塞は頭部 CT で低吸収域の中に点状に出血する例と占拠性に出血する例に分類され，占拠性病変は症候性であることが多い[8]．

出血性変化を認めた場合，まず確認すべきは「症候性かどうか」である．また，理学療法士が神経症状の増悪の第一発見者となる場合もありうるため，神経症状（瞳孔異常，意識レベルや運動麻痺の増悪など）を経時的に評価することが重要である．意識障害や神経症状の増悪を認める例，血圧が不安定である例（重症例）については，症状が安定した後に，医師に離床実施の可否の指示を仰ぎ，介入を進めていく．

c | 血圧管理（介入前・中・後）

①血圧管理の基準

rt-PA 後 24 時間以降であれば，一般的な脳梗塞に対する血圧管理でよいとされているため SBP 220 mmHg 以下または DBP 120 mmHg 以下で管理する．しかし合併症が多いとされる発症後 7 日程度は血圧上昇に留意する．また急性期では降圧による脳灌流圧低下に伴う脳虚血の増悪にも併せて留意する．

②理学療法における血圧動向のモニタリング

介入前は，術後経過における血圧の推移や日内変動の有無を確認する．平時と比べ異常値を示す場合には，出血性梗塞や消化管出血など循環動態に影響する要因の有無を確認するとともに，介入の可否・プログラムの進行内容について検討する．介入中は血圧変動に留意し，一般的な中止基準に準じて，収縮期血圧の 40 mmHg 以上の上昇，拡張期血圧 20 mmHg 以上の上昇，収縮期血圧 30 mmHg 以上の低下では運動療法を中止する．介入後は自律神経障害により急激な血圧の上昇や低下を認めることがあるため，運動後も注意する．

| d | その他介入時の注意点 |

①易出血性
rt-PA 後は強力な抗血栓薬であり投与後に出血傾向となるため，新たな皮下出血の出現や褥瘡の悪化などをきたすことがあるので，全身の状態を確認・観察することが重要となる．また転倒による外傷などにも十分注意する必要がある．

②消化管出血
その他の出血性合併症として重要となるのが消化管出血である．急性期脳卒中の代表的な合併症として消化管出血があるが[1]，rt-PA 投与によりさらに消化管出血のリスクが高まるため適切なモニタリングが重要である．血液所見にてヘモグロビン値の急激な低下，便潜血の陽性反応，下血（黒色便やタール便）・血便などについて情報収集をすべきである．

③脳梗塞による神経症状を呈する症例
脳梗塞による神経症状を認める例は，上記のリスクを踏まえて通常の理学療法と同様に進める．病態別では，rt-PA 投与患者は心原性脳塞栓症が大半であるため，運動療法では心房細動に対するモニタリングも必要である．アテローム性脳梗塞は全身性の動脈硬化性変化をきたすため，再発予防に向けた全身運動，生活指導が重要となる．

5. まとめ

rt-PA 後の理学療法では，出血性梗塞を予防するための血圧管理と，出血性梗塞に伴う徴候の早期発見が重要である．神経症状を有する場合は，術後早期からの介入が患者の予後に影響しうるため，高度急性期であっても最大限の運動療法を展開する必要がある．そのため，理学療法士は治療方針や全身状態，合併症を的確に把握し，安全かつ有効な理学療法を提供しなければならない．

❖文献
1) 日本脳卒中学会 脳卒中医療向上・社会保険委員会 rt-PA（アルテプラーゼ）静注療法指針改訂部会．rt-PA（アルテプラーゼ）静注療法適正治療指針．2 版．2016．
2) 厚東篤夫，荒木信夫，高木 誠．脳卒中ビジュアルテキスト．3 版．東京：医学書院；2009. p.92-3.
3) 平野照之．J-ACT II 血管閉塞部位別の再開通率・転帰の違いについて．脳卒中．2010; 32: 773-7.
4) Yamaguchi T, Mori E, Minematsu K, et al; Japan Alteplase Clinical Trial (J-ACT) Group. Alteplase at 0.6 mg/kg for acute ischemic stroke within 3 hours of onset: Japan Alteplase Clinical Trial

（J-ACT）. Stroke. 2006; 37: 1810-5.
5）Davis O, Mooney L, Dinkins M, et al. Abstract 121: Early Mobilization of Ischemic Stroke Patients post Intravenous Tissue Plasminogen Activator. Stroke. 2013; 44: A121.
6）Scott M, Maryane D, Lesia H. Very early mobilization in stroke patients treated with intravenous tissue plasminogen activator. J Stroke Cardiovasc Dis. 2015; 24: 1168-73.
7）五十嵐博中，菊池文平，渡邉正人，他．MRI からみた血栓溶解療法．分子脳血管病．2006; 7: 264-70.
8）植村順一，木村和美．出血性梗塞の分類と治療．分子脳血管病．2013; 12; 262-5.

〈播本真美子〉

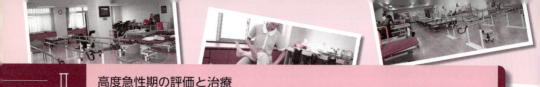

Ⅱ 高度急性期の評価と治療

9 頚動脈内膜剥離術実施例の高度急性期理学療法
CEA 後の過灌流症候群・術後合併症をどう管理するか

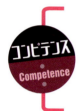

- ☑ 頚動脈狭窄症について理解できる．
- ☑ CEA の適応と意義を理解できる．
- ☑ CEA 後の過灌流症候群の発生リスクを理解し理学療法を行える．
- ☑ CEA 後の理学療法介入時の注意点について理解できる．

　頚動脈狭窄症は無症候であっても脳梗塞へ移行する可能性が高い疾患である[1]．頚動脈内膜剥離術（carotid endarterectomy：CEA）は脳梗塞の再発予防に明らかな有効性が証明されている唯一の外科的治療である[2]．本項では CEA の概要，主な合併症，理学療法介入時のポイントについて概説する．

 ## 1. 頚動脈狭窄症について

a 頚動脈狭窄症と脳梗塞

　総頚動脈は外頚動脈と内頚動脈に分岐するが，分岐直後の内頚動脈内腔が動脈硬化の好発部位である．頚動脈狭窄症は無症候性であることもあるが，破綻したプラークにより内腔が閉塞する血栓性脳虚血，一過性に症状が消失する一過性脳虚血発作のほかに，分水嶺梗塞や動脈原性脳塞栓症が生じる[1]．

b 頚動脈狭窄症の診断

　頚動脈狭窄症の診断には頚動脈超音波検査でスクリーニングを行い，狭窄の有無と粥腫の性状（不安定プラークかどうかなど）の判別を行う．

9 頚動脈内膜剥離術実施例の高度急性期理学療法

狭窄率は NASCET 法で評価されるが，症例により ECST 法にて評価される．また，内頚動脈の収縮期最大血流速度（PSV）が 200 cm/sec を超える場合は NASCET 法での狭窄率 70％以上に相当することが報告されている[3]．プラークの輝度が低輝度，表面性状が潰瘍性もしくは整不整，可動性がある場合に不安定プラークと考えられ[4]，臨床

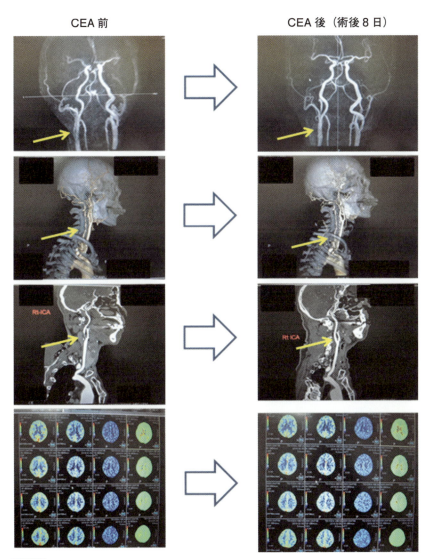

図1 CEA 術前（左）と術後（右）の画像所見
上段から，MRA，3DCT，造影 CT，PWI．右内頚動脈狭窄症に対し CEA を施行．術後は血流の改善を認める．左内頚動脈狭窄も認めており，写真の約 9 カ月後に CAS が施行された．

上確認すべき項目である．CEA は内科的治療に比べ，NASCET 法・ECST 法いずれの方法でも 50% 以上の狭窄でやや有効，70% 以上の狭窄で有効とされている[3]．

他には頭部 MRI，MRA，3DCT，造影 CT，SPECT などで脳梗塞の程度，脳血流の評価を行う[5] 図1 ．

2. CEA について

①目的
頚動脈内を狭窄している動脈硬化（アテローム）を除去することにより，頚動脈狭窄症による脳梗塞発生の一次予防，脳梗塞の再発を防ぐ二次予防である[2]．

②適応
「脳卒中治療ガイドライン 2015」[1] では以下の通りである．
1. 症候性内頚動脈高度狭窄（70%以上狭窄）では，抗血小板薬を含む最良の内科的治療に加えて，手術および周術期管理に熟達した術者と施設において CEA を行うことが強く勧められる（グレード A）．
2. 症候性内頚動脈中等度狭窄（50〜70%狭窄）では，抗血小板薬を含む最良の内科的治療に加えて，手術および周術期管理に熟達した術者と施設において CEA を行うことが勧められる（グレード B）．
3. 症候性内頚動脈軽度狭窄（50%未満狭窄）では，頚動脈プラークの不安定性や潰瘍形成が認められる場合は，CEA を考慮してもよい（グレード C1）．

③創部
手術は全身麻酔下で行われ，皮膚切開は胸鎖乳突筋前縁で総頚動脈分岐部を中心に Z 字状に 8〜10 cm 切開し展開していく[6] 図2A ．

3. CEA の合併症と術後管理

a 過灌流症候群

①定義
CEA 後の重要な合併症は過灌流症候群である．過灌流症候群の定義は「過灌流現象（血行再建術後に術前の 2 倍以上の血流増加を認めているもの）に加え，頭痛やけいれん，脳出血など症候を伴ったもの」である[7]．

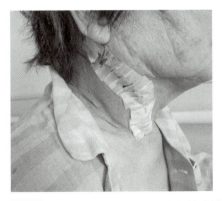 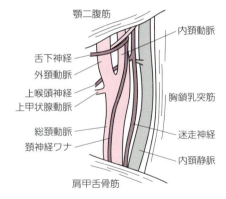

図2 CEAの術創部（左）と頸部解剖（右）
（右図は松下展久，他．J Clin Rehabil. 2013; 20: 1002-5[6] より）

②症状

一側の頭痛，顔面や眼球の疼痛，痙攣，脳浮腫や脳出血による脳局所神経症状がある[8]．

③発生時期と発生率

発生時期は術後数日（第6病日頃）がピークであり，発生率は1.9%である[9]．

④発生機序

慢性的な灌流圧低下により自動調節能が破綻した状況で急激な灌流圧上昇が生じると，収縮能を失った細動脈が吸収しきれず脳血流が増加し，脳浮腫により痙攣や脳出血を生じる[10]．

⑤危険因子

長期の高血圧の既往，高度の狭窄病変，乏しい側副血行路，対側の頸動脈閉塞，発症早期の手術，高齢（75歳以上），脳卒中の既往，周術期高血圧などである[7]．

⑥周術期血圧管理

周術期血圧は140/90 mmHg未満で，高リスク症例では120/80 mmHg未満で管理される[11]．過灌流症候群をコントロールできない場合には，鎮静管理や抗痙攣薬が適用される場合もある[7]．神経症状が安定もしくは過灌流状態から脱したら血圧の上限設定を徐々に高くする．

b | 脳梗塞

術中，動脈遮断・開放時に血栓やアテローム片が飛んで生じる．動脈遮断による脳血流低下により生じることもある[12]．

c | 下位脳神経麻痺

内頚動脈の付近には舌下神経，大耳介神経，迷走神経の３つの神経が走行している図2B．手術侵襲によりこれらの神経が損傷を受けると術後神経麻痺が生じる[6]．舌下神経の損傷で構音障害が出現する．大耳介神経の切断により後耳介や耳介後部の感覚障害が出現する．迷走神経から分岐する上喉頭神経が傷つけられると，嗄声や嚥下障害が出現する．

4. 理学療法介入時の注意点

a | 情報収集

・診療録から術前の状態が症候性か否かを確認した上で，術後の神経症状を評価する．
・術前後の画像所見にて治療効果を確認する ．
・非術側の頚動脈の不安定プラークの有無や狭窄率，側副血行路の発達を確認し，脳梗塞移行へのリスクを考慮する．

b | 周術期管理

①術創部

・術後の急激な頚部回旋動作は避けるべきであるが，運動療法上の禁忌は特になく，通常の理学療法は制限されない．

②血圧管理

・過灌流症候群の予防のため，周術期の血圧の厳重な管理に準じて理学療法を展開する．特に，脳血流の低下が著明な症例は過灌流症候群をきたすリスクが高いため，担当医の治療方針を確認するとともに，運動療法による血圧上昇に十分配慮する．
・介入時に脳梗塞を認めない場合も脳血流低下による脳梗塞の発症を予防するため，血圧の下限にも注意し新たな神経症状の出現に留意する．
・離床や運動療法による急激な血圧変動により，意識レベル・神経症状に変動を認めた場合は，ただちにベッド上臥位へ戻し担当医と看護師に報告する．

⑨ 頚動脈内膜剥離術実施例の高度急性期理学療法

Ⅱ
高度急性期の評価と治療

・全身管理：CEA 例は脳血管以外にも動脈硬化性変化を有している頻度が高い．降圧治療により術後過灌流症候群を抑制させるが，それは同時に他臓器への血流の低下にもつながる．冠動脈病変のある場合は心筋虚血を，腎機能低下例では尿量減少に伴う急性腎不全を呈する場合があり注意を要する[7]．高齢者に過度の水分負荷をかけると容易に心不全や肺水腫が出現するので，水分出納，胸部 X 線での確認も必要となる[13]．

③臨床症状

・合併症は術後 1 週間程度が最も多いため，神経症状の評価を毎回行う．
・頭痛，痙攣，遅発性脳出血に伴う神経症状の有無を評価する．遅発性脳出血は最大の合併症であり，理学療法士が第一発見者となる場合もある．
・無症候性の過灌流であっても 13％ が認知機能障害を生じるといわれている[14]．認知機能低下を認める際には，その後の ADL，機能的予後にも関連することから作業療法士や言語聴覚士と情報共有を行い，認知的アプローチも必要となる．
・術後下位脳神経麻痺を把握しておくことで，コミュニケーションの工夫，経口摂取へのアプローチや誤嚥性肺炎の予防など，多職種協働での取り組みが可能になる．

c 重症度別の理学療法介入のポイント

①重症例（術後鎮静管理が必要な重症例，意識障害例）

　　術後血圧コントロールによる鎮静管理中や経口挿管管理中はベッド上介入が基本となるが，挿管管理が長引けば臥床による二次的合併症発生のリスクも高くなるため注意する．CEA 例では抜管後，全身状態に応じて可及的早期に離床を進める．ベッド上での理学療法については他項を参照されたい．

②中等症例（神経症状を認め基本動作に何らかの介助を要する症例）

　　運動麻痺などに起因した能力障害に対し，血圧管理下にて通常の理学療法を行う．術前の神経症状の有無を確認するとともに，患者の転帰を決定していく．

③軽症例（神経症状を軽度認めるが基本動作が獲得されている症例）

　　頚動脈の動脈硬化は脳動脈に関連するため，CEA 適応患者は大脳の虚血性白質病変が存在する症例が多い[14]．多発性の微小虚血病変は姿勢反射障害[15]や認知機能低下[9]を引き起こすため，明らかな運動麻痺がない場合も日常生活に影響する高次のバランス機能や認知機能の評価が重要である．

④無症候性例

　　入院中の廃用症候群予防のため活動量の維持・向上に努め，早期自宅退院へ向けた理

学療法を行う．また，頸動脈狭窄症は冠動脈疾患（狭心症，心筋梗塞），下肢動脈疾患（閉塞性動脈硬化症）などの動脈硬化性心血管疾患（ASCVD）と共通のリスクファクターであり，これらの病態に対するアプローチも重要である．そのため理学療法士は栄養指導（肥満，高血圧，糖尿病，脂質異常症の改善），血圧の自己管理，減量，飲酒制限，禁煙といった生活指導を行う．運動指導の内容は，ウォーキングや自転車エルゴメーター運動などの有酸素運動，運動強度はBorgスケール11～13（楽～ややきつい）相当の中等度負荷，時間は30～60分，頻度は週3～4日以上（できれば毎日）とする．10～15 RM程度のリズミカルな抵抗運動を有酸素運動とほぼ同頻度に行うことも推奨されている[16]．

5. まとめ

CEA術後の理学療法では，過灌流を予防するための血圧管理と，過灌流症候群に伴う徴候の早期発見が重要である．理学療法士は患者の全身状態を把握するとともに，治療方針や合併症を的確に把握することが重要である．

❖文献

1) 小笠原邦昭．脳梗塞慢性期における外科治療：高齢者に対する手術適応．Geriatric Medicine. 2015; 53: 621-4.
2) 頸動脈内膜剝離術．In：日本脳卒中学会脳卒中ガイドライン委員会，編．脳卒中治療ガイドライン2015．1版．東京：協和企画；2015．p.127-34.
3) 日本脳神経超音波学会・栓子検出と治療学会合同ガイドライン作成委員会．頸部血管超音波検査ガイドライン．Neurosonology. 2006；19：49-67.
4) 頸動脈超音波診断ガイドライン小委員会．超音波による頸動脈病変の標準的評価法2016（案）．
5) 坂井信幸．頸動脈内膜剝離術とステント留置術．辻 省次，総編集，鈴木則宏，編．アクチュアル脳・神経疾患の臨床―脳血管障害の治療最前線．1版．東京：中山書店；2014．p.248-54.
6) 松下展久，宇野昌明．頸動脈内膜剝離術（CEA）脳血管障害に対する外科的治療法．J Clin Rehabil. 2013; 20: 1002-5.
7) 天野達雄，松丸祐司．頸動脈・頭蓋内動脈血行再建術と血圧管理．血圧．2015; 22: 613-5.
8) Van Mook WN, Rennenberg RJ, Schurink GW, et al. Cerebral hyperperfusion syndrome. Lancet Neurol. 2005; 4: 877-88.
9) Ogasawara K, Sakai N, Kuroiwa T, et al. Japanese society for treatment at neck in cerebrovascular disease study group: intracranial hemorrhage associated with cerebral hyperperfusion syndrome following carotid endarterectomy and carotid artery stenting: retrospective review of 4494 patients. J Neurosurg. 2007; 107: 1130-6.
10) 平林照之．脳循環予備脳と脳血管反応性―その意義と評価法．Neurosonology. 2015; 28: 151-3.
11) Abou-Chebl A, Reginelli J, Bajzer CT, et al. Intensive treatment of hypertension decreases the risk

of hyperperfusion and intracerebral hemorrhage following carotid artery stenting. Catheter Cardiovasc Interv. 2007; 69: 690-6.

12）宇野昌明，永廣信治．頸動脈内膜剥離術（CEA）．In：小林祥泰，監修．脳卒中ナビゲーター．1 版．大阪：メディカルレビュー社；2002．p.262-3.

13）宇野昌明，頸動脈内膜剥離術．脳外誌．2015; 24: 840-5.

14）Chida K, Ogasawara K, Suga Y, et al. Postoperative cortical neural loss associated with cerebral hyperperfusion and cognitive impairment after carotid endarterectomy: 123I-iomazenil SPECT study. Stroke. 2009; 40: 448-53.

15）Choi P, Ren M, Phan TG, et al. Silent infarcts and cerebral microbleeds modify the associations of white matter lesions with gait and postural stability: population-based study. stroke. 2012; 43: 1505-10.

16）日本循環器学会．心筋梗塞二次予防に関するガイドライン（2011 年改訂版）．2011．p.15-7.

〈播本真美子〉

Ⅱ 高度急性期の評価と治療

10 急性期再発性・進行性脳卒中の高度急性期理学療法

再発や進行の起因となる病態をいかに理解できるか

コンピテンス
Competence

- ☑ 脳卒中の再発例と進行例の病態を理解できる．
- ☑ 病態の理解からリスク管理に応用できる．
- ☑ 脳卒中の再発性と進行例の理学療法のポイントを理解できる．

1. 脳卒中再発の疫学

a 脳卒中の死亡数

　日本における脳卒中の死亡数は，1970年をピークに減少し，2011年には肺炎に代わって第4位となった 図1 [1]．脳卒中による死亡率を左右する要因には，生活習慣病や

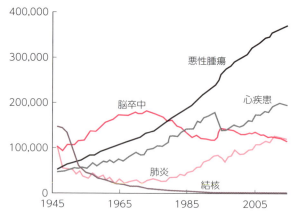

図1 **日本の脳卒中死亡率**（鴨打正浩. medicina. 2016; 53: 210-4 [1] より許諾を得て転載）

10 急性期再発性・進行性脳卒中の高度急性期理学療法

運動療法など危険因子管理を含めた公衆衛生上の改善と，抗血小板治療やrt-PAなど医療の進歩によるものと考えられる．脳卒中による死亡数が低下していることは，すなわち脳卒中発症の危険因子を有している脳卒中罹患者が増加しているといえる．

b 脳卒中再発の頻度

我が国の10年間の脳卒中再発率はくも膜下出血70.0%，脳出血55.6%，脳梗塞49.7%であった 図2 [2]．脳梗塞の再発率は年齢とともに増加する傾向があるが，脳出血とく

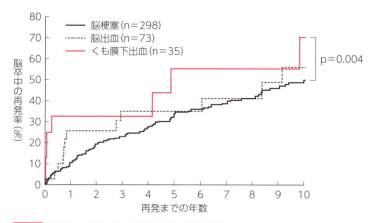

図2 日本における10年間の脳卒中再発率
(Hata J, et al. J Neurol Neurosurg Psychiatry. 2005; 76: 368-72 [2])

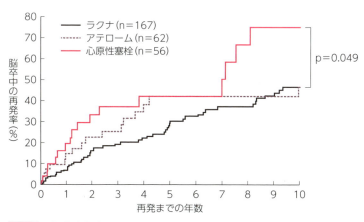

図3 脳梗塞臨床病型別にみた10年間の再発率
(Hata J, et al. J Neurol Neurosurg Psychiatry. 2005; 76: 368-72 [2])

も膜下出血は年齢と再発とに関連はない．脳梗塞の臨床病型別ではラクナ梗塞に比べて心原性脳塞栓で再発が多く，アテローム血栓性脳梗塞の再発も多い傾向にある 図3．

2. 急性期における脳卒中の再発と進行

a 一過性脳虚血発作

近年，一過性脳虚血発作（TIA）の定義は「特定の血管により灌流される脳や眼領域に一致する局所神経徴候が 24 時間以内に改善する」という時間的概念によるものから，「局所脳，脊髄，網膜の虚血によって惹起される急性梗塞に至らない一過性の神経障害」という症状の持続時間を限定しないものに変遷しつつある[3]．TIA を発症してから 90 日以内に脳梗塞に移行した患者のうち，約半数は TIA 後 48 時間以内に脳梗塞を発症していることが示されている[4]．TIA 後の脳梗塞発症の危険度予測には $ABCD^2$ score[5] が用いられ 表1 ，これらのスコアが高いほど脳梗塞の発症リスクが高まる．

表1 $ABCD^2$ score

A: Age	≧60 歳	1 点
B: Blood pressure	収縮期 140 mmHg 以上 and/or 拡張期 90 mmHg 以上	1 点
C: Clinical feature	片麻痺	2 点
	麻痺のない言語障害	1 点
D: Duration	10〜59 分	1 点
	≧60 分	2 点
D^2: Diabetes	あり	1 点
	最高点数	7 点

b 進行性脳梗塞：アテローム血栓性脳梗塞

進行性脳梗塞の頻度は，非心原性脳梗塞の男性 5,450 例中 18.5％，女性 3,237 例中 22.8％であり，その要因には女性，入院時重症度，糖尿病，高血圧などがあげられている[6]．

①分水界梗塞

脳の血流低下に伴い，前大脳動脈と中大脳動脈，あるいは中大脳動脈と後大脳動脈の境界領域に生じる脳梗塞を分水界梗塞といい，内頸動脈閉塞症が原因となる．主幹動脈の血流に比べて境界領域の灌流圧は低く，近位血管である内頸動脈の狭窄・閉塞により灌流圧の低い境界部分が虚血に陥る 図4 [7]．分水界梗塞は，緩徐あるいは段階的に進行

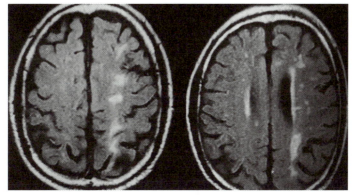

図4 **分水界梗塞**（厚東篤生，他．In：脳卒中ビジュアルテキスト．3版．東京：医学書院；2008．p.128[7]）より許諾を得て転載）

することが多い．内頸動脈閉塞に対する外科的治療については前項（第Ⅱ章-9）に譲る．

② Branch atheromatous disease

　Branch atheromatous disease（BAD）は，脳血管穿通枝入口部の閉塞により穿通枝領域全体が梗塞に陥る病態であり，外側レンズ核線条体動脈（LSA）と傍正中橋動脈（PPA）の領域に生じる 図5 ．BADは急性期に進行性脳卒中の経過をとりやすく，LSA領域では30.1％，PPA領域では43.6％が神経症状の増悪を認め，その多くは灌流領域が錐体路に近いことから運動麻痺が進行したと報告されている[8]．

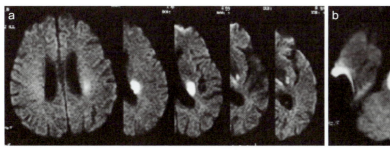
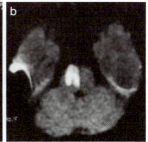

図5 **BADの急性期MR拡散強調像による診断基準**
a：外側レンズ核線条体動脈領域．梗塞巣の形状は，基底核から放線冠にかけて3スライス以上（頭尾方向で20 mm以上）にわたる脳梗塞巣．
b：傍正中橋動脈領域．梗塞巣の形状は，橋底部腹側に接して橋背側に伸びる脳梗塞巣．
以上を満たし，梗塞巣に関連する主幹動脈に50％以上の狭窄・閉塞がなく，心房細動を伴わないこと．

c | 心原性脳塞栓症の再発

心原性脳塞栓症の急性期では左房内血栓が高率に検出され，発症早期の再発率も高くなる．左房内血栓の検出に優れた経食道心エコー図検査を行った報告では，脳梗塞患者の 72.2％に塞栓危険因子を認め，39.6％に心内塞栓子があったことが示されている[9]．

d | 出血性脳梗塞

出血性脳梗塞は，塞栓性脳梗塞による血管の脆弱化により，虚血再灌流時に梗塞巣内の血管が破綻して起こる脳出血をいう．急性期の出血性梗塞（発症 2〜3 日以内）は，急激な再灌流によって出血量が多く，神経症状の悪化を招きやすい．また，rt-PA 投与後の合併症でも注意すべき徴候の 1 つである（第Ⅱ章-8 参照）．急性期以降（発症 2〜3 週）では抗凝固薬の使用時期に再灌流や側副血行路への血流によって出血性梗塞を生じる．

e | 脳出血とくも膜下出血の再出血

脳出血は発症後 24 時間から 48 時間に再出血することが多く，特に発症後 6 時間はその危険性が高い．抗凝固療法や抗血栓療法中の場合，より広範で重篤な出血を呈することが多い．くも膜下出血は，動脈瘤などの出血源から再破裂が生じると生命予後と機能予後はきわめて不良となるため，発症後ただちに外科的処置が施される．手術をしない場合，発症 24 時間を極期として再破裂し，発症後 6 カ月以内に 50％が再出血するとされる．

3. 理学療法を実施する上での注意点

a | 一過性脳虚血発作

TIA は脳梗塞発症予防のために可及的速やかに TIA の発症機序を確定し，予防的治療が開始される．発症機序は，塞栓源となる心疾患の検索や頚動脈エコー図検査などにより特定される．理学療法は検査期間中や神経症状が残存している期間に処方されることがあり，表1 のスコアや動脈硬化の程度などを把握し，脳梗塞に移行するリスクを念頭に神経学的所見を評価しておく必要がある．また，理学療法は再発予防の一環として有酸素運動や生活指導を含めることも重要である．

b | 進行性脳梗塞

脳梗塞の発症様式は，心原性脳塞栓症が突然発症完成型，アテローム血栓性脳梗塞が段階状，ラクナ梗塞が緩徐・軽症であり，病型別ではアテローム血栓性脳梗塞において進行性の経過をたどりやすい．アテローム血栓性脳梗塞は，突然発症完成型かつ灌流領域の広範な梗塞を呈する心原性脳塞栓症とは異なり，生活習慣病により長年にわたって動脈を狭窄させていくため，代償的に側副血行路が形成されていることが多い．すなわち，アテローム血栓性脳梗塞こそペナンブラの保護が重要であり，離床時の血圧低下は不可逆的な梗塞へ移行させる危険性をはらんでいる．糖尿病や高血圧，それらに起因する腎機能障害などの内科系疾患を有する場合は，脳梗塞の再発・進行のリスクが高い可能性があり，それらの治療状況を確認することも大切である．

離床の一般的原則（第Ⅱ章-6 参照）は，入院後 24 時間神経症状の増悪がないことである．そのため，発症 24 時間以内での運動療法は脳循環動態に影響の少ないベッド上でのモビライゼーションや筋力強化運動に留め，発症 24 時間以降の数日間は特に脳梗塞の進行に留意する．

進行性脳梗塞に対する注意点は，総じて進行しうる病態をいかに拾い上げられるかにある．分水界梗塞や BAD などの画像や病巣の特性を理解し，わずかな神経学的所見の変化を見逃さないようにして離床の適否を判断し，通常の脳梗塞よりも厳重な血圧管理のもと慎重に離床を進める必要がある．

c | 心原性脳塞栓症の再発

経胸壁心エコー図検査の所見から，左房内血栓の有無を必ず確認する．左房内血栓が認められる場合は，再発リスクが高いため抗凝固療法による左房内血栓の消失を待つ必要がある．心房細動を認めない塞栓性脳梗塞例では，医師は奇異性脳塞栓症[*1]を疑うことが多い．その際は右左シャントの診断に有用な経食道心エコー図検査の結果を確認する．卵円孔開存や心房中隔欠損などが認められた場合，その塞栓源となる静脈系の血栓の有無を評価し，必要に応じて抗凝固療法などが選択される．離床の方針は静脈系の血栓の有無や抗凝固療法の投薬コントロール（PT-INR 値）によって個別に検討されるため，医師と十分協議する必要がある．

[*1] 奇異性脳塞栓症：下肢の静脈などにできた血栓が卵円孔開存や肺動静脈瘻などの右左シャントを通って左心系に流れこみ脳梗塞を生じる病態．正常では左房圧が右房圧よりも高いため卵円孔開存があっても右左シャントは生じないが，排便時などの負荷（バルサルバ負荷）がかかると一時的に右房圧が上昇し，右左シャントが生じる．この際に血栓が右心系から左心系に移動し，脳循環に入ると脳塞栓症を引き起こす．

d 出血性脳梗塞

　出血性脳梗塞は，①塞栓性梗塞であること，② MRA や CTA により閉塞した脳血流の再開通が確認されること，③抗凝固療法が開始されていることなどを確認することが重要である．これは，虚血にさらされた（脆弱化した）血管に再灌流による圧が加わることで出血性梗塞を呈しやすくなり，また抗凝固療法によってその程度も重症化しやすいためである．重篤な出血を合併する場合は，意識レベルや神経症状の明らかな変化を伴うが，わずかな変化を検出するためには，出血性脳梗塞の好発時期を念頭に運動麻痺などの神経症状を丁寧に観察しておく必要がある．

e 脳出血とくも膜下出血の再出血

　脳出血の大半は高血圧性であり，血圧上昇は再出血のリスクを高める．そのため，理学療法では安静時血圧（収縮期血圧 160 mmHg 以下）と運動時の血圧変化が許容される値かどうかの判断が最も重要となる．くも膜下出血も脳出血と同様，血圧管理が理学療法の指針に大きく関わるが，脳血管攣縮による影響を加味しなければならない（第Ⅱ章-11 参照）．

❖文献

1）鴨打正浩．脳卒中の疫学．medicina. 2016; 53: 210-4.
2）Hata J, Tanizaki Y, Kiyohara Y, et al. Ten year recurrence after first ever stroke in a Japanese community: the Hisayama study. J Neurol Neurosurg Psychiatry. 2005; 76: 368-72.
3）Easton JD, Saver JL, Albers GW, et al. Definition and evaluation of transient ischemic attack: a scientific statement for healthcare professionals from the American Heart Association/American Stroke Association Stroke Council. Stroke. 2009; 40: 2276-93.
4）Johnston SC, Gress DR, Browner WS, et al. Short-term prognosis after emergency department diagnosis of TIA. JAMA. 2000; 284: 2901-6.
5）Johnston SC, Rothwell PM, Nguyen-Huynh MN, et al. Validation and refinement of scores to predict very early stroke risk after transient ischaemic attack. Lancet. 2007; 369: 283-92.
6）小林祥泰，大櫛陽一．非心原性脳梗塞における入院後進行と再発に関する危険因子．In：小林祥泰，編．脳卒中データバンク 2009．1 版．東京：中山書店；2009．p.68-9.
7）厚東篤生，荒木信夫，高木　誠．Watershed infarction（分水界梗塞）．In：脳卒中ビジュアルテキスト．3 版．東京：医学書院；2008．p.128.
8）星野晴彦，高木　誠，山本康生，他．Branch Atheromatous Disease における進行性脳梗塞の頻度と急性期転帰．脳卒中．2010; 33: 37-44.
9）小島　諭，佐々木玲聡，小島貴彦，他．脳梗塞患者における経食道心エコー図の有用性―心血管系における塞栓源の検討―．順天堂医学．2001; 47: 82-90.

〈藤野雄次〉

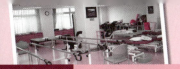
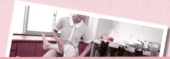
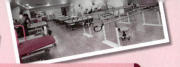

II 高度急性期の評価と治療

11 くも膜下出血後の高度急性期理学療法

どのように遅発性脳血管攣縮と向き合い理学療法を進めるか

- ☑ くも膜下出血の病態と重症度分類重症度について理解できる．
- ☑ 遅発性脳血管攣縮などの合併症をふまえた理学療法のリスク管理ができる．
- ☑ くも膜下出血後の理学療法の治療方針を理解できる．
- ☑ 高度急性期から可能な理学療法アプローチを理解できる．

≫ 1. くも膜下出血の病態と治療

　くも膜下出血（subarachnoid hemorrhage: SAH）の原因は脳動脈瘤の破裂が80％以上を占め，その他には脳動静脈奇形の破裂などがある．病態としてはくも膜下腔での出血であるため，基本的には脳実質の損傷はないが，血腫量が多い場合には脳実質内に血腫が進展することがある．治療法の選択や予後には発症時の意識障害の程度が大きく関係し，重症度が高くなるにつれて予後は不良となる[1]．また，発症24時間以内は再出血の危険が高く，再出血した場合の生命予後はきわめて悪い[2]．救命された場合であっても，高度急性期～亜急性期の時期は様々な合併症を生じる可能性があるため，集中治療室（ICU）での厳重な全身管理が必要となる．そのため，SAHは廃用症候群や意識障害の遷延化，合併症による片麻痺，高次脳機能障害などによりADLが低下するため，機能予後の改善を見据えて高度急性期から理学療法士が携わる意義は大きい．

　SAHの重症度分類 表1 には，Hunt and Kosnik分類[3]やWFNS分類[4]が用いられ，遅発性脳血管攣縮の発症予測にはFisherのCT分類（1980）が広く用いられている．

　頭部CT画像におけるSAHの一般的な画像所見については，シルビウス裂や大脳半球間裂，鞍上槽（ヒトデ型）などのくも膜下槽に高吸収領域を認める．

　治療は再出血の予防が最優先され，手術が第一選択となる．手術には外科的な開頭ネッククリッピング術や動脈瘤トラッピング術などと，脳血管内治療であるコイル塞栓術

表1 くも膜下出血の重症度分類

Hunt and Kosnik 分類 (1974)	
Grade 0	未破裂の動脈瘤
Grade I	無症状か，最小限の頭痛および項部硬直をみる
Grade Ia	急性の髄膜あるいは脳症状をみないが，固定した神経学的失調のあるもの
Grade II	中等度から強度の頭痛，項部硬直をみるが脳神経麻痺以外の神経学的失調はみられない
Grade III	傾眠状態，錯乱状態，または軽度の巣症状を示すもの
Grade IV	昏迷状態で，中等度から重篤な片麻痺があり，早期除脳硬直および自律神経障害を伴うこともある
Grade V	深昏睡状態で除脳硬直を示し，瀕死の様相を示すもの

WFNS 分類 (1988)		
Grade	GCS score	主要な局所神経症状
I	15	なし
II	14〜13	なし
III	14〜13	あり
IV	12〜7	有無は不問
V	6〜3	有無は不問

がある．手術の選択は，動脈瘤の部位や形状，手術侵襲，年齢などから適用が判断される．術後の治療方針としては，脳血管攣縮予防のために脳槽ドレナージ，薬物治療，Triple-H 療法などがなされる．

2. 合併症について

　SAH の 3 大合併症は，再出血，遅発性脳血管攣縮，正常圧水頭症である．

　遅発性脳血管攣縮は，血管が攣縮する（＝細くなる）ことにより脳血流の低下や脳梗塞を引き起こす病態であり，発症後 3 病日〜14 病日（脳血管攣縮期）に多く発生し，Triple-H 療法と呼ばれる循環血液量増加(hypervolemia)・血液希釈(hemodilution)・人為的高血圧（hypertension）が脳血液循環量低下の改善には有効とされている[5]．また，脳槽や脊髄腔に挿入したドレーンから継続的に血腫や脳脊髄液を排出させる脳槽洗浄ドレナージ術が行われる 図1a ．くも膜下腔の血腫は，くも膜顆粒からの脳脊髄液の吸収を阻害するため，脳槽洗浄ドレナージ術は水頭症の予防的治療にもなる．脳血管攣縮期は集中的な全身管理が必要であるため，患者はベッド上での安静を余儀なくされる．また，姿勢変換により循環動態が不安定となりやすく，点滴やドレーンなど種々のライン類により活動が制限されるため，この期間から ADL や活動範囲を積極的に拡大することは困難な時期である．

　正常圧水頭症は，くも膜下腔内を灌流する脳脊髄液の吸収障害によって緩徐に進行する病態である．正常圧水頭症は高度急性期以降に生じてくることの多い徴候であるため，本項での解説は割愛する．

■11 くも膜下出血後の高度急性期理学療法

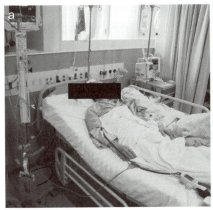
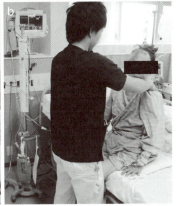

図1 脳槽洗浄ドレナージ中の状況（a）とベッドアップ〜端座位練習（b）

その他に，呼吸器合併症の1つとして中枢性肺水腫（神経原性肺水腫）がある．これはくも膜下出血発症後の早期から生じる可能性があり，呼吸状態の悪化に伴う低酸素血症を引き起こす．病態の詳細な発生機序はわかっていないが，くも膜下出血発症後に毛細血管の透過性亢進による機序や，脳血液循環を保つために血圧上昇が生じ，肺循環量が亢進することによって生じるとされている．治療としては人工呼吸器管理や高流量の酸素投与や利尿薬の投与が行われる[6,7]．

高度急性期の理学療法は，廃用症候群など二次的弊害を最小限にし，集中的な医学管理を脱した後の円滑な ADL 改善には不可欠である．

3. 理学療法におけるリスク管理，評価について

高度急性期からの理学療法には，患者の全身状態を把握した上でのリスク管理と治療計画が重要となる．入院から理学療法の導入までのバイタルサイン，血液検査データ，呼吸状態などの経過を把握し，離床プログラムが適用されるのか，あるいは呼吸理学療法などの合併症に対する治療を選択すべきかなど大まかな方針を検討する．

くも膜下出血後は再出血と遅発性脳血管攣縮の予防のために血圧の上限と下限に配慮する必要があり，当筆者の施設では収縮期血圧 120〜160 mmHg の範囲で管理され，術後から 14 病日までは Triple-H 療法に準じた厳重な管理がなされる．理学療法が導入される段階ですでに中枢性塩類喪失症候群（CSWS）などの所見がみられる場合は，後の脳血管攣縮による脳虚血を悪化させる可能性が高くなるため積極的な離床は見合わせるべきであろう．反対に，バイタルサインや各種検査所見が安定しているならば，速やかにベッドサイドでの座位，起立運動を開始していく．安静時から血圧高値である場合は，運動によってさらに血圧を上昇させることは避けるべきであり，ベッド上座位練習であ

れば支持物の使用や座位時間の調節により動作の仕事量を軽減させるなどの工夫が必要である。また、遅発性脳血管攣縮に伴う脳虚血を防ぐために、収縮期血圧は下げすぎないようにしなくてはならない。明確な収縮期血圧の下限の設定はないが、筆者の施設では収縮期血圧が 120 mmHg 以下にならないよう管理されている。血圧低値の場合は起立練習の反復や立位での踵上げ運動など、酸素需要や筋ポンプ作用の増大による血圧上昇を試みつつ離床をすることもある。遅発性脳血管攣縮が介入前からすでに頭部 MRA などで確認できる場合や、脳梗塞を合併している症例に関しては、さらに厳しく血圧の下限を管理する必要があり、個々の症例に合わせて医師と協議の上で理学療法を実施することが重要である。

心電図では交感神経系の亢進による心室性期外収縮や心室頻拍といった致死的不整脈などの心電図異常所見を示す場合があり[8]、理学療法前後や実施中にモニターを確認する必要がある。

血液検査データは、血清クレアチニン (Cr)、尿素窒素 (BUN)、血清ナトリウム (Na)、血清カリウム (K) の推移を確認する。中枢性塩類喪失症候群 (CSWS)、抗利尿ホルモン分泌異常症候群 (SIADH) は、電解質や血管内水分の出納バランスを崩す。脱水、低 Na 血症による意識障害や痙攣などの症状が出現している場合は、ベッド上での理学療法に留め、電解質の補正と低 Na 血症の改善を待つ必要がある。低栄養状態では、血管内脱水が生じやすくなるため、栄養状態を反映する血清アルブミン値 (Alb) にも注目する必要がある。炎症値を示す C 反応性蛋白 (CRP) は、くも膜下出血後の合併症を検出するパラメーターとなる。CRP の急激な上昇は髄膜炎の徴候や人工呼吸器関連肺炎、誤嚥に伴う急性肺炎などを疑う指標となる。低栄養や CRP の上昇は蛋白異化亢進により筋力低下を招く可能性があるため個々の筋に対する筋力強化運動というよりは、基本動作練習など ADL に直結する練習内容に変更するなどの対応が求められる。深部静脈血栓症 (DVT) の発生にも注意が必要であり、血栓の線溶現象の亢進を示す D-dimer や FDP の値が急激な上昇を示していないか介入前に確認することも忘れてはならない。SAH は多臓器に影響が及ぶ可能性があり、種々の病態に応じて検査データを照合し、改善あるいは悪化の傾向か否かで理学療法プログラムを調整することが大切である。

高度急性期の呼吸状態の把握として、胸部 X 線写真での肺うっ血や肺水腫の状態、人工呼吸器のモード、酸素の投与量の確認、呼吸数や SpO_2 の推移、血液ガスの推移を随時確認して介入する必要がある。

上述のような各種の医学情報は重要であるが、数値だけでなく患者のわずかな変化を捉えることも必要である。理学療法士は脳血管攣縮による脳梗塞の初期症状に遭遇する可能性があり、普段とは異なる受け答えや返答の鈍さ、会話内容の違和感、四肢の運動や筋緊張の変化など、臨床上で理学療法士が気づきやすい徴候がある。これらの所見から、神経症状の出現が疑われる場合、理学療法のプログラムを進行させるべきではなく、詳細な神経学的および神経心理学的評価を行い、医師や看護師に変化点を伝える必要が

ある.

4. 高度急性期からできる理学療法アプローチ

高度急性期理学療法の介入意義は，人工呼吸器関連肺炎などの呼吸器合併症，関節拘縮や筋力低下などの二次的合併症を早期から予防していくことである.

人工呼吸器管理中の患者に対しては，呼吸器からの離脱（ウィーニング）に向けた呼吸介助や胸郭の可動性確保，無気肺の予防や改善に向けた体位変換や端座位も可能な範囲で実施する 図1b. 脳槽洗浄は耳孔の高さで圧を設定し，人工髄液と脳脊髄液のイン・アウトバランスを調整している. そのため，ベッドアップや座位など，耳孔の高さが変わる場合は，事前にドレーンをクランプしなければならない. また，脳槽洗浄中による治療を妨げないよう，筆者の施設ではクランプする時間は 30 分と設定しているが，厳密な規定はないため各施設で協議しておく必要もある.

SAH の早期離床は歩行獲得までの日数の短縮や ADL 向上に寄与すると報告されている[9]. 医師と協議の上，脳槽洗浄ドレーン留置中に端座位練習や起立練習を導入する場合，十分な準備とマンパワーのもとドレーン抜去などのトラブルがないよう万全の態勢で理学療法を実践していく.

❖文献

1) 後藤　修，田村　晃，仁瓶博史，他. 破裂脳動脈瘤早期手術後の血管攣縮と 6 ヵ月転帰—Glasgow Coma Scale による術前重症度との関連. 脳神経外科. 1993; 21: 221-6.
2) Roos YB, de Haan RJ, Beenen LF, et al. Complications and outcome in patients with aneurysmal subarachnoid haemorrhage: a prospective hospital based cohort study in the Netherlands. J Neurol Neurosurg Psychiatry. 2000; 68: 337-41.
3) Hunt WE, Kosnik EJ. Timing and perioperative care in intracranial aneurysm surgery. Clin Neurosurg. 1974; 21: 79-89.
4) Report of World Federation of Neurological Surgeons Committee on a Universal Subarachnoid Hemorrhage Grading Scale. J Neurosurg. 1988; 68: 985-6.
5) Origitano TC, Wascher TM, Reichman OH, et al. Sustained increased cerebral blood flow with prophylactic hypertensive hypervolemic hemodilution ("triple-H"therapy) after subarachnoid hemorrhage. Neurosurgery. 1990; 27: 729-40.
6) 保坂泰昭，畑下鎮男，古賀信憲，他. 重症クモ膜下出血に伴う急性肺水腫 24 例の臨床的検討. 脳卒中の外科. 1989; 17: 139-43.
7) McLaughlin N, Bojanowski MW, Girard F, et al. Pulmonary edema and cardiac dysfunction following subarachnoid hemorrhage. Can J Neurol Sci. 2005; 32: 178-85.
8) 朝井俊治，種子田　護. クモ膜下出血と他臓器の障害. 循環科学. 1997; 17: 472-5.
9) 守屋正道，角　光一郎，宮崎彰呉，他. くも膜下出血の早期離床の効果とアウトカムに影響を与える要因の検討. 脳卒中. 2016; 38: 161-7.

〈関根大輔〉

III

急性期の評価と治療

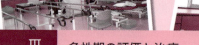
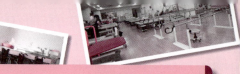

III 急性期の評価と治療

1 急性期脳卒中理学療法のポイント

1. 急性期における脳卒中の特徴

脳卒中を発症して間もない時期であり，超急性期ほど生命管理が厳重ではないものの，依然として全身管理が必要である．最近ではアテローム性血栓や心原性塞栓による脳梗塞の割合が増え，再発の危険性や脳画像での病巣範囲以上に脳機能が低下していることが多い．脳浮腫や酸化ストレスによる神経損傷の拡大を防ぎつつ，脳血液灌流を回復させ虚血領域の神経生存を図る必要がある．

2. 急性期における治療方針

第一は，活動性の向上による廃用症候群の予防である．重症例の場合，全身状態の安定化のためにリスク管理は必須であるが，一方で重症であるからこそ積極的な治療により運動機能の回復を目指さなければならない．動作障害の主たる要素が運動麻痺であり，運動麻痺を治療対象とするのが理学療法である．そのうえでリスク管理を行うことが重要である．したがって運動麻痺だけでなく，呼吸循環機能や内臓系の状態安定に働きかけることも必要となる．軽症例や急速な回復をみる例では，能力を下まわる治療が回復の阻害とならないように治療内容を積極的に変更していく必要がある．

3. 急性期における治療目標

脳卒中重症例では，全身状態の安定，離床による活動性の向上，運動麻痺の回復，精神認知機能の回復が主たる治療目標と考えられる．軽症例では，身辺動作と社会生活に必要な運動能力の早期再獲得，自宅退院に向けての環境調整，家族への介護や再発予防の指導が主たる治療目標と考えられる．

4. 急性期における脳卒中理学療法実施上の注意点

全身管理による安静と中枢神経系を含めた廃用との均衡点を探る必要がある．早期離床は重要だが，バイタルサインだけでなく神経症状を含めた全身の状態観察と，臨床検査値からみた状態変化，薬物療法の影響を考えながら医師を含めた多職種との情報交換が重要である．

5. 急性期におけるコンピテンス

リスク管理ができる能力は必須だが，脳卒中の機能回復メカニズムからは運動麻痺の回復は急性期でしか得られないことから，運動麻痺を効率的に回復できる能力が必要とされる．また，急性期での治療方針と退院先の選択が，機能予後に大きく影響を与えるため，早期に予後予測ができる能力も必要とされる．

〈渡辺　学〉

Ⅲ　急性期の評価と治療

2　症例提示

　入院時所見から理学療法の評価と治療の焦点や方針をスクリーニングする.

症例: 73 歳, 男性, 右利き

疾患名: アテローム血栓性脳梗塞（右内頚動脈領域, 初発）

現病歴: 2 年前にアルコール摂取すると右眼が見えにくくなる, コップにうまく水を注げないなどの症状があり, 近医で降圧薬の処方をされていたがその後自己中止. 今回, 妻が帰宅すると居間で倒れているところを発見し, 救急車にて当院に搬送. 検査上, 脳梗塞の診断にて加療目的に入院となった. 意識は JCS でⅡ-10, 開眼時に発語はみられず, 左上下肢は口頭指示で動かすが, 右上下肢は低緊張で随意運動はみられなかった. 血圧 143/103 mmHg, 脈拍 69 bpm（synus）, 呼吸正常. 翌日より理学療法が開始となった.

既往症: 高血圧症, 腰椎圧迫骨折 **図 1d** , 逆流性食道炎

入院前生活: 趣味はゴルフや旅行であるが, 家の中で過ごすことが多かった.

嗜好: 喫煙 20 本 / 日（5 年前から禁煙）, 機会飲酒

画像から: DWI **図 1a** では異常信号が左中大脳動脈中心前溝枝領域の島, 外包, 運動前野の皮質と皮質下に及んでいる. FLAIR **図 1b** では脳浮腫は強くないが皮質の萎縮がみられる. 脳血管像 **図 1c** では左側は内頚動脈起始から描出されず, 右側も末梢の描出不明瞭である. 広範な脳虚血の可能性が推察される.

病歴から: 2 年前から症状が出現しており動脈硬化が進行していたと考えられ, 脳卒中再発の危険性がある. 画像上の梗塞部位に比べて意識障害と下肢麻痺が強く, MRI での異常信号範囲以上に脳血流の低下が考えられる. バイタルサインは著しい異常値ではないが血圧管理と運動量の設定を考慮する必要がある. 腰椎圧迫骨折の既往により治療にて体幹機能障害による制約を受ける可能性がある.

生活歴から: 趣味はあるが総じて活動量は多くなく, 体力低下が疑われる. 喫煙習慣にて血管硬化が脳全体（特に末梢）に及び皮質機能の回復が不良になる可能性がある. 肺機能低下による運動耐容能の低下が疑われる.

2 症例提示

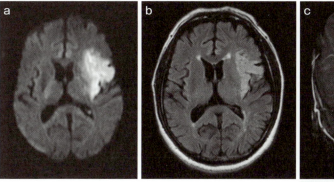
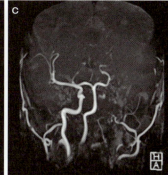

図1 入院時の脳MRI（a, b），脳血管像（c），腰部X線写真（d）

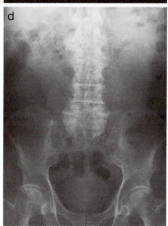

Ⅲ 急性期の評価と治療

評価と治療の焦点と方針：意識，認知機能，運動麻痺の状態を確認し，MRIの異常信号領域から予測される以上に機能が悪ければ，広範な脳虚血が疑われ機能予後を厳しく見積もることになる．特に，高次脳機能障害（失語，失行）と非麻痺側機能，および体力の評価と治療に焦点を当てることが考慮される．

〈渡辺　学〉

III 急性期の評価と治療

3 リスク管理
安全かつ効果的な早期離床を実践できるか

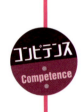

- ☑ 早期離床が脳卒中の機能回復に有効であることを理解できる.
- ☑ 安全かつ効果的な早期離床を実践するために医師や看護師との連携をとることができる.
- ☑ 脳卒中急性期における脳循環動態の特徴を理解できる.
- ☑ リスク管理の臨床指標を正確に測定できる.
- ☑ 臨床指標の測定結果を脳循環動態と関連づけて解釈できる.

1. 早期離床の意義とリスク

　脳卒中患者の機能的予後を改善するために,できるだけ発症後早期から急性期リハビリテーションを行うことが強く推奨されている[1]. 表1 に脳卒中急性期の離床開始基準を示した. 具体的な開始時期については病型や重症度によって個別に検討されるべきであるが,脳卒中の発症後48時間以内に離床が開始されていれば機能回復には有利と思われる. これまでに stroke unit(専門医療スタッフがモニター監視下で濃厚な治療と早期リハビリテーションを行う脳卒中専門病棟)による発症後24時間以内の離床は脳卒中の機能予後を改善することが多く報告されているが,最近の大規模研究[3]では24時間以内の早期離床群と比較して対照群(93%が48時間以内に離床)の方が発症後3カ月の機能的予後は良好であったと報告されている. いずれにせよ,理学療法士は医師や看護師との情報交換をよく行い,患者の病態や治療経過に基づいて症状増悪のリスクを十分に検討したうえで早期離床を進めることが重要である.

3 リスク管理

表1 病型による離床開始基準（飯田　祥. In: 原　寛美, 他編. 脳卒中理学療法の理論と技術. 改訂2版. 東京: メジカルビュー社: 2015. p.300-9[2]）

共通基準	意識障害の進行がない 神経症状の進行がない 心原性ショック/急性循環不全（収縮期血圧＜90 mmHg）がない
病型	離床開始基準
脳梗塞	血圧: 220/120 mmHg を超えた場合、そのまま離床せずに降圧療法を検討する ※出血性脳梗塞の場合は、収縮期血圧 140 mmHg 以下にコントロール
・ラクナ梗塞	特に制限なし
・BAD	個別に検討
・心原性脳梗塞	心エコーの評価後，残留心内血栓と心不全兆候がなければ離床開始
・アテローム 　血栓性脳梗塞	原則診断日翌日より離床開始を検討. 画像上梗塞の拡大を認める場合，神経症状の進行を認める場合は個別に検討
脳出血	収縮期血圧 180 mmHg 以下にコントロールされている 発症または手術翌日の画像評価で，血腫の増大，急性水頭症が否定されれば離床開始
くも膜下出血	破裂脳動脈瘤の根治術が行われ，収縮期血圧が 200 mmHg 以下にコントロールされている

2. 脳卒中急性期の脳循環動態

a 脳血流の自動調節能

　血圧が上昇すると各臓器への血流量は増加するが，過剰に脳血流が増えると頭蓋内圧が高まり脳虚血や脳ヘルニアに陥る危険がある．このような危険を回避するため，脳には脳血流の自動調節能があり，血圧と血流により相互的に調節されている．**図1** に示すように，正常では平均動脈血圧 60～150 mmHg の範囲で脳血流量は一定に保たれるが，自動調節能が機能する血圧範囲は加齢や疾患などの影響により変動する．特に，脳卒中急性期では自動調節能が機能しなくなり脳血流は血圧依存性に増減するため，離床に伴う急激な血圧変動には注意が必要である．

b 脳血流と酸素代謝

　脳血流低下による脳酸素代謝の変化を **図2** に示した．自動調節能が機能する下限以下まで血圧が低下すると脳血流が減少するため，脳は血液からの酸素摂取率を高めることで酸素消費量を保とうとする．酸素摂取率の増加による代償機構には限度があり，さらに脳血流が減少すると脳の代謝需要に見合った酸素消費量が保てない状態（脳虚血）

Ⅲ

急性期の評価と治療

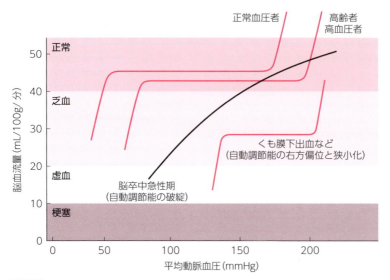

図1 脳血流の自動調節能
(寺尾詩子．他．In：聖マリアンナ医科大学リハビリテーション部，編．理学療法リスク管理マニュアル．3版．東京：三輪書店；2011. p.2-41[4]）より改変）

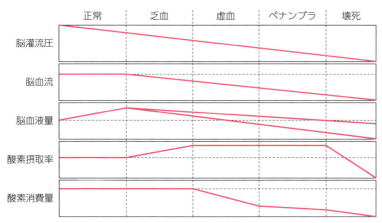

図2 脳灌流圧低下による脳血流，酸素摂取率，酸素消費量の変化（星野晴彦．血圧．2010; 17: 916-20[6]）より改変）

正常：自動調節能が機能しており，血圧低下により脳灌流圧が低くなっても脳血液量が増えて脳血流は一定に保たれる．
乏血：自動調節能の下限以下の血圧低下により脳血流は減少するが，脳血液からの酸素摂取率を高めることで脳の酸素消費量が保たれる．
虚血：脳血流がさらに減少して酸素摂取率を高めても脳の酸素消費量を十分に保てない．
ペナンブラ：虚血状態であるが，かろうじて壊死を免れている．
壊死：脳血流が途絶え，脳に十分な酸素が供給されず細胞が破壊される．

3 リスク管理

となり，最終的には壊死に陥る．脳血管障害により壊死した脳組織の周辺には，わずかな脳血流が残存し壊死を免れている虚血性ペナンブラという領域がある．可及的速やかに再灌流治療による局所脳血流の改善を図り，虚血性ペナンブラの回復を促進することが脳卒中に対する急性期治療の基本理念となる．

3. リスク管理の臨床指標

　脳卒中急性期の理学療法を行ううえで脳血流の低下は最大のリスクであるが，脳血流を直接的に評価することは困難である．そのため，身体活動に応じた意識レベルや血圧などの臨床指標の変化を，脳血流と関連づけて解釈する． 表2 に脳血流低下による脳虚血症状を示した．

a 意識レベル

　脳幹や広範囲の大脳皮質の障害や，脳浮腫などの影響により頭蓋内圧亢進があると意識障害をきたす．ガイドラインでは意識清明または意識障害がJapan Come Scaleで1桁であることを確認してから離床を開始することが勧められている．離床中も頻回に意識状態の評価を行うべきであり，再発や脳血流低下が要因と思われる意識障害の増悪があった場合はただちに離床を中止し医師に報告する．一方，夜間不眠や精神症状によって意識障害と似た症状を示すこともあるため，離床時間以外の患者の様子について医師や看護師と情報交換しておくとよい．特に，せん妄は脳卒中に多くみられる一過性の意識障害であり，離床の妨げとなるので予防対策が重要である．日中の身体活動を促し睡眠と覚醒のリズムを維持させる，家族や友人とコミュニケーションをとる機会を増やす，精神的ストレスを与えないよう身体拘束は最小限にするなどが，せん妄の予防法とされている．

表2 **脳血流低下に伴う脳虚血症状** （寺尾詩子，他. In: 聖マリアンナ医科大学リハビリテーション部，編. 理学療法リスク管理マニュアル. 3 版. 東京: 三輪書店; 2011. p.2-41[4]）

▪ 生あくびが出る	▪ 目の前が白くなる，かすむ
▪ チカチカする	▪ 耳鳴り
▪ 頭重感	▪ ボーっとする
▪ 吐き気，気分不快	▪ 発語が減る，反応が遅くなる
▪ 冷や汗	▪ バランスが悪くなる，麻痺が悪化する

b 血圧

①血圧上昇

　脳卒中急性期では自律神経障害による血圧上昇を認めるが，数日から1～2週で自然に回復していく．急性期では脳血流の自動調節能も障害されているため，身体活動や精神的ストレスによるさらなる血圧上昇には十分注意する必要がある．**表3**に急性期の降圧目標について示した．離床を開始する前に，許容できる血圧の上限値を医師に確認しておく必要がある．

②血圧低下

　自律神経障害や廃用症候群の影響により，脳卒中急性期では離床の際に起立性低血圧を起こしやすい．起立性低血圧は急な姿勢変化に伴う20 mmHg以上の収縮期血圧の低下と定義されるが，臨床的には血圧値だけでなく，血圧低下に伴う脳虚血症状の評価が重要である．特に，意識レベルや脈拍の低下は血圧測定よりも迅速に血圧低下を判別する評価指標として有用と思われる．**表4**に起立性低血圧の予測因子を示したが，このような症例では急な体位変換を避け時間をかけて慎重に離床を進める．

c 心拍数，不整脈

　脳卒中急性期では自律神経障害により頻拍になりやすい．頻拍は心筋酸素消費量を増やして心負荷を高め，120回/分以上では心臓の一回拍出量は減少する．頻拍に伴い血圧低下や末梢循環不全を呈する症例では脳血流も低下しやすいため注意する．また，心

表3 脳卒中急性期の降圧治療対象と降圧目標 （日本高血圧学会高血圧治療ガイドライン作成委員会，編．高血圧治療ガイドライン2014．1版．東京：日本高血圧学会；2014．p.58-63[7]より改変）

		降圧治療対象	降圧目標
超急性期 **（発症24時間以内）**	脳梗塞	・血栓溶解療法予定者 SBP＞185 mmHg または DBP＞110 mmHg ・血栓溶解療法なし SBP＞220 mmHg または DBP＞120 mmHg	血栓溶解療法施行中および施行後24時間 ＜180/105 mmHg 前値の85～90%
	脳出血	SBP＞180 mmHg または MBP＞130 mmHg SBP 150～180 mmHg	前値の80% SBP 140 mmHg程度
	くも膜下出血	SBP＞160 mmHg	前値の80%
急性期 **（発症2週以内）**	脳梗塞	SBP＞220 mmHg または DBP＞120 mmHg	前値の85～90%
	脳出血	SBP＞180 mmHg または MBP＞130 mmHg SBP 150～180 mmHg	前値の80% SBP 140 mmHg程度

SBP：収縮期血圧，DBP 拡張期血圧，MBP：平均血圧

3 リスク管理

表4 起立性低血圧の予測因子（寺尾詩子，他．In：聖マリアンナ医科大学リハビリテーション部，編．理学療法リスク管理マニュアル．3版．東京：三輪書店；2011．p.2-41[4]）

自律神経系の障害	
・病巣によるもの	病巣が大きい 脳幹部の病巣 両側性，多発性，再発性の病巣
・併存症によるもの	糖尿病
・廃用症候群によるもの	離床が遅れた症例 発症前から活動性が低い 高齢者 急性期の自律神経障害
循環血液量の低下	脱水 透析患者 不整脈，頻脈，徐脈
薬剤の影響	降圧薬（特に血管拡張作用の強いもの：α1受容体遮断薬） 利尿薬（脱水を引き起こす） 抗うつ薬

房細動や頻発する心室性期外収縮などの不整脈も心拍出量を減少させる要因である．一方，頻拍や不整脈があっても血圧や脈拍の低下がなければ血行動態は保たれている場合もあり，必ずしも離床は禁忌ではない．個別に進行基準を医師と相談したうえで，モニター管理をして血行動態の変化をよく観察しながら離床を進める．

d 呼吸

脳障害による中枢性呼吸障害や誤嚥性肺炎では，換気障害による低酸素血症を引き起こす．低酸素血症があると脳血流の低下がなくても脳虚血に陥る危険があるため，離床による換気量や経皮的酸素飽和度の変化をよく観察しておく．米国のガイドラインでは経皮的酸素飽和度を94％以上に保つよう推奨されている．

4. 急性期におけるリスク管理の実際

a 運動強度

一般的に運動療法では運動負荷試験の結果に基づいて運動強度を決定するが，脳卒中急性期では意識障害や運動麻痺などの理由で運動負荷試験の実施は困難なことが多い．脳卒中急性期では座位や立位，および病棟内の歩行などが運動療法の主体となるため，

表5 基本動作の運動強度（Ainsworth BE, et al. Med Sci Sports Exerc. 2011; 43: 1575-81[8]）

運動内容	運動強度（メッツ）
座位（会話，軽く手を動かす）	1.3
立位	1.8
非常にゆっくりした歩行（53 m/分未満）	2.0
ゆっくりした歩行（53 m/分）	2.8
通常の歩行（67 m/分）	3.0

各種運動の運動強度を把握しておき段階的に運動負荷が増えていくよう配慮すればよい。**表5** に基本動作の運動強度を示したが，脳卒中患者では運動麻痺の重症度により相対的に運動強度は増加すると考えられるため注意が必要である。

b モニタリング

　運動療法の前後および最中は，前述したリスク管理の評価指標を適宜確認する。運動の中止基準は事前に主治医と相談して決めておくとよい。脳卒中急性期では脳障害や運動麻痺の影響で疲労しやすいため，血圧や心拍数が運動の中止基準に達しなくとも患者の自覚的な運動強度が増強する場合は運動を休止したほうがよい。言語障害などで表出が困難な患者の場合は，表情や姿勢の変化から疲労度を推察することも有効である。

c 転倒予防

　脳卒中急性期では意識障害や運動麻痺により姿勢保持能力が低下していることが多く，座位練習でも転倒のリスクは高い。事前に各動作について姿勢制御の評価を行い，セラピストは患者が姿勢を崩しやすい方向に位置して治療を行うことが望ましい。また，立位や歩行の開始初期では起立性低血圧など有害事象の発生に備えて，ベッドや椅子の近くなど患者の安全を確保しやすい場所で治療を行うと転倒予防につながる。

❖文献

1) 日本脳卒中学会脳卒中ガイドライン委員会，編。脳卒中治療ガイドライン2015．1版．東京：協和企画；2015．p.277-9.
2) 飯田　祥．脳卒中の早期運動療法．In: 原　寛美，他編．脳卒中理学療法の理論と技術．改訂2版．東京：メジカルビュー社；2015．p.300-9.
3) The AVERT Trial Collaboration Group. Efficacy and safety of very early mobilisation within 24 h of stroke onset（AVERT）: a randomised controlled trial. Lancet. 2015; 386: 46-55.
4) 寺尾詩子，松永優子．脳血管障害．In: 聖マリアンナ医科大学リハビリテーション部，編．理

3 リスク管理

学療法リスク管理マニュアル．3版．東京：三輪書店；2011．p.2-41.

5）松本麻林，大槻俊輔．脳卒中急性期の脳循環と全身循環の病態生理．血圧．2015; 22; 588-92.

6）星野晴彦．ガイドラインを理解するための脳循環代謝の生理と病態生理．血圧．2010; 17: 916-20.

7）日本高血圧学会高血圧治療ガイドライン作成委員会，編．高血圧治療ガイドライン 2014．1 版．東京：日本高血圧学会；2014．p.58-63.

8）Ainsworth BE, Haskell WL, Herrmann SD, et al. Compendium of Physical Activities: a second update of codes and MET values. Med Sci Sports Exerc. 2011; 43: 1575-81.

〈米澤隆介〉

III 急性期の評価と治療

4 機能評価
ハンズオフとハンズオンを適切に組み合わせて評価できるか

- ☑ 脳卒中急性期の評価で標準的な評価表を用いることができる.
- ☑ 脳卒中急性期の機能を姿勢制御に配慮して評価できる.
- ☑ 脳卒中急性期の潜在能力をハンズオフとハンズオンを適切に組み合わせて評価できる.

　脳卒中ガイドライン2015[1]で示されているように,急性期のリハビリテーションの目標は,不動・廃用症候群を予防し,早期のADL向上と社会復帰を図ることである.臨床場面で理学療法士に求められているのは,"early mobilization"であるが,急性期理学療法の目標は,麻痺側の不使用につながるような,痛みや関節拘縮など二次的な問題を引き起こす可能性のある不適切な代償をなるべく避け,impairmentレベルでの回復を促すこと,それによる移動やADLの能力向上を目指すことにある.このimpairmentレベルでの改善を見越して,また,それに合わせて,麻痺側をなるべく使用すること,活動に参加させていくことを勧めていく必要がある.固有感覚入力を通じて身体図式を構築し,機能を取り戻すために神経学的な機能代償を促していくことである.ADLの"できる""できない"の評価だけではなく,その患者にとって最適な運動戦略を評価し,そのための動きの基盤を作っていくことが急性期理学療法の役割となる[2].

≫ 1. 急性期の評価項目

　ベッドサイドの患者に向かう前に,情報収集を行い,あらかじめ患者の病態を把握し,リスクを想定しておく.一般的な評価の項目を 表1 に示す.
　CTやMRI画像からは,病態の評価,リスクの評価,予後予測の評価を行う.運動の下行路である錐体路がどれだけ障害を受けているか,どの程度の運動麻痺が予測される

4 機能評価

表1 ベッドサイド評価項目

1. 安静度（PT介入時の患者状態）
2. 臥床姿勢，ベッド周囲機器，各種ライン（輸液・投与薬物確認）
3. 意識レベル/高次脳機能
4. 血圧，脈拍，呼吸状態
5. 併存疾患，合併症，疼痛，栄養状態
6. 神経症状評価：運動麻痺，運動失調，感覚，筋緊張
7. 運動機能評価：筋力，関節可動域，基本動作能力

かを確認する．

すべての運動において，姿勢の制御が随伴しており，先行する姿勢制御がない限り，意図とする運動は実行できない[3]．外側皮質脊髄路は主に遠位筋の精緻運動の制御に，随意運動に随伴する姿勢制御には皮質-網様体投射系が働く．皮質-網様体投射系は網様

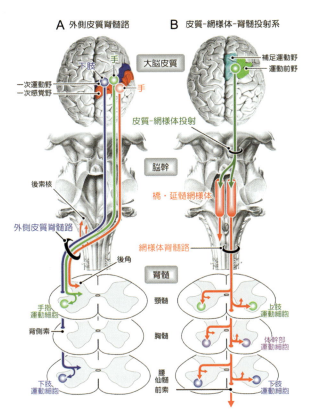

図1 外側皮質脊髄路（A）と皮質-網様体-脊髄投射系（B）
（高草木 薫．Clin Neurosci. 2010; 28: 733-7[4]）

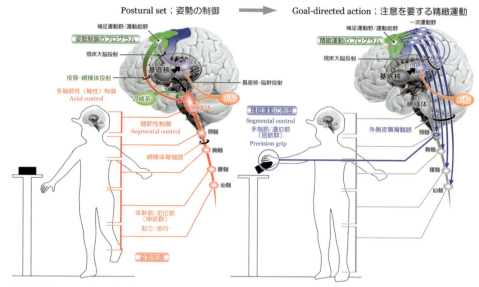

図2 運動に先行する姿勢セット（左）と精密運動の神経機構（右）に関する作業仮説
（高草木 薫. Clin Neurosci. 2010; 28: 733-7[4]）

体脊髄路に作用して，筋緊張の調節や姿勢反射に関与し，頭・頸部・軀幹・上下肢近位筋の協調的運動機能（姿勢制御）に関与する[4]．身体機能を評価していく際には，運動に先行する姿勢制御を常に考慮しておく必要がある 図1,2．

2. 評価表

　脳卒中ガイドライン2015[1]では急性期・回復期・維持期にわたって一貫した流れでリハビリテーションを行うことが勧められている．救急で入院してからリハビリテーションを行い社会復帰までを一貫して担う病院完結型の形をとっている施設もあるが，たいていは機能分化された医療体制のもと，病期に応じて1人の患者に対して関わる人間が変わっていく．一貫した流れで1人の患者を評価できるように，成書にある一般的な評価尺度を用いればよく，汎用され，信頼性・妥当性が検証されている評価表を用いるのが望ましい．

　脳卒中ガイドライン2015[1]では，以下の評価尺度を用いることが勧められている．
　①総合評価：Fugl-Meyer Assessment，脳卒中重症度スケール（JSS），Stroke Impairment Assessment（SIAS），National Institutes of Health Stroke Scale（NIHSS）の少なくとも1つ

②**運動麻痺評価**: Brunnstrom Scale

③**筋緊張評価**: modified Ashworth scale（MAS）

④**ADL 評価**: Function Independence Measure（FIM），Barthel Index（BI）の少なくとも１つ

日本理学療法士協会による理学療法診療ガイドライン（第１版）・脳卒中[5]では以下の評価尺度が勧められている．

①**総合的評価**: 脳卒中機能障害評価セット（stroke impairment assessment set: SIAS），National Institutes of Health Stroke Scale（NIHSS），フューゲル-マイヤー運動機能評価（Fugl-Meyer motor assessment），ストロークインパクトスケール（stroke impact scale: SIS），国際生活機能分類（international classification of functioning disability and health: ICF），脳卒中重症度スケール（Japan stroke scale: JSS）

②**運動機能評価**: 運動機能評価スケール（motor assessment scale: MAS），運動機能スケール（motor status scale: MSS），ブルンストロームステージ（Brunnstrom stage），チェドック-マクマスター脳卒中評価（Chedoke-McMaster stroke assessment）

③**筋力**: 運動機能指標（motricity index），筋力測定（muscle strength measure）

④**筋緊張・可動性の評価**: modified Ashworth scale（MAS），F 波，H 反射，T 波（F wave, H reflex, T wave），包括的痙縮評価（global spasticity score），関節可動域（ROM）

⑤**歩行の評価**: エモリー機能的歩行能力評価（E-FAP），歩行障害質問票（WIQ），timed "up & go" test（TUG），10 m 歩行テスト（ten-meter walking test）

⑥**姿勢・バランスの評価**: バーグバランススケール（Berg balance scale），脳卒中姿勢評価スケール（postural assessment scale for stroke patients: PASS），プッシングスケール（SCP），ティネッティーバランステスト，functional reach test（FRT），二重課題法（dual task methodology），体幹コントロールテスト（trunk control test: TCT）

これらの評価表を用いて項目を評価していく際は，決めごとに従ってなるべく客観的に評価をしていく必要がある．たとえば，NIHSS では，"リストの順に施行すること／逆に行ったり評点を変更してはならない／各検査の行い方についての指示に従う／評点は患者がなしたことを反映するのであって，患者ができるだろうと医師が推測したことを反映するのではない／検査を施行している間に記録すること／特に指示されている部分以外では，患者を誘導してはならない（すなわち，何度も命令を繰り返すと患者は特別に努力をしてしまう）"等々が付記されている．得られた結果から症状の理解，予後予

測，治療目標の設定，治療効果の判定，などを検討していくために，これらの手順を十分理解し，患者の負担を減らすために短時間で漏れがなく行えるように習熟しておく必要がある．評価表に記載することに時間をとられて本来行うべきearly mobilizationに関与する時間が少なくならないように，短時間で再現性のある評価が行えるようにも，評価・測定方法を熟知していなければならない．

　これらの評価表にある運動機能（運動麻痺）の診方は，理学療法士だけが行っているわけではなく，診断や病態確認のために，医師，看護師により日常的に何度も繰り返し行われていることも頭に入れておく必要がある．病気になると安静臥床にしていなければならないと思っている患者が，どこまで動いてよいかわからない中で，評価ということで，最大努力で代償的に麻痺側の運動が行われ，代償的に麻痺側を動かすことが学習されていく．評価ということで患者は普段よりより努力的になることで，今までできなかったことが初めてできたといった潜在能力を垣間見ることもあるが，基本的には患者の潜在能力ではなく，現時点でのできる能力を客観的に記録することが求められる．

3．ハンズオン（hands on）による潜在性の評価（と治療）

　評価表による評価は，たとえばNIHSSでは"評点は患者がなしたことを反映するのであって，患者ができるだろうと医師が推測したことを反映するのではない"とあるように，信頼性・妥当性を担保するため検者による意図的な操作を極力減らして実施され，現状を表すのは都合がよいが，潜在性をみていくこと，理学療法の治療戦略を決めていくことにはつながりにくい．

　姿勢の観察や，口頭指示に対する動きの観察による評価だけでなく，ハンズオフ（hands off：手を離す）とハンズオン（hands on：手を置く，手で触れる）による評

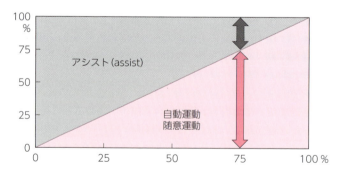

図3 潜在性を評価する
目的とする運動を実現するために，適切なアシストを加える．
・アシストの量が多すぎると随意運動を最大限引き出すことにならない．
・アシストの量が少なすぎると目的とする運動を実現できない．

4 機能評価

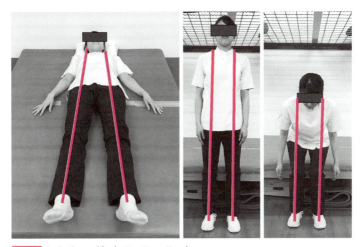

図4 ミクリッツ線（Mikulicz line）
大腿骨頭中心から足関節中心を結ぶ下肢機能軸で，立位での下肢加重線を示し，正常では膝関節のほぼ中央を通過する．

価を適切に組み合わせていくことが大切となる．ハンズオンによる評価では，評価と治療が同時進行で，時々刻々と変化する筋緊張や動きの変化に応じて，代償的な動きにならないようにアシストの量を調整しながら動きを誘導して，患者の潜在能力を引き出し，諸機能を具体的に変化・改善させていく 図3 ．スポーツや様々な場面で初学者が専門家から直接手取り足取り指導を受けることもあるように，患者もセラピストの手を通じて自分の身体の状態や動きを学習していく機会にもなる．

　上位運動ニューロンの障害では，基本的には筋骨格系が直接障害されているわけではないので，神経ネットワークが促通され動きのスイッチを入れることができれば，動きの変化が生じやすい．画像所見から得た情報と，ハンズオンによる臨床所見と合わせて病態を把握していく．また，病前からの身体活動量，骨関節機能障害なども考慮して個別に対応していかなければならない．患者は，あまり努力をせず，その患者にとって運動学，力学的にも効率のよい動き方が望ましい．

①姿勢の評価

　24時間で多くの時間を占める背臥位を評価する．初回から座位や立位が可能であればその姿勢の評価も行う．

　背臥位であっても立位での荷重線，床反力を想定して，そのライン上での動きを評価していく 図4 ．

　立位アライメントと胸郭・骨盤のアライメントを評価していく時の指標を 図5, 6 に示す．

・まず，どんな姿勢で過ごしているかを観察する．背臥位での対称性，各部分との繋

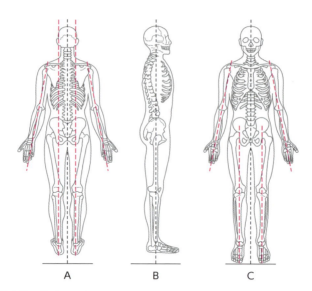

図5 立位アライメント
・床反力を想定したライン
・荷重線
・正中線

A：後面から
　・肩甲骨下角—坐骨結節—踵の位置関係
　・正中線：後頭隆起—棘突起—殿裂—両膝関節内側間の中心—両内果の中心

B：側面から
　・耳垂—肩峰—大転子—膝蓋骨後面—外果の前方

C：前面から
　・正中線：鼻梁—胸骨—臍—恥骨結合—両膝関節内側間の中心—両内果の中心
　・上半身重心と踵の位置関係
　・下肢：股関節中心—踵の位置関係

四肢
　・上肢：肩—肘—手関節—手指
　・下肢：股—膝—足関節—足趾
　＊ミクリッツ線（Mikulicz line）：大腿骨頭中心から足関節中心を結ぶ下肢機能軸

がり（連結），各部分をつないでいる皮膚，軟部組織や筋肉の張り（緊張，弛緩），BOS（base of support：支持基底面）との関係性，身体のどの部分で主に支持をしているか？

・次にその患者にとってなるべく対称的な姿勢を作っていく．この時，麻痺側下肢の外旋や，骨盤や胸郭の回旋などが起きないように，また上肢に痛みを作らないように適宜タオルなどを使用してポジショニングを行う．対称的に姿勢を整えていく過程で，主に腹部の緊張状態，骨盤の偏倚（前後傾，側方傾斜）をみていく．背臥位

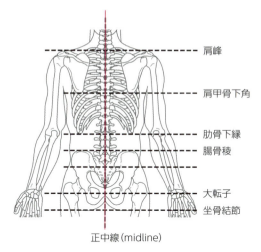

図6 肩甲帯・胸郭・骨盤のアライメント

で四肢の動きの評価をしていく上でも，なるべくニュートラルな姿勢（アライメント，筋緊張）から始める方が偏倚を評価しやすい．また，効率的に動く上でも，麻痺側を促通していく上でも対称的な姿勢が望ましい．今後，立位・歩行へと進めていくが，急性期の状態から患者は対称的な姿勢，正中線を経験し学習していくことになる．

・骨格系のアライメント，筋のアライメント（起始と停止の位置関係），筋の形，膨らみなどをみていく．
・上下肢末梢からそっと触れて持ち上げて，上下肢の重さをみる 図7 ．自分の予測以上に重さを感じたり抵抗感を感じる場合は，腹部の緊張が失われ腰背部の連結を強めた反り返るような姿勢であったり，麻痺側では弛緩した下肢の重さそのものであったり，非麻痺側では姿勢を保つために支持面に下肢を押し付けるようにしていたりと考えることができる．健常でも左右差はあり，また腹部が低緊張であれば下肢を重く感じる．

②**動きの評価**

麻痺側上下肢の挙上を促してみる．

次に，筋緊張（筋の張り具合）を触診し，筋のアライメントを修正しながら，上下肢を把持し一緒に挙上を行ってくれるように促してみる．

背臥位でも立位での荷重線，床反力を想定してストレートな線上で非麻痺側・麻痺側ともに上下肢を動かして評価していく 図8 ．

Active straight leg raising（ASLR，自動下肢伸展挙上）では，健常者では一側下肢のSLRでも両側の大腰筋が活動する．大腿直筋，腸骨筋は挙上側が，大腿二頭筋は対側

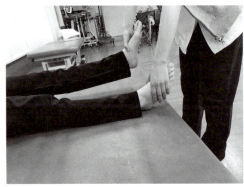
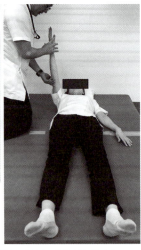

図7 上下肢の重さをみる
・末梢からそっと触れて持ち上げてみる．
・触れた瞬間の温度，皮膚や筋の張り（緊張），反応があるか（触れられた感覚があるか）．
・持ち上げようとした時の反応，持ち上げた時の重さ，一側下肢の重さよりも重たいか軽いか，抵抗があるか，まっすぐ（抗重力方向，鉛直方向）に上がるか．
・麻痺側，非麻痺側と比べてみる．

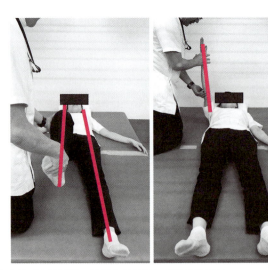

図8 背臥位でも立位での荷重線，床反力を想定して動きを促す
末梢から動きを誘導し，立位を想定した鉛直方向のライン上での動きを評価していく．
・末梢から動き始めることができるか．
・そのためにはどれだけアシストが必要か．
・体幹の代償が伴わずに近位球関節（肩関節，股関節）から分離して上下肢が動くことができているか．
末梢から動きが始まらないと体幹の代償を伴って近位で引き込む動きになり分回しの動きにつながる．

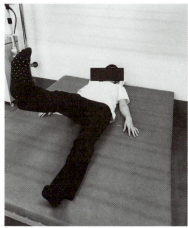 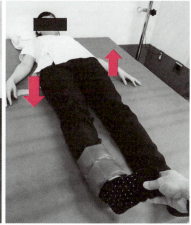

図9 Active straight leg raising（自動下肢伸展挙上）
- 健常者でも下肢に重錘を巻くと下肢挙上側で骨盤の後方回旋が伴う．（体幹筋に対する負荷）．
- 足部を内反に把持すると末梢から動き始めることができず，動きの感覚がわからなくなり力が入りづらくなる．

　これらの動きは骨盤の後方回旋と相対的に股関節内転内旋を伴った主に大腿筋膜張筋による下肢挙上となり，片麻痺者でよくみられるパターンと類似する．また，下肢挙上が可能であれば，下肢の重さを使って起き上がりが可能である．

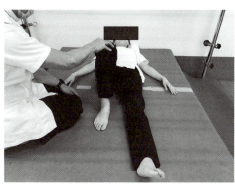 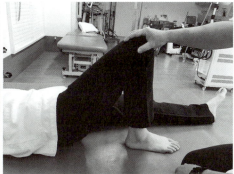

図10 膝立て位，足底（踵）接地
膝立て保持が可能か，踵接地が可能か．踵（接地していること）がわかるか．
- 股関節の内外転のコントロール，足内外反のコントロール
- 対側上下肢の適切な緊張（過活動ではない）
- 背筋による反り返りではなく上部体幹と骨盤をつなぐ腹部前面筋の活動
- 腸腰筋による股関節屈曲のコンロトール
- 殿筋群によるBOS（base of support）
- 大腿四頭筋とハムストリングスによる協調した活動
- 前脛骨筋・足趾伸筋の活動
- ここからブリッジ運動につなげていくが膝が前に出るか（立ち上がりの時の下腿前傾）

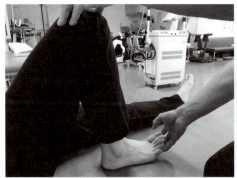
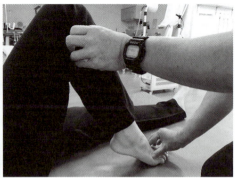
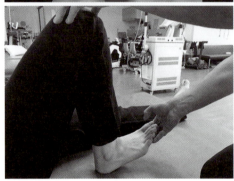

図11 足関節・足趾の分離運動
・踵接地で足趾伸展,足背屈の動きが分離して可能か(踵接地,膝が前に).
・足趾が屈曲せずに足底屈が可能か(フォアフットロッカー).
足関節,足趾の動きが難しければ補装具(AFO)の使用を検討する.

　　が活動する.SLRが可能であれば,歩行時の振り出しや起き上がり動作が可能であると考えられる 図9 .SLRでは股関節が支点となる動きになっているか,体幹の代償を伴わずに可能かを評価していく.
　　③膝立て位,足底(踵)接地:ストレートな線上で下肢を屈曲,踵接地して膝立て位にしていく 図10 .
　　④足関節・足趾の分離運動 図11
　　⑤膝伸展の分離運動 図12
　　⑥股関節の屈曲 図13
　　⑦腰かけ座位での股関節屈曲の評価 図14
　　⑧腰かけ座位(立位)での足関節・足趾の分離の評価 図15
　　・潜在性をみていくために,非麻痺側の活動をコントロールする 図16, 17 .麻痺側の運動をみる際に,半球間抑制の観点から,非麻痺側の上下肢の活動を抑えて潜在性をみてみる.実際の臨床現場では,図のように非麻痺側上下肢をドレーピング(タ

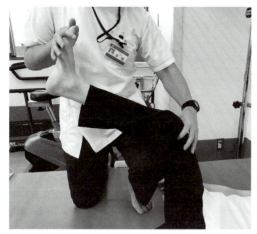

図12 膝の伸展
・股関節伸展を伴わずに膝の伸展が可能か．
・大腿四頭筋（特に内側広筋）の活動があるか．
（歩行時の膝下のスイングの動き）

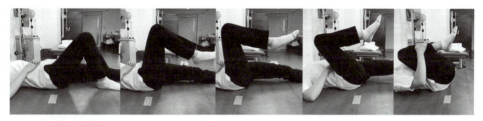

図13 股関節の屈曲（骨盤の後傾，腰椎骨盤リズム）
・股関節の自動屈曲では屈曲8°以内に骨盤回旋（後傾）が起こり，全運動の1/3～1/4は骨盤回旋（後傾）によっている．伸展挙上テスト（SLR）では屈曲9°から骨盤回旋（後傾）が起こる．
・筋活動による骨盤の後傾と回旋を伴うので脊柱の動きが必要．これは不随意的なフィードフォワード制御による．生体では，寛骨大腿関節の最大屈曲は70°程度．股関節屈曲の参考角度120～130°は骨盤の後傾運動を含んだもの．
・左右対称的な背臥位では，通常，一側股関節屈曲に伴い同側の肩甲帯に荷重が移る．
・麻痺側股関節屈曲では，抵抗感があれば無理に屈曲は行わない．寛骨と大腿骨とで軟部組織を挟み込んでしまい痛みにつながるおそれがある．骨盤の動きがあるか，もともとの股関節の屈曲制限（梨状筋の短縮）があるか，非麻痺側の過活動があるか，反り返るように背部筋群の緊張を高めているか，など．

オルや布で覆う）したり，後ろ手に隠したりしてから，麻痺側の随意性をみてみる．
・足底からの感覚入力 図18
・体温は，その日の介入後の評価としても，有益な情報となる．通常は，動いた後は，筋肉に血流が増えるために熱くなる．身体の使っている部分は熱く，使われていない部分は冷たい．どの部分が熱いか冷たいか，麻痺側と非麻痺側との比較では，脳の左右の半球の活動をイメージすることもでき，どの部分が過活動か，動作の分析と合わせて，介入後の結果を評価することができる．

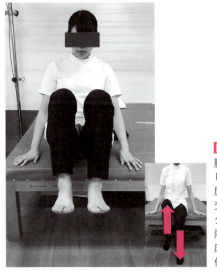

図14 両股関節の屈曲保持

腰かけ座位で麻痺側股関節の屈曲が可能な場合は，より難しい両側股関節屈曲の動き（腸腰筋の活動）を求めてみる．屈曲保持が可能であれば下肢を空間に保持したまま左右交互に動かしてみる（股関節の屈伸，足底背屈，ペダリングなど）．
両側股関節を同時に屈曲して保持することで，非麻痺側で床を押して体を後ろにそらせることによる見かけの麻痺側股関節屈曲の代償を判別できる．

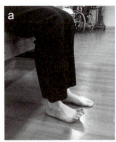
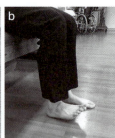
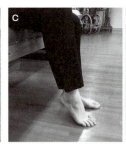
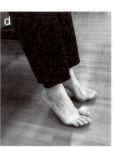

図15 足関節・足趾の分離と評価

a, b：足趾伸展と足背屈の分離した動き
　①足趾伸展→足背屈→足趾伸展したまま足底接地→足趾接地
　②足趾屈曲→足背屈
　③足背屈したまま足趾屈伸
c, d：足趾伸展と足底屈の分離した動き
　①足趾伸展したまま足底屈
　　・MP-jt での荷重（clow toe にならない）
　　・フォアフットロッカー
　②足趾伸展したまま足底屈→ MP 屈曲（PIP・DIP 伸展位）して足尖荷重

4 機能評価

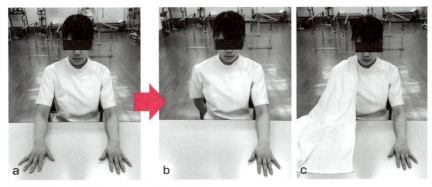

図16 非麻痺側の活動をコントロールする
a: 麻痺側手の動きを求めても非麻痺側で鏡像動作のように動かすことが多い．非麻痺側の活動を高め麻痺側の動きが抑えられてしまう．
b: 非麻痺側上肢を後ろ手にして，手を隠し，視覚から外す．
c: 非麻痺側上肢を布で覆い（ドレーピング），視覚から外す．

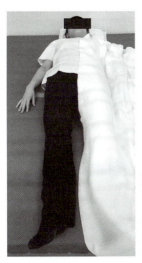

図17 非麻痺側の活動をコントロールする
非麻痺側を布で覆い（ドレーピング），非麻痺側上下肢の活動をコントロールして，麻痺側の動きをみる．
非麻痺側の過活動をリラクゼーションで減弱するだけではなく，非麻痺側の抗重力伸展活動，頭尾方向の長さを十分に引き出してからドレーピングを行うのが望ましい．

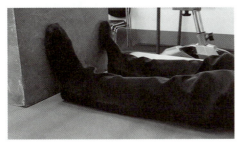

図18 足底からの感覚入力
立位を想定して，下肢のアライメントを調節し足底を台につける．背臥位では下肢は大腿骨の形状から外旋位になりやすいため必要に応じて大腿骨が外旋しないようにタオルなどでポジショニングを行う．下肢の操作により脊柱の伸展が得られやすくなり，上肢の挙上が行いやすくなる．

4. 予後予測

　脳卒中後の神経学的回復（neurological recovery）は，脳の回復，再組織化の結果による神経学的障害の回復である[6]．機能回復（functional recovery）は，移動やADLの改善で，この部分がリハビリテーションにおける介入の効果として評価されている．脳卒中後の急性期には，脳浮腫の改善，ペナンブラ領域の再灌流，機能乖離（diaschisis）の改善，などにより劇的な神経学的回復が認められる．また機能を取り戻すために神経系が可塑的に変化し，発症前と異なる神経学的基盤が再組織化されていく．

　ステージ理論 図19 では，急性期の回復メカニズムは残存している皮質脊髄路を刺激しその興奮性を高めることで（corticospinal excitability），麻痺の回復を促進する時期となり（1st stage recovery），そしてその興奮性は急性期から急速に減衰して3カ月までには消失するとしている．

　おおよその回復の目安としてDuncanらによる脳卒中後の回復 図20 と，二木による最終自立予測 表2 を示す．

　The Early Prediction of Functional Outcome after Stroke（EPOS）study[7]では，前方循環系の脳梗塞患者を対象に発症後72時間以内にTrunk Control Test-sittingが25点以上（座位保持時間が30秒以上），麻痺側下肢のMortality Index（MI）

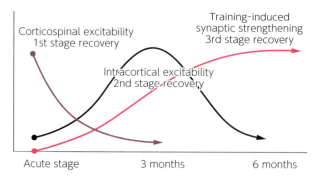

図19 脳卒中運動麻痺回復可塑性理論とステージ理論に依拠したリハビリテーション（原　寛美．脳神経外科ジャーナル．2012; 21: 516-26）

Critical time windowと呼ばれる発症後2〜3週以内に，効果的なリハビリテーションの介入をすることが可塑性を最大限に引き出すことになる．急性期は残存するcorticospinal excitabilityに依拠する回復であり，3カ月で終了する．その後3カ月をピークに生じているメカニズムは皮質間抑制が解除されるintracortical excitabilityであり6カ月まで続く．その後6カ月以後も続くのはtraining-induced synaptic strengtheningのメカニズムである．

4 機能評価

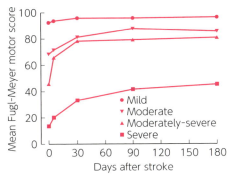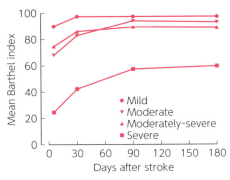

図20 脳卒中後の運動機能の回復（左）と ADL の回復（右）（Duncan PW, et al. Stroke. 1992; 23: 1084-9）

表2 脳卒中患者の早期（歩行）自立度予測（二木　立．リハビリテーション医学．1982; 19: 201-23）

1. 入院時最終自立度
    1. ベッド上生活自立なら，歩行自立
    2. 全介助で「基礎的 ADL」のうち2項目以上実行なら歩行自立
    3. （起居・移動動作が）全介助でも，片麻痺 StageⅣ～Ⅵなら歩行自立
2. 入院後2週時の最終自立度
    1. 新たにベッド上生活自立なら，歩行自立
3. 入院後1月時の最終自立度
    1. 新たにベッド上生活自立なら，大部分が歩行自立

＊ベッド上生活自立：最低限1人でベッド上の起座・座位保持を行う．車いすへの移乗・操作の可否は問わない
＊基礎的 ADL：食事・尿意の訴え・寝返りの3項目

の下肢3項目が25点以上（下肢3関節の Manual Muscle Test〔MMT〕〔足関節背屈，膝関節伸展，股関節屈曲〕が1以上または下肢のいずれか1関節が MMT4以上）であれば，発症後6カ月の歩行機能が比較的良好（Functional Ambulation Categories Classification〔FAC〕が4以上〔介助なしで歩行見守り〕）である確率が98％と報告している．また，上肢機能に関しては，発症後72時間以内に麻痺側上肢の MI の肩外転が9点以上（MMT が1以上），Fugl-Meyer Assessment の手指伸展が1点以上であれば，発症後6カ月の上肢機能が比較的良好（Action Research Arm Test〔ARAT〕が10以上）である確率が98％と報告している．

　急性期の状態から考えて，将来的に歩行は可能か，どの程度障害が残りそうかを予測するのは難しい．

　オーストラリアとノルウェーの stroke units の比較では，"Not all stroke units are the same" という標題の通り，施設により患者の活動量が異なることが示されている[8]．

　報告されている予測法によって得られる結果は，ひとつの目安であり，施設，治療法，リハビリテーションの体制，制度など条件が変われば結果も違ってくる．

脳画像から脳のシステム障害を考え，臨床所見や過去の報告に照らし合わせて，患者の個々の能力に合わせて予後を予測していくことが望ましい．

　従来は，神経回路網を再編し強化するまで十分に練習を行うことができなかった重度の片麻痺患者でも体重免荷重式歩行練習，ロボティクス，電気刺激，などニューロモジュレーション機器を使用することで，練習が可能になり，訓練室での練習レベルにとどまっていた片麻痺患者でも実用的な使用にまで耐えられる例もみられるようになってきている．神経学的なつながりがあれば，それを強化する手段としてのニューロモジュレーション，また，神経学的なつながりを失った神経損傷には再生医療，またその再生した神経回路の使用・強化の手段としてのニューロモジュレーションの使用など，治療の選択肢も広がってきているので，従来の予後予測にはあてはまらない患者が増えてくるであろう．

❖文献

1）日本脳卒中学会脳卒中ガイドライン委員会，編．脳卒中ガイドライン2015．東京：協和企画；2015．
2）斎藤　均．急性期以降を見据えた急性期理学療法のあり方(特集 急性期からの理学療法)．理学療法ジャーナル 2015; 49: 529-37.
3）高草木　薫．運動機能の神経機構．In：土屋和雄，他編．シリーズ移動知 第2巻 身体適応．東京：オーム社；2010．p.14.
4）高草木　薫．姿勢筋緊張の調節と運動機能．Clin Neurosci. 2010; 28: 733-7.
5）公益社団法人日本理学療法士協会ホームページ．理学療法診療ガイドライン第1版（2011）．脳卒中．http://www.japanpt.or.jp/academics/establishment_guideline2011/（2017年1月30日引用）
6）Evidence Based Review of Stroke Rehabilitation 日本語版　脳卒中リハビリテーションの原理 教育用資料．http://www.kio.ac.jp/~a.matsuo/index.html（2017年1月30日引用）
7）Veerbeek JM, Van Wegen EE, Harmeling-Van der Wel BC, et al; EPOS Investigators. Is accurate prediction of gait in nonambulatory stroke patients possible within 72 hours poststroke? The EPOS Study. Neurorehabil Neural Repair. 2011; 25: 268-74.
8）Bernhardt J, Chitravas N, Meslo IL, et al. Not all stroke units are the same: a comparison of physical activity patterns in Melbourne, Australia, and Trondheim, Norway. Stroke. 2008; 39: 2059-65.

〈斎藤　均〉

III 急性期の評価と治療

5 能力評価
ハンズオンによる能力評価ができるか

- ☑ 脳卒中急性期患者の能力評価ができる．
- ☑ 脳卒中急性期患者の機能障害と能力障害の関連を理解できる．
- ☑ 急性期患者の評価から治療の方向付けを得られる．

1. 能力評価と意義

　早期の理学療法には多くの効果が証明されている．下肢に重点をおいた理学療法によりADLの改善が，上肢に重点をおいた理学療法により巧緻動作の改善が得られる．早期から1日あたりの運動をより多く行うと早期離床につながり，脳卒中発症3カ月後の機能障害やADL障害を改善させる．能力の改善は早期からの治療開始と関連があるが，治療期間とは関連がないといわれる．

　そのため理学療法開始早期に的確な能力の評価を行い，適切な治療プランを立案することが望まれる．脳卒中急性期の能力評価として，理学療法診療ガイドライン[1]によると以下のようにエビデンスレベルが示されている．

　なお，〔　〕内は理学療法評価の推奨グレードである．

a 歩行能力の評価

- ・エモリー機能的歩行能力評価（Emory functional ambulation profile: E-FAP）〔推奨グレードA〕
- ・歩行障害質問票（walking impairment questionnaire: WIQ）〔推奨グレードA〕
- ・timed "up & go" test（TUG）〔推奨グレードA〕
- ・10m歩行テスト（ten-meter walking test）〔推奨グレードA〕

b 姿勢・バランスの評価

- バーグ バランス スケール（Berg balance scale）脳卒中姿勢評価スケール〔推奨グレード A〕
- 脳卒中姿勢評価スケール（postural assessment scale for stroke patients: PASS）〔推奨グレード A〕
- プッシング スケール（scale for contraversive pushing: SCP）〔推奨グレード A〕
- ティネッティー バランス テスト（Tinetti balance test）〔推奨グレード A〕
- 機能的リーチテスト（functional reach test: FRT）〔推奨グレード A〕
- 二重課題法（dual task methodology）〔推奨グレード A〕
- 体幹コントロールテスト（trunk control test: TCT）〔推奨グレード B〕

c ADL の評価

- バーセル インデックス（Barthel index: BI）〔推奨グレード A〕
- 機能的自立度評価（functional independence measure: FIM）〔推奨グレード A〕
- 改訂版ランキン スケール（modified Rankin scale: mRS）〔推奨グレード B〕

　多くの能力評価において信頼性と妥当性が証明されており，各評価間の相関が示されているものも多く，日々の治療効果の検証や治療プランの立案・修正に有用である．

　しかし，医学的処置などの制約による能力制限が多く見受けられる．その 1 つとして安静度の制限や人工呼吸器の装着など物理的制限があげられる．患者本人の能力以外の制約があったとしても，回復過程や次の回復段階を見据えたリハビリテーションの実施やそのための評価が必須となってくる．

　中枢神経に障害をもつ患者の評価として，まずは中枢神経損傷の部位や程度と残存している中枢神経系の機能解剖学，機能的役割の理解が必要となってくる．詳しくは成書を参考にされたい．

　脳卒中発症後の能力評価は運動機能，感覚機能，認知機能など多様な中枢神経機能によって構成され，運動能力，遂行能力などとして患者の行為・行動に反映する．よって前項までの機能評価をより詳細に把握したうえで能力評価をすることが重要である．

　特に急性期では疾患特性による心身機能の変化と活動の制限との関連が強く，国際生活機能分類（ICF）図1 になぞらえて相互の関連を考察しながら評価することが重要である．

　ICF では各構成要素間の相互作用を大切にしている．理学療法における能力評価においても各構成要因の相互性を考慮していく必要がある．

　たとえば，10 m 歩行速度が 15 秒を記録する患者がいる．通常歩行よりも歩行速度が

遅いと判断する．この患者の場合，心身機能と身体構造の問題として何があるかによってその後の治療プログラムが異なってくる．歩容の悪さが原因であれば歩容改善のための治療プランが立案され，バランス障害が原因であればバランス機能の改善を主眼とした治療プランを立案すべきである．また参加の問題として屋外歩行が必要でなければ横断歩道の横断に必要とされる1m/秒以上の歩行速度[2]が必要か否かさえ考慮する必要がある．

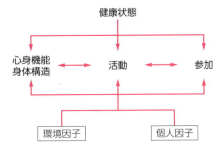

図1 国際生活機能分類（ICF）（WHO. 2001）

2. 症例紹介

2症例の歩行能力の評価を以下に示す．

a 症例①

被殻出血の60歳代女性．
顔面を含む右片麻痺．運動麻痺は弛緩性麻痺であり，麻痺側上下肢に明らかな随意運動は認めなかった．また麻痺側の感覚は重度鈍麻で，末梢の手・足は脱失であった．その他明らかな高次脳機能障害はみられなかった．
第20病日の歩行能力の評価を 図2 に示す．

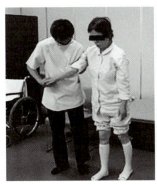 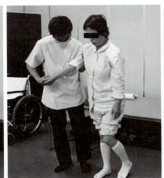 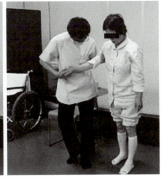

図2 症例①の第20病日の歩行能力の評価
麻痺側上肢からの誘導があれば，下肢の支持が行える．介助下での歩行が可能である．

介助下で歩行することが可能であるが，訓練室内のみであり，ADL上の移動動作は車いすを利用し，移乗動作は要監視となっていた．

訓練室での能力と，病棟でのADLの差から歩行能力の低下（活動）が問題ととらえ，背景にある運動麻痺や麻痺側下肢の支持性の低下が治療のターゲットとしてあがる．

当症例では，この問題点の関連性に基づき麻痺側下肢の支持性を強化することを中心に理学療法を実施し，リハビリテーション病院転院時点では訓練室内は監視下で歩行できるようになり，病棟での車いす移乗は自立となった．

b 症例②

症例は右頭頂葉皮質下出血の80歳代で特記すべき既往歴はなく，もともとはスポーツをするくらい元気であった．

症状は左半側視空間失認と感覚障害で，随意運動に明らかな障害はない．

発症14日目の姿勢保持・歩行能力の評価を 図3 に示す．

ベッド上では両手で新聞を持ち読むことができ，食事の際も左手は食器を空間で操作することもできている．しかし，端座位での更衣動作でボタンをかけている（端座位の保持と更衣動作の二重課題）と，座位での垂直のオリエンテーション（Orientation：指向性をもった定位情報であり，姿勢安定のための必須情報）が保たれず左へ倒れてし

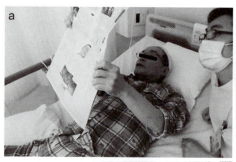

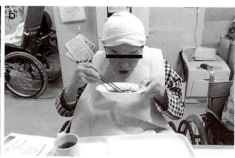

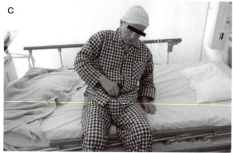

図3 症例②の発症14日目の姿勢保持能力の評価
a：左上肢は機能的に使うことができ，両手で新聞を読める．
b：食事もセッティングで自立．左手で皿を持つことができる．
c：座位での更衣では姿勢の保持ができず左に倒れてしまう．

5 能力評価

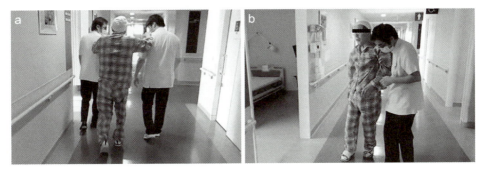

図4 症例②の発症14日目の歩行能力の評価
a: 本人に2人のセラピストの肩につかまってもらい，両手から身体の接触情報となる情報があるとオリエンテーションが安定しスムースな歩行が行える．
b: 一方，左上肢一側からの歩行介助では，介助量が多いにもかかわらず，注意が右方向へ向き，身体は左へ倒れ，歩行の継続が困難となる．

まう．左上肢は支持する位置にあるものの，支持できず姿勢保持ができない．

両手をセラピストの肩に乗せることにより，両手からの接触情報と両足からの床反力により垂直方向のオリエンテーションが安定する条件が整い歩行が可能である．しかし両手からの接触情報がなくなり，視覚によるオリエンテーションが右へ向くことにより歩行の継続は困難となる

そのため，運動麻痺（心身機能・構造）が軽度であり，にもかかわらずADLにおける見守りが常に外せない（活動）．このことから問題点は，座位・立位で安定していられないこととなり，背景にあるオリエンテーションの構築とともに治療プランを立案することになる．

3. まとめ

能力の評価はICFの心身機能・身体機能と活動，参加を考慮して評価を進めることが重要であり，相互の関係性を分析しながら進めるべきである．単に能力を評価するのではなく，能力の制限をもたらしている問題点をとらえながら分析することで治療に結びついた評価になる．

❖文献

1) 日本理学療法士協会．理学療法診療ガイドライン．第1版．ダイジェスト版．2011．
2) 高橋精一郎，鳥井田峰子，田山久美．歩行評価基準の一考察―横断歩道の実地調査より．理学療法学．1989; 16: 261-6.

〈塚田直樹〉

III 急性期の評価と治療

6 認知機能評価
認知機能障害が理学療法に与える影響を評価できるか

コンピテンス / Competence
- ☑ 運動障害に潜む認知機能障害の可能性を考慮できる．
- ☑ 検査だけでなく行動の観察から評価できる．

▶ 1. 認知機能障害と理学療法

　脳卒中，特に大脳における損傷は，運動機能の障害だけでなく認知機能の障害をもたらす可能性がある．認知機能障害には意識，注意，記憶の障害のほか，半側空間無視や失行症などの運動に関わる高次脳機能障害が存在する可能性がある．認知機能障害の存在は，麻痺を改善し運動学習により動作の回復を目指す理学療法において，治療に大きな影響を与えることが多い．

　ヒトが様々な環境に適応して動作を行うには，外部と身体の関係性において空間上の配置を決め，姿勢を制御し，自己の身体や道具を操作する能力が必要である 図1 ．理学療法ではこれらに関連する認知能力も評価し，障害があれば治療を試みる必要がある．

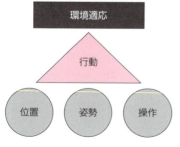

図1 環境に適応する身体に関する認知機能

特に，姿勢や身体運動の方向性，対象物との位置関係がどの程度適切に認知できているかを調べる．

2. 急性期における認知機能障害

急性期では，神経細胞の破壊や浮腫，脳の機能的障害により，意識障害が起きやすい．意識障害は，認知活動の基盤となる注意や記憶の機能を低下させ，より高次の認知機能を全般性に障害させる．反対に，意識障害が改善してくると，特定の高次脳機能障害が顕在化しやすい．したがって，意識障害がある場合にはその改善に治療を優先させなければならない．

意識障害がみられる状態では認知機能の詳細な検査は困難であるが，適切な理学療法を行うために簡易的にでも確認しておく必要がある．認知機能は特殊な検査が行えなくても，課題や会話への反応や自然な行動を観察することで評価できるものも多い 図2 ．

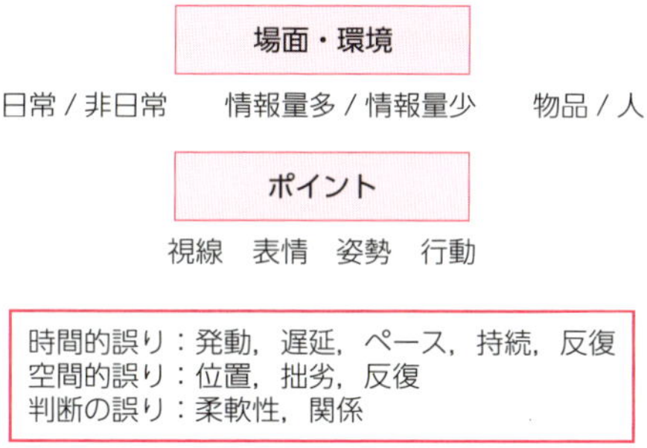

```
┌──────────────────┐
│    場面・環境     │
└──────────────────┘
日常/非日常   情報量多/情報量少   物品/人

┌──────────────────┐
│     ポイント      │
└──────────────────┘
   視線  表情  姿勢  行動

┌────────────────────────────────────┐
│ 時間的誤り：発動，遅延，ペース，持続，反復 │
│ 空間的誤り：位置，拙劣，反復              │
│ 判断の誤り：柔軟性，関係                 │
└────────────────────────────────────┘
```

図2 観察による認知機能の評価
たとえば病棟での日常生活場面か検査室での非日常生活場面での反応差をみる．観察のポイントとして視線や姿勢も重要である．行動での誤りは，動きだすまでの時間や身体と物品との空間的位置関係，場面に適した判断力などを観察する．

3. 基盤となる認知機能障害の評価

認知機能の基盤となる意識，注意，記憶については，他の認知機能に先行して評価する．

a | 意識障害

意識を「脳の働きが活性化し，五感に対する刺激を感じとることが可能な状態（Wikipedia）」と定義するならば，意識障害は外部刺激，すなわち治療介入に対する反応ができない，あるいは不十分な状態といえる．意識レベルの判定は Japan Coma Scale や Glasgow Coma Scale を使用するが，治療指向的にはその意識レベルでどのような理学療法を行うことが適切かを検討する必要がある 表1 ．

表1 意識レベルにおける脳の反応と理学療法の進め方

JCS	脳の反応と理学療法の進め方
I-1	複雑な判断が必要だと統合された行動ができない 手がかりを提供しながら簡易な課題から始める
I-2	新たな論理的学習が不十分 環境や自己の状況判断を中心に進める
I-3	言語的な記憶に頼れずその場しのぎの行動になる 言語的手続きでなく運動経験による学習を進める
II桁	外部情報を取り入れず身体内部の変化に対する反応になる 他動的な刺激による反応から始める
III桁	環境変化に対応できず生命維持が中心 刺激入力は最小限にとどめる

b 注意障害

　注意機能とは，膨大な情報から処理すべき内容を選択する能力であり，1つの課題に集中するか複数の課題を同時に処理するかを制御することである．脳卒中の急性期では，集中性や配分性など注意の要素となる部分が低下するよりも，状況に応じて注意を制御したり覚度(明瞭さ)を上げることが困難になりやすいため，まずそれらを評価する．注意機能をみるには，課題への取り組み方や視線が適切な方向に向けられているかを観察することから評価するとよい．周囲が騒がしい環境でも課題を続けられるか（集中性），指示した課題や場所を選択できるか（選択性），二重課題において適切に課題を行えるか（配分性，転動性）を調べる．

c 記憶障害

　脳卒中では新たな経験を記銘することに困難さを生じる．運動や動作においても言語的に覚えられるかと，言語によらない学習（場所や周囲のもの，物品の性状などを覚えられるか)が持続するかを評価する．また一時的に情報を頭に留め操作する作業記憶(ワーキングメモリー）が低下することも多い．たとえば，連続する動作の手順を覚えられるかを評価する．課題の理解が悪い，行動が止まる，別のことを行いだす，といった行動がみられれば作業記憶障害が疑われる．なお，注意障害，言語機能障害，視覚障害があると記憶能力にも影響することに注意する．

4. 理学療法で重要な認知機能障害の評価

　運動麻痺の回復や動作学習に関連する認知機能については特に評価しておく．

a 身体認知, 身体イメージ

　麻痺側身体を動かさないのは，運動麻痺だけでなく，自己身体の所属感や運動主体感，姿勢や運動のボディスキーマと心的イメージが障害されていることが影響している可能性もある．注意を向ければ動かすのに自然には動かそうとしないことや（運動無視），意識せず自然な状態では動かすが指示を与えると動かさない（身体失認）ことがみられるか観察する 図3 ．

　セラピストの動作を真似できない，言語指示が理解されない，自然な状況では円滑だが考えるとかえって運動が拙劣になる，などの現象は失行症が存在する可能性がある 図4 ．動作の模倣，道具の使用における手の形や位置，食事や整容など一連の生活動作で評価する．ただし言語による動作指示は，言語から視覚的イメージへの変換や，視覚的イメージから運動計画への変換が必要であり複雑なことから，健常者でも誤った反応を示すことがあるので，指示の内容が適切かどうかも配慮しながら検討する．

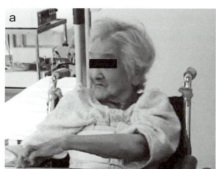
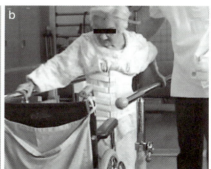
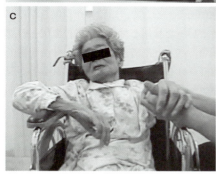
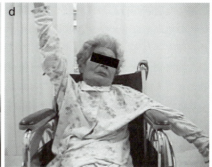

図3 運動無視と身体失認
運動無視では，指示すると左上肢を動かすが（a），歩行では左上肢を前に動かそうとしない（b）現象がみられる．身体失認では，指示すると左上肢を動かそうとしないが（しばしば指示した内容から話をそらそうとする）（c），「バンザイしてください」というと左上肢も挙げようとする（d）現象がみられる．

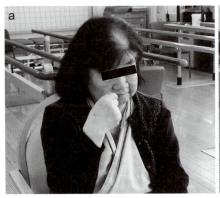
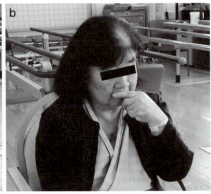

図4 失行
両手とも分離運動や協調運動に問題はない．しかし「歯ブラシで歯を磨くマネをしてください」と指示すると，右手では歯ブラシを握るような手の形をするが（a），左手では示指を歯ブラシに見立てて磨くような動作が観察される（b）．

b 空間座標認知

　身体を垂直に保てないのは，垂直認知が障害されている可能性もある．身体の垂直感覚，重力の垂直感覚，視覚的な垂直が傾斜したり歪んでいると，身体が傾いていても「まっすぐ」と答えたり，他動的矯正に抵抗を示すことがある 図5 ．ただし，「まっすぐにして」という指示は，身体のどの部位を何に対してまっすぐにするのかにより反応が異なるので，指示内容を明確にしなければならない．

　距離感覚は身体の状態により常に更新されるため，麻痺を生じた後は運動経験がないと適切な更新が行われず判断を誤る可能性がある．一方で，頭頂葉が損傷されると距離情報の処理そのものや対象物の方向や動きといった身体と対象物との位置関係の認知処理が障害されている可能性がある．この場合，ベッドや椅子に適切に身体を配置できない，障害物にぶつかる，といった現象が観察される．方向感覚が障害されると，道具の動かし方を誤ったり，道に迷うことが観察される．左右の取り違いは健常者でもみられることがあるが，どちらか一方向だけ注意が払えない場合には半側空間無視の存在が疑われる．

c 遂行機能，情動

　前頭葉損傷患者では計画的な行動や状況判断による柔軟な対応ができないといった，遂行機能が障害されている可能性がある．治療に対して意欲がない，非協力的なことが観察される場合には，自発的な行動が惹起されない発動性障害や，意図しなくても行動

6 認知機能評価

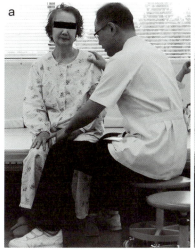
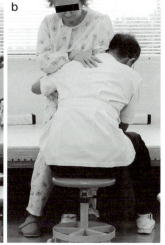

図5 空間座標認知の障害

垂直性は視覚，前庭覚，体性感覚の情報をもとに認知されるが，そのいずれかのあるいは統合における障害は姿勢バランスに影響を与える．プッシャー症候群では自然な姿勢でも麻痺側（左）に体幹が傾斜するが（a），正中位へ他動的に矯正すると抵抗を示す現象がみられる（b）．

してしまう抑制障害が関係している可能性がある．また，抑うつなどの精神症状，栄養不足による倦怠感，不慣れな環境での不安感などが影響していることもあるため，性格や環境の要素を考慮しながら注意深く判断する必要がある．

d コミュニケーション

失語症は構音障害とは異なり，会話の内容に錯誤がある．表出の障害は発語の流暢性が低下することから判断しやすいが，訴えや返答が本人の意図と異なる可能性もあるので注意を要する．理解の障害は知能障害と誤ることがあるので，単語レベルから理解力を調べる．言語を介さない，視覚的あるいは接触誘導でのコミュニケーション能力も評価する．

❖文献

1) 網本　和，渡辺　学．高次脳機能検査．In: 原　寛美，他編．脳卒中理学療法の理論と技術．改訂第2版．東京: メジカルビュー社; 2016. p.232-54.

〈渡辺　学〉

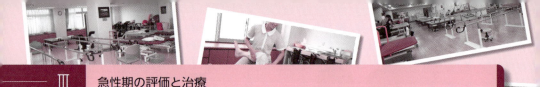

III 急性期の評価と治療

7 予後予測
急性期において運動機能の予後を予測することができるか

- ☑ 予後予測がなぜ必要なのかを理解できる．
- ☑ 何の予後を予測するのかを明確にできる．
- ☑ 急性期における予後予測の考慮すべきことを理解できる．
- ☑ 予後予測の曖昧さを理解したうえで他者に説明できる．

1. 予後予測はなぜ必要か

　患者を治療するにあたっては，治療者側の治療方針決定と患者側の心理的準備のために予後を予測することが必要である 表1 ．
　治療者（理学療法士）自身に対しては，治療の方針や目標の設定のために予後予測が必要である．患者の運動麻痺や認知機能障害がある程度回復することが見込めれば，それらが直接的に回復するように治療を行うことになり，回復が十分に見込めない部分に対しては，身体的な代償運動戦略や道具の使用，環境面での援助を考慮することになる．
　患者に関わる医師，看護師，ソーシャルワーカーなどの医療関係者に対しては，転帰先の決定など医学的管理を行うために動作能力の予後予測を提供することが必要になる．自宅に戻れるか回復期病院や介護老人施設への転院となるかによって，受け入れ先を早めに決定し調整するには，理学療法士による予後予測は重要な情報となる．

表1 予後予測の目的

治療者自身に対して：	治療の方針や目標の設定のため
医療関係者に対して：	転帰先の決定など医学的管理のため
患者に対して：	どの程度治るのかの見込みを説明するため
患者の家族に対して：	身体的，環境的，経済的な準備のため

患者に対しては，自己意志によりリハビリテーション上の目標を設定するための情報として，適切な予後予測を説明する必要がある．

患者の家族に対しては，生活を支えるための身体的，環境的，経済的な負担がどの程度かかるかを説明し，受け入れのための準備をしていただく必要がある．また患者が認知的な問題で自己意志を決定できない場合には，将来的にどのように生活していくかを家族が代理で決定しなければならず，さらに詳しい説明が必要になる．

2. 何の予後を予測するのか

理学療法における予後予測は，日常生活の自立度と社会参加の範囲に対して主に運動機能の状態がどの程度影響を及ぼすのかを評価することである．そのため脳卒中については，運動麻痺の回復度が主要な予後予測の対象となる．しかし，運動麻痺が同程度であっても患者により，認知機能障害，体力，社会生活環境などの背景が異なれば，獲得される動作能力や必要とされる運動機能は変化する．すなわち，転帰先の決定や必要な支援に関する情報としては，純粋な運動麻痺の回復に加えて，治療による運動機能の回復度，目標とする活動の獲得程度を予測することも必要になる 図1 ．道免[1]は脳卒中の帰結に影響を与えるものとして，疾患の重症度のほかに，併存疾患や機能障害などの予備能力，回復過程や意欲などの因子をあげている．

運動麻痺の回復には，運動に関する神経回路の損傷程度が最も影響するため，皮質脊髄路が直接的に損傷されるほど随意運動の回復は乏しくなる．損傷の程度はMRIやCTなどの脳画像による病巣確認と，臨床での運動麻痺の状態で予測する[2]．臨床症状だけでの予測が困難なのは，潜在的な機能障害を見落とす危険性があるからである．また脳

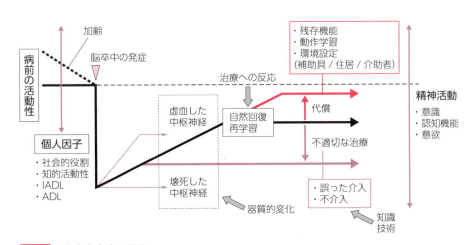

図1 予後を左右する因子

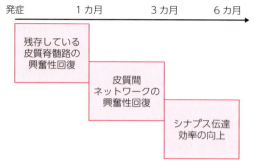

図2 脳損傷後の神経回復過程（Wade DT, et al. J Neurol Neurosurg Psychiatr. 1985; 48: 7-13[4]より改変）

画像だけでも予測が難しいのは，異常信号がみられる領域の神経が壊死しているのか阻血状態なのか，あるいは異常信号のみられない領域の神経が正常に機能しているのかがわからないからである．阻血部位（ペナンブラ）やその周辺の神経が機能回復するかには，もともとの神経や栄養血管，内科的な状態も影響してくる．

　運動機能の回復は上方カーブを描き，発症後およそ3カ月でプラトーに達するといわれている[3]．特に発症後1カ月以内の回復度が大きい．このことは損傷した神経の回復研究からも証明されている[4] 図2 ．また日常生活動作は運動麻痺の影響を最も強く受けることから，その回復度も運動麻痺と同様の上方カーブを描く．このことから将来的な日常生活自立度を回帰式で求める研究も報告されている[5]．しかし実際には個人差があり，特に障害が重度なものは一様の回復を遂げないものが多い．なかでも皮質脊髄路を直接損傷していない皮質下の比較的大きな出血例や，中大脳動脈皮質枝の広範な梗塞例では，発症後1カ月以内の運動麻痺の回復がほとんどみられないにもかかわらず，その後段階的に回復するものがあるので予後予測には注意を要する 図3 ．

　自宅退院が可能かの判断については，小山ら[6]が重回帰分析による予測式を報告しているが，決定因子として退院時のFIMに加えて同居家族の人数と協力度をあげている．また植松ら[7]はCART分析による分類で，トイレ移乗の自立度と家族構成人数をあげている．これらから，自宅退院を決定づけるのは同居家族の介護負担度であり，特に身体的・時間的負担度の大きいトイレ動作の介護度が自宅退院の影響因子として大きいことがわかる．

　急性期では意識障害や高次脳機能障害の合併，体調の変化がしばしばみられ，運動機能の回復や動作能力の向上を妨げる．また治療を開始して間もない時期であり，詳細な検査ができていなかったり，治療がどの程度効果をもたらしているかを判断できていないことも多い．急性期に予後予測を行うことはきわめて難しい一方で，最近は入院期間の短縮化が進められ，急性期病院では入院から間もない時期に転帰先を決めなければな

7 予後予測

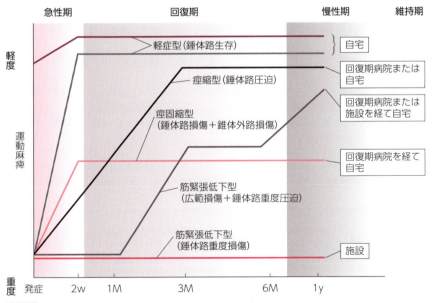

図3 運動麻痺の回復経過タイプと予測される転帰先

らなくなってきている．神経機能の時間的回復過程を考慮すれば，多くの症例で回復期病院への転院が望ましいと思われるが，適切な転帰先を決めるには可能な限り正確な予後予測が求められる．それには様々な情報から分析できる知識や経験も必要となるため，経験者の意見を仰ぐことも大切である．

3. 予後予測の説明はどうするか

　様々な因子が影響するなかで急性期での正確な予後予測は難しいが，患者や家族に専門家としての意見を述べることが求められる．しかし，患者を精神的に落ち込ませたくないとの理由だけで楽観的な予後を伝えることは避けるべきである．医師には運動機能や動作能力の予後予測を説明するが，患者や家族には希望（hope）に基づく生活上の目標に対して不足する点を説明する方がよい．これには急性期における短期的目標（最低限必要な運動機能）と退院後の長期的目標（望ましい生活スタイル）を設定する．ほかに負の事象（疾病など）の発生リスクも説明すべきである．脳卒中は再発率も高いことから（久山町研究[8]では10年間で26%），活動性を維持した計画性のある生活が長期的に必要なことも説明する．

❖文献

1) 道免和久. 脳卒中機能予後予測. In: 道免和久, 編. 脳卒中機能評価・予後予測マニュアル. 東京: 医学書院; 2013. p.93-113.
2) 二木 立. 脳卒中リハビリテーション患者の早期自立度予測. リハビリテーション医学. 1982; 19: 201-3.
3) Jørgensen HS, Nakayama H, Raaschou HO, et al. Outcome and time course of recovery in stroke. Part I: Outcome. The Copenhagen Stroke Study. Arch Phys Med Rehabil. 1995; 76: 399-405.
4) Wade DT, Wood VA, Hewer RL. Recovery after stroke-the first 3 months. J Neurol Neurosurg Psychiatr. 1985; 48: 7-13.
5) Koyama T, Matsumoto K, Okuno T, et al. A new method for predicting functional recovery of stroke patients with hemiplegia : logarithmic modelling. Clin Rehabil. 2005; 19: 779-89.
6) 小山哲男, 道免和久. 脳卒中患者の自宅復帰指標の作成. Jpn J Rehabil Med. 2008; 45 Suppl: S391.
7) 植松海雲, 猪飼哲夫. 高齢脳卒中患者が自宅退院するための条件—Classification and regression trees（CART）による解析—. リハビリテーション医学. 2002; 39: 396-402.
8) Hata J, Tanizaki Y, Kiyohara Y, et al. Ten year recurrence after first ever stroke in a Japanese community: the Hisayama study. J Neurol Neurosurg Psychiatry. 2005; 76: 368-72.

〈渡辺 学〉

III 急性期の評価と治療

8 ベッド上での理学療法
動くことを目的とした治療を考えることができるか

- ☑ 動くことを前提に患者を捉えることができる.
- ☑ 臥位であっても重力の影響を考えることができる.
- ☑ 活動性の少ない部位への感覚刺激の提供で運動を促すことができる.

1. ベッド上での理学療法の目的

　急性期の脳卒中患者が就寝時以外でベッド上にいる理由は，①全身状態が不安定で安静が必要，②脳血液循環動態が安定せず離床による病巣の拡大が見込まれる，③安全管理上の問題，が考えられる．安全管理上の問題の場合には，病棟看護師との協力により積極的な離床を図ることが望まれるが，身体状態が不安定の場合には，医学的管理の点から離床は許可されない．しかし絶対安静が必要でない限り，臥位で動かない状態の継続は動物本来の機能である「動くこと」からすれば不自然である．運動麻痺がなければ，手足を自由に動かし姿勢を変えるのが自然である．動かないことを前提とした他動的関節可動域運動やポジショニングではなく，身体が動くことを前提にすることが必要である．

　ベッド上での理学療法の目的は，廃用を予防し離床への準備を整えることである．これには，身体の各部位が動くことと，姿勢変換により環境が変化することの2つの経験を持続させることである．前者は，麻痺側を含めて随意的に動く部位は運動方法の説明や姿勢の調整により動く機会を提供し，随意的に動かない部位は治療的に神経筋促通を行うか運動感覚刺激を提供する．後者は，許可された臥位の範囲で寝返りなどの姿勢変換練習や周囲の環境を認識することを促す 表1 ．

　臥位は座位や立位と異なり，四肢で体幹を支えるのではなく，体幹で身体を支えている．体幹は安定した状態となり動きが乏しくなる．また身体にかかる重力の方向が異な

表1 ベッド上での理学療法の目的

- 廃用の予防
- 離床への準備
  ⇒身体の各部位が動くことの経験を持続
  ・運動方法や姿勢の調整による動く機会の提供
  ・神経筋促通
  ・運動感覚刺激の提供
  ⇒姿勢変換により環境が変化することの経験を持続
  ・寝返りなどの姿勢変換練習
  ・周囲の環境への注意づけ

る．したがって，体幹や四肢近位部に動き（mobility）を提供することや，臥位であっても立位のように足底から頭部に向けての圧刺激を提供することが必要である．

2. 動く機会の提供

随意的に動かせるところは積極的に動く機会を提供する．臥位では非麻痺側上肢以外は，非麻痺側下肢を含めて活動機会が乏しい．上肢は空間保持，下肢は荷重支持，体幹は直立保持の機会が失われている．ベッド上動作を確保する意味からも，上肢のリーチ，下肢の膝立て，ブリッジ，伸展挙上を行う 図1 ．体幹は腹部の活動や呼吸運動により，

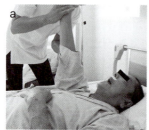
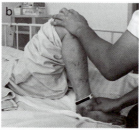
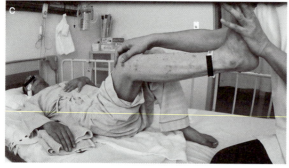

図1 動く機会の提供
随意的に動かせる身体部位は積極的に活動を促す．a：上肢は天井に向かってのリーチ，b：下肢は膝立てやブリッジ，c：伸展運動を行う．

8 ベッド上での理学療法

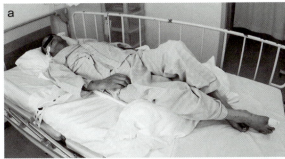
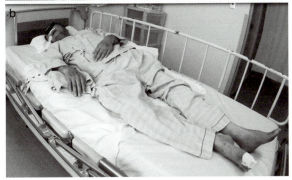

図2 ベッド上の環境
a: 体位変換や浮腫予防を目的に麻痺側上下肢を枕に乗せることが多いが，麻痺側への運動を制限することや，かえって不安定な姿勢により筋緊張異常を助長する可能性もある．
b: 状況により麻痺側への運動を促しやすくしたり，筋の持続的な過活動を抑制することも考慮する．

いわゆるコアマッスルの活動を促していく．

　治療介入による運動時間はわずかであることから，認知機能がある程度保たれている場合にはセルフトレーニングを行えるように計画する．運動方法だけでなく，量や頻度も指導する．時間を決めて定期的に実施することで時間の見当識にも貢献できるため，看護師と共同しながら実施状況を確認していく．

　ベッド上の環境にも注意する．枕やタオルの使用は不適切であると，かえって動作を制限し動きたくても動けなくなる 図2 ．

　麻痺があるから動かすことができないのではなく，麻痺があるからこそ積極的に動かそうとしなければならない．

3. 神経筋促通

　麻痺側の上下肢に対しては，麻痺からの回復を目的として神経筋促通法を行う．重度の麻痺では体性感覚フィードバックが失われると中枢性の廃用により不使用の学習を起こしやすい．臥位では視野に制限があるが，可能な限り自らの身体を視覚的に確認してもらい，麻痺の程度や姿勢を認識させる 図3 ．背臥位では open kinetic chain により四肢末梢に対する求心性の活動が中心となるため，四肢近位部や体幹の抗重力的な運動

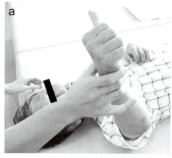 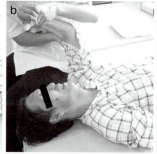 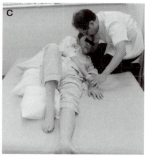

図3 視覚による姿勢や運動の確認
発症初期では自己の身体状況を視覚的に確認させることも重要である．
a: 麻痺側の上肢は他動的に動かしても肢位や動きを目視してもらう．
b: 随意的に動かせる非麻痺側上肢でも目視してもらう．たとえば，親指の位置や運動軌跡をみるなど，部位と内容を指定する．
c: ヘッドアップや寝返りが許可されていれば，麻痺側の上下肢や身体全体，ベッドや周囲と身体との位置関係を目で確認してもらう．

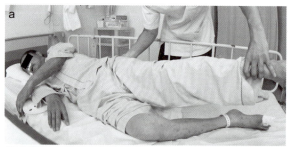

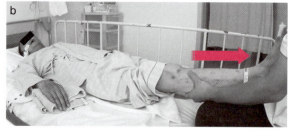

図4 体幹の抗重力的活動や四肢の遠心性活動
a: 背面で支持する活動ばかりでなく，姿勢を変え荷重支持面を変化させたり，挙上による不安定性を制御させる．
b: 下肢は体幹に引き寄せる運動が多くなるため，足底方向に向かう遠心性の運動を強化する．

や，四肢末梢への遠心性の活動を促す 図4 ．側臥位では骨盤帯や肩甲帯の安定化や四肢，頭部との協調運動が図りやすいため，可能ならば積極的に側臥位での運動を取り入れる 図5 ．

8 ベッド上での理学療法

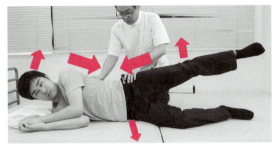

図5 側臥位での外側筋の協調的活動
下肢の外転挙上に加えて体幹の側屈と頭部の側屈挙上を促す．下制では脱力により落下させず，遠心的に姿勢を制御させる．これらの動作は体幹を中心に行い，全身を協調させる．

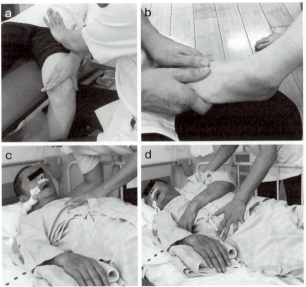

図6 感覚刺激入力
a：大腿四頭筋は広筋群の活動が得られにくい．大腿直筋を抑制しながら広筋群に伸張-短縮感覚を与える．
b：足部は臥位では活動機会が少ないため各関節が動く感覚を提供する．
c：ヘッドアップでは体幹前面筋との協調性が得られにくいため，共同して活動する運動感覚を提供する．
d：寝返りではベッドに支持する部位に荷重感覚を提供する．

4. 感覚刺激の提供

　随意運動の喪失による主動作筋と拮抗筋の不動，外力による受動的な運動機会の減少から，筋や関節は柔軟性を失うとともに体性感覚刺激を受けにくくなる．これらは誤った身体図式を作り出し，不動部位を動かそうとする運動計画の喪失や，わずかな伸長刺激への易反応など不適切な筋反応を引き起こす．

　いわゆる関節可動域運動は関節の可動域維持を目的とするが，筋感覚や関節運動覚に対する刺激提供を重視する．また重量覚や触知覚に対する刺激提供も行う 図6 ．

　背臥位では身体の腹側から背側に向けて重力を受けるため，背側筋による抗重力活動で床反力を生み出しやすい．このため離床すると背筋の過活動を起こしたり，足底や臀

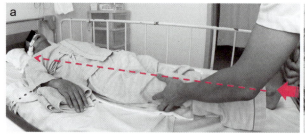 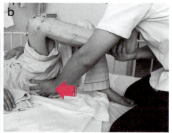

図7 尾側からの荷重感覚刺激の提供
立位や座位を想定して足底や臀部からの荷重感覚を提供する.
a: 踵から股関節を通過し肩甲骨内側へ向かい圧を加える.膝折れや骨盤挙上が起きないように注意する.同時収縮による関節固定性が高まってきたら,圧に対して押し返すようにプッシュさせる.
b: 座位姿勢を想定して下肢を屈曲位にし,臀部(坐骨結節)から圧を加える.

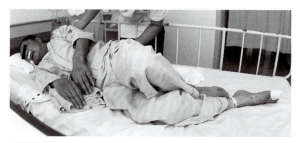

図8 麻痺側への寝返り
麻痺側への寝返りは非麻痺側の運動により回旋が得やすいかわりに,側臥位での安定性に欠ける.そのため半腹臥位をとりやすい.この時下側となる麻痺側肩関節が押しつぶされないように,肩甲帯の前方突き出しと肩関節水平内転の可動性を確保しておく.

部での荷重応答が低下する.背臥位でも足底や臀部から頭側に向けて圧刺激を提供し,尾頭側方向への筋活動を促す 図7 .

 5. 姿勢変換練習

　脳循環動態の不安定さから離床が許可されていなくても,側臥位への体位変換は重度の循環動態障害や脳圧管理をしていない限り問題にはならない.寝返り動作は,回旋を含めた体幹の運動や全身の協調運動に適した運動であることから積極的に導入する.非麻痺側だけでなく,麻痺側への寝返りも行う.麻痺側肩関節が押しつぶされないように肩甲帯の前方突き出し運動を取り入れておく 図8 .
　頭部挙上は起居動作や抗重力活動において重要な要素である.一方,頸部筋の持続収

縮は血圧の異常をきたしやすいため，過剰な努力にならないように注意する 図6c .

6. 周囲の環境への注意づけ

　ベッド上の限られた空間でさらに背臥位を強いられると，患者は視覚的，聴覚的，体性感覚的な情報が極度に制限され，環境変化をとらえ適応する認知活動が停滞する．見当識が低下し能動的な活動意欲が減退する．医師や看護師の業務を妨げたり同室患者に不快感を与えないように配慮しながら，ベッド周囲に様々なアイテムを配置する．

　たとえば，左右のベッド柵に掲示板をつけマグネットを移動する，足元に文字盤を配置し足先でタッチする，など患者の認知機能や身体機能に合わせて作業療法士や言語聴覚士と共同で課題を設ける．家族が見舞いに来た時には側臥位となり，家族の姿や持参物を目で確認したり触ってもらう．

❖文献
1）嶋田智明，有馬慶美，斉藤秀之，編．ベッドサイド理学療法の基本技術・技能．東京：文光堂；2013.

〈渡辺　学〉

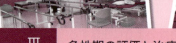
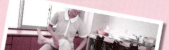
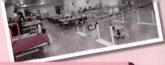

Ⅲ 急性期の評価と治療

9 離床
リスク管理しながら麻痺を有した身体を抗重力環境に適応させることができるか

- ☑ 脳血液灌流の安定化を管理しながら離床を進めることができる．
- ☑ 重力を受ける方向の変化に伴う姿勢制御の調整を考慮することができる．
- ☑ 経験したことのない片麻痺を有した身体を管理することを説明できる．

1. 離床の目的

　急性期脳卒中における離床の目的は，リスク管理を行いながらの廃用予防である．脳循環自動調節および自律神経機構が障害され，姿勢の変化に伴い脳血液灌流量が維持できない，あるいは過灌流を起こす危険性があるため，急激に身体を起こすことはせず神経症状をみながら段階的に離床を進めていく必要がある．一方，運動機能においては，筋緊張異常や運動麻痺を生じた身体を重力環境に適応させる最初の状態が背臥位であるため，身体背側での荷重支持を安定させようとしている．そこから身体を起した直立姿勢に変化させると姿勢制御は混乱をきたす．また麻痺を有した状態での抗重力活動は患者にとって未経験であり，最初にとる運動方略は病前の麻痺のない状態のものを選択し，容易に転倒することになる．

　本項では運動機能面からみた離床の介入方法を説明する．リスク管理については他項を参照していただきたい．

2. 臥位での準備

a 下肢の活動

　座位や立位だけでなく，ギャッチアップによるファラー肢位であっても姿勢制御のた

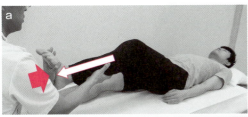
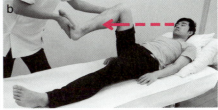
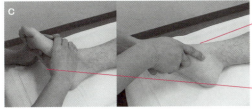

底背屈筋の伸展

足部のモビライゼーション

図1 背臥位での下肢の運動
a：非麻痺側は足底からの抵抗運動を中心に行う．
b：麻痺側は患者に目視で動きを確認してもらう．
c：麻痺側の随意運動が乏しい場合，足関節と足部を中心に他動的に動かす．

めに下肢の活動が必要になる．臥床時間が長いほど下肢は活動量を失うため，非麻痺側であっても適切な活動ができなくなる可能性がある．麻痺側下肢は筋緊張や随意性が低下していることに加えて反応が遅延することが多い．また背臥位では下肢を目視しにくく，麻痺の状態を十分に認知できていないことがほとんどである．下肢が活動しにくい状態で離床すれば，末梢血管抵抗による起立性低血圧の予防が不十分になる．

　背臥位の状態で，非麻痺側を含めた下肢の運動を行っておく 図1．

b 頚部と体幹の分節的な屈曲運動

　目的の項で述べたように，頭頚部，体幹，下肢の背側筋が過活動になっている可能性がある．腹側筋は特に分節的な活動が失われている．臥床時間が長く姿勢反射が過剰に亢進している場合では，この状態で座位や立位をとると後方に転倒しやすい．抗重力位での姿勢制御を行いやすくするためにも，分節的な屈曲運動を行っておく 図2．

3. ギャッチアップ

　背臥位から座位への姿勢変換では，身体背側の広い支持面から臀部の狭い支持面に変化し，重力を受ける方向も変わる．血圧の変動に対してはギャッチアップにより徐々に安定化させていくが，運動機能的には，座面支持でのバランス制御と体幹の垂直姿勢制

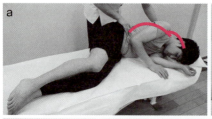
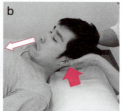
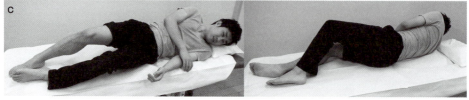

図2 背臥位での分節的な屈曲運動
a: 頚部と体幹を中心に側臥位で分節的な屈曲運動を行う．
b: 背臥位で頭部挙上を行ってもよいが，急激な血圧変化に気をつける．
c: 両側への寝返り運動を行ってもよい．

御への準備が必要になる．

a 臀部での荷重知覚

　ギャッチアップすると背中での荷重支持と摩擦支持が減る．臀部からの荷重感覚を優位にしないと，背中での支持に頼るためベッドから体幹を離すことができない．また臀部での荷重左右差，体幹や頚部の筋緊張左右差を知覚できないと，身体の垂直認知が不十分になる．
　ギャッチアップを45°以上にしたら，臀部や下肢のアライメントを調整し，臀部での荷重を知覚してもらう．そして周囲の構造物で視覚的に垂直を確認させながら，頭部や体幹の垂直を筋感覚と前庭感覚での認知を促す 図3 ．

b 体幹・頚部での抗重力支持

　座面からの抗重力姿勢に移行するため，頭部をベッドから離す．前方に突出させず顎を引くようにし，垂直位に保持させる．めまいや頚部痛に注意しながら頭を動かしてもらう．
　次に背中をベッドから離す．麻痺が重度でなければ背筋の過使用を防ぐため上肢を前方にリーチしながら試みる．他動的に起こす場合は，胸郭だけでなく腰部もベッドから離す．不安定なら腰部にクッションをはさみ，胸郭の伸展を促す 図4 ．

9 離床

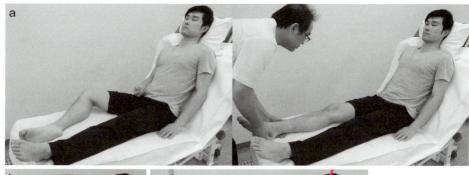
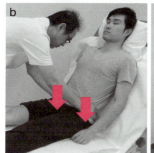
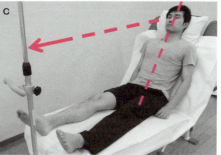

図3 ギャッチアップ位における座面支持への誘導
a: 臀部や下肢のアライメントを調整する．
b: 臀部での荷重感覚を意識させる．
c: 視覚的に垂直を確認させながら，頭部や体幹の垂直を認知させる．

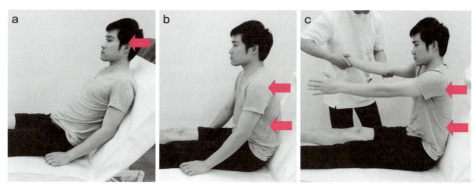

図4 ギャッチアップ位における体幹・頸部での抗重力支持への誘導
a: 頭部をベッドから離す．
b: 体幹をベッドから離す．
c: 上肢を前方リーチさせながら行う．

4. 端座位

a 静的保持

　足底が接地した，できるだけ左右対称的な姿勢にする．姿勢が保てない場合は，体幹機能の問題か（麻痺側）上下肢の問題かを調べる．下肢の麻痺が重度であれば外転しないように制御し，骨盤が麻痺側に下制しないように麻痺側座面にタオルなどで高さを補う．上肢の麻痺が重度であれば，他動的に支持して肩甲帯を適切な位置に整える．それでも座位を保持できなければ体幹の姿勢を整えることで，体幹における姿勢制御の問題を評価する．正中姿勢に整えられたら，臀部で荷重しているか，足底が接地しているかを質問し，支持面での荷重感覚に注意を誘導する 図5 ．

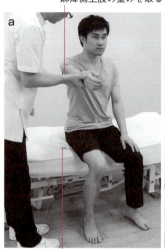
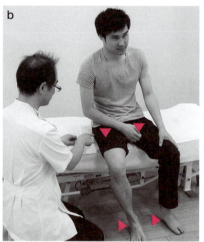

麻痺側上肢の重みを取る

麻痺側座面にタオルを敷き骨盤の高さを調節する

図5 端座位での静的姿勢保持
a：麻痺側上下肢の影響を取り除いた時の体幹姿勢を評価する．
b：臀部の荷重感覚，足底の接地感覚を質問する．

b 重心の移動

　できるだけ視線を前方に保たせながら，体幹の屈伸と重心の移動を行う．重心の麻痺側移動では安定限界を認識してもらい，麻痺側には転倒しやすいことを理解してもらう．重心の前方移動では，体幹を伸展しながらの前傾を促し，足底にしっかり荷重している

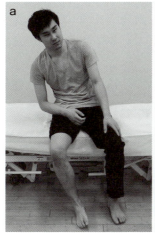
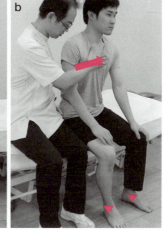

図6 端座位での重心移動
a: 麻痺側移動では安定限界を認識させる.
b: 前方移動では体幹を伸展させながら足部への荷重を質問する.

かを質問する 図6 .

5. 立ち上がり・立位

　軽度の麻痺でない限り，離床後はしばらく車いすを使用した移動になる．移乗では転倒を予防する目的で車いすのアームやベッド柵につかまることも多いが，その後の立位動作と歩行に結びつけるには，初回からしっかりとした立位姿勢をとってからの移乗にする．また麻痺側下肢の支持力，非麻痺側下肢のバランス能力，立位での姿勢異常をスクリーニング評価しておく．

a 立ち上がり方法の評価

　麻痺が重度であっても可能な限り最小介助で立ち上がってもらう．非麻痺側の手で引っぱることと，頭部が下がる前屈姿勢はできる限り避ける．そのうえで看護師でも安全に行える介助方法とベッド周囲の環境を評価する 図7 .

b 立位での評価

　初回立位では屈曲姿勢であることがほとんどである．どの程度直立姿勢をとれるか評価する．次に左右への重心移動を行い，麻痺側下肢の膝折れの有無と，両下肢ともステ

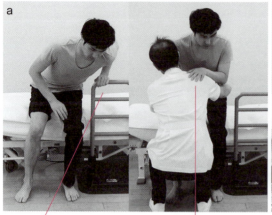
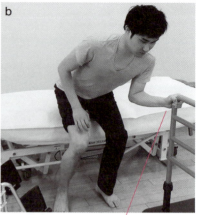

柵につかまり手で
押し上げる

セラピストの肩に乗せるなど
上肢は最低限の使用に留める

手の使用を許可しても握る位置が遠いと
立位姿勢をとりにくい

図7 立ち上がり方法の評価
a: 離床時から非麻痺側上肢の過使用による立ち上がりを防いでいく．
b: 立位姿勢をとってからの移乗が可能となる環境を評価する．

体幹は適切に伸展するか？　骨盤は中間位をとるか？

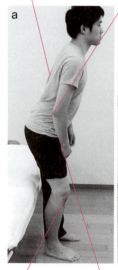
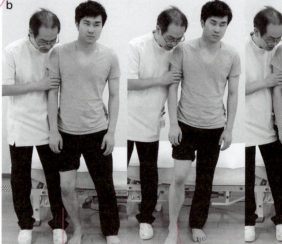

膝関節は
伸展するか？

股関節は
伸展するか？

膝関節は
膝折れするか？

麻痺側下肢は
振り出せるか？

非麻痺側下肢は
振り出せるか？

図8 立位での評価
a: 直立姿勢保持がどの程度可能かを評価する．
b: 移乗に向けて左右への重心移動とステップの能力を評価する．

ップが可能かを評価する 図8 .

6. 移乗

a 移乗

　健常な状態と麻痺のある身体での移乗能力は異なるため，車いすの配置によっては転倒や過剰な努力を招きやすい．立ち上がる前に車いすの位置を目視で確認してもらう．

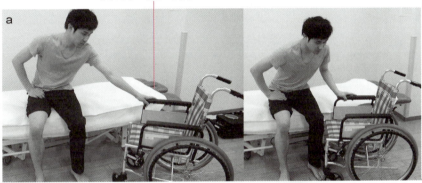

車いすの位置を確認し安全に
移乗できる状態か質問する

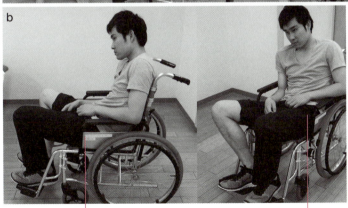

車いすのサイズは
適切か？

安定した立位姿勢を
とれているか？

図9 移乗の評価
a：車いすの適切な配置を評価する．
b：適切な車いす，乗車姿勢を評価する．

適切な位置を決めたら患者自らにその位置を記憶してもらう 図 9a .

b 車いす上での姿勢

できるだけ体幹が伸展姿勢をとれるようにする．使用する車いすや安定した乗車姿勢を検討する 図 9b ．

〈渡辺　学〉

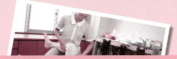
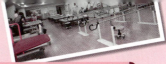

III 急性期の評価と治療

10 運動麻痺への治療
神経学的背景を考えた運動麻痺への治療ができるか

- ☑ 脳卒中急性期患者の運動麻痺への働きかけを理解できる．
- ☑ 運動麻痺と代償活動の関連を理解できる．
- ☑ 運動麻痺の回復に対する働きかけを神経学的背景とともに考えられる．

▶ 1. 随意運動と姿勢制御の構成要素

　運動の実行や調節に関わる皮質運動領野（一次運動野，運動前野，補足運動野）は運動の計画や準備，開始終了に重要な役割を果たす．随意運動は安静状態から即座に開始されるのではなく，運動開始以前に姿勢調整に関連した活動が先行して起こる[1]．そこで，運動麻痺の改善と同時に，随意運動に先行して起こる姿勢調整の評価および治療が重要となる．

　随意運動に先行して起こる姿勢制御を「先行性姿勢制御」といい，その代表が予期的姿勢調節（anticipatory postural adjustment: APA）である[2]．このプロセスは目的動作に先行するプログラムによって実用される feed-forward 型の制御であり，リーチ動作や歩行においても動作開始前，動作中に姿勢制御の重要な役割を担っている．この姿勢制御は前述の運動前野・補足運動野から脳幹網様体を経て，網様体脊髄路として主に頸部・体幹・四肢近位部の筋を支配し姿勢制御を司っている 図1 ．

　そのため運動機能の改善にあたり，麻痺側のみならず，四肢・頭部を含めた全身の姿勢制御が随意運動発現に先行していることが重要となる．多くの脳卒中患者において随意運動に障害のない非麻痺側上下肢の運動時にさえ頸部・体幹・四肢近位部の先行した姿勢制御がうまく行えていない．

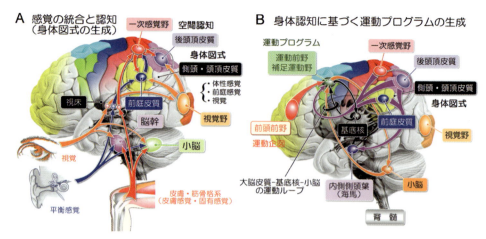
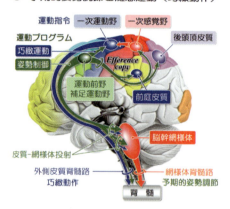

図1 随意運動生成までのプロセス
（高草木 薫，他．Clin Neurosci. 2015; 33: 740-4[1]）より許諾を得て転載）

A: 側頭・頭頂連合野にはリアルタイムに生じる視覚，平衡感覚，体性感覚などの感覚信号が収束し，自己身体（姿勢や身体各部位の認知情報：身体図式）と周囲環境に対する時空間認知情報が生成される．

B: 身体図式の情報や周囲の空間認知情報は皮質運動関連領野（特に6野）に伝達され，運動プログラムを生成するための情報として用いられる．運動プログラムの生成には，前頭前野からの運動企図（運動計画）の情報に加えて皮質運動関連領野と大脳基底核や小脳とのネットワーク（運動ループ）の活動が必要である．また，運動プログラムは，目的とする巧緻運動プログラムとこれを支える姿勢制御のプログラムとから構成される．

C: 姿勢制御のプログラムは皮質-網様体投射と網様体脊髄路を介して予期的姿勢調節を実現する．巧緻運動プログラムは一次運動野に伝達され，ここから運動指令が脳幹-脊髄へと伝達される．また，運動プログラムの efference copy は側頭・頭頂連合野に送られる．

2. 症例紹介

ここからは急性発症した1症例の治療過程を例にあげ，運動麻痺に対する治療を紹介する．

症例：60歳代　男性

診断名：視床出血

発症当日よりリハビリテーション開始，開始時軽度意識障害（JCS＝1桁），右顔面を含む右片麻痺であり重度の感覚鈍麻を認め寝返りも全介助であった．

以下に発症10日目の治療場面を中心に紹介する．（以下ポジショニングまでは第10病日の治療場面）

3. 姿勢制御に必要な感覚情報の取り込み

姿勢制御は，広く取り込まれる感覚情報によって構成されるため，患者が動くあるいは動かされる前にできうる限り支持面などの状態を把握できるように体性感覚情報を整える必要がある　図2．

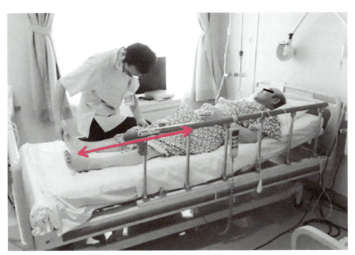

図2 筋の長さ・張力を適正にする
のちのち目標となるであろう歩行を考え，立脚後期で必要とされる筋の長さ（筋紡錘からのⅠa求心性情報）と持続した張力（ゴルジ腱器官からのⅠb情報）により，筋活動を促す．アキレス腱に十分な張力をかけ，筋をしっかりと把持する．筋の感覚器としての機能を十分に引き出す．

筋の長さと腱への持続した適度の伸長刺激を加え，身体各部位の位置関係や各筋の長さを感覚情報として取り込めるように治療を進める．筋には2つの受容器があり，筋線維と並列に筋紡錘が配列され筋の長さの変化に対し感受性を示し，腱紡錘は筋線維と直列上にあり，筋紡錘とともに筋収縮を生み出すことで筋長を調整する役割を担っている．急性期脳卒中患者は一般に弛緩性あるいは低緊張の状態にあることから筋紡錘・腱紡錘に適度な長さの変化と持続する張力を与え，筋活動を促す．この筋紡錘・腱紡錘からの情報は固有感覚情報としてボディースキーマを構成する重要な手掛かりとなりうる．特に抗重力筋の活動を十分に促すことが重要であり，代償的に姿勢の固定として使われる屈筋や非麻痺側は，発症早期から求心性収縮をして長期間の経過で筋短縮を起こしやすい．そのため十分に筋の長さを作り，求心性収縮だけでなく遠心性収縮を経験させることが必要となる．

　支持基底面からの感覚情報の適正な統合のために皮膚からの刺激も加える．特に足底は立位・歩行で荷重を受けるため早期から足底への圧刺激を経験する必要がある 図3 ．

　また，全身の筋は多関節運動連鎖により協調して働くことで効率的な動作を行っているが，脳卒中片麻痺患者の多くは非麻痺側でさえも動作がぎこちなく，巧緻性が低下することさえもある．前述のように姿勢の安定のため非麻痺側屈筋群の活動が強くなることも一因と考えられ，のちに抗重力位となるとさらにこの傾向が強まりやすい．これは，屈筋群を多用し重心を低くすることによって，姿勢の安定を図るための代償性の戦略と考えられる．その結果屈筋からより積極的に情報を取り込むようになり，屈筋群の求心性収縮情報が減る，あるいは屈筋の活動が減少することに対してバランスを崩すというイメージを作り上げていると考える．

　背臥位で非麻痺側上肢を十分に伸ばし屈筋の遠心性収縮に加え上肢の伸展を促す 図4 ．上肢の長さをボディースキーマに取り込むため上肢屈筋の遠心性収縮と伸筋群の収縮を促して筋紡錘・腱紡錘からの情報を豊かにする．さらに肩甲帯が前方突出することで上肢のみでなく広背筋や対側腰方形筋の長さも作ることができる．非麻痺肩甲帯が前方突出するため，麻痺側下部体幹の筋群に安定性をもたらすための筋活動を促通できる．

　また，非麻痺側の過度な活動性は半球間の抑制を強めるため麻痺側の随意運動の発現を抑制すると考えられており，リハビリテーションにおいて非麻痺側の使い方も考慮する必要性がある．綿密に評価されプログラムされた CI 療法における非麻痺側の不使用の効果にもこの機序の関与が示唆されている．

　次に麻痺側下肢の伸展活動を促通するアイデアとして，電動ベッドを利用した例を紹介する．ここでは端座位からベッドの高さを上げ両足底が離れる高さにし，麻痺側下肢の伸展を強化する．麻痺側前足部のみを床についたのち股関節屈筋と下腿三頭筋の遠心性収縮を促し，前に背臥位で行ったことと同様に踵への圧刺激と下肢伸筋からの感覚情報を用いて麻痺側下肢の伸筋活動を強化する．足底にかかる圧から多関節運動連鎖が起

10 運動麻痺への治療

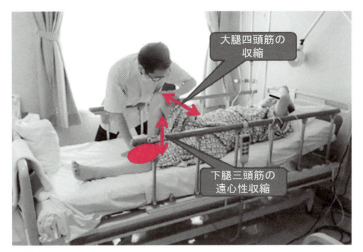

図3 感覚の統合と身体図式生成への働きかけ
足底への圧を加えるとともに，抗重力筋である大腿四頭筋と先に整えた下腿三頭筋の筋収縮を促す．足底の接触（表在覚）と圧と筋からの情報（深部感覚）を統合することによって下肢の支持状態がボディースキーマとしてアップデートされるようにする．

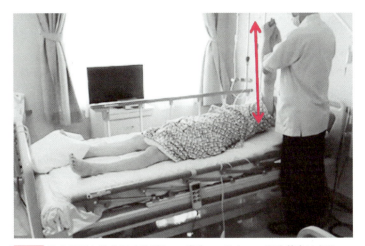

図4 非麻痺側上肢を長く伸ばし，ボディースキーマの改善をはかる
上肢末端から上肢の筋を伸ばし，上肢屈筋群の遠心性収縮を促す．同時に伸筋群の収縮を促通する．指先は二点識別に優れ指先からの誘導はリーチの方向性をオリエンテーションするため上肢をリーチしやすい．この筋活動が身体末梢部にある手が身体中心部からより離れているボディースキーマの構成に必要．また背面で対角的に筋活動が連続性をもつ広背筋と対側腰方形筋も遠心性収縮させる．

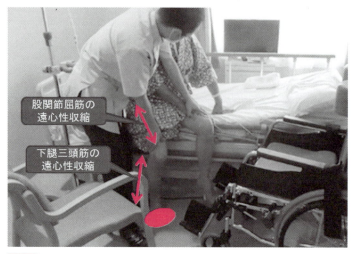

図5 麻痺側下肢の伸展活動の促通
麻痺側股関節屈筋群，下腿三頭筋の遠心性収縮を促し，踵を床につける．この踵接地による接触情報と下肢伸筋群からの固有感覚情報が麻痺側下肢の伸展と支持を強化すると考えられる．

こり麻痺側下肢の伸展支持機構を強化できる 図5 ．

　足底にかかる体重は圧刺激としてだけでなく，支持面と立ち上がりに必要な上方へのオリエンテーションを作り出すのに重要である．

　このため踵の接地と下肢の筋活動が作られると立ち上がり動作への下肢・体幹の伸展が容易に行えることが多く，麻痺側下肢のADLへの参加が増える．

4. ポジショニングの検討

　リハビリテーションで我々が関わっている時間以外の過ごし方も，機能回復に重要である．治療のなかで得られた支持基底面からの情報と多関節運動連鎖によって起こる筋収縮とその筋からの情報を受け，姿勢制御を構成できるようにポジショニングを検討する．

　上肢と姿勢制御の関連について，指先のライトタッチは姿勢制御に安定性をもたらす．皮質脊髄路（原著では錐体路）の役割として手の接触情報が姿勢オリエンテーションを作る[3]ともいわれる．そのため，早期より手の接触情報から姿勢の安定化を図るべく手を積極的に外部環境に触れる機会を作る．手は姿勢制御の重要な情報源である以上，理学療法士も積極的に治療対象として観察・治療を行っていくべきである．

　ポジショニングにおいては手の接触情報が前腕─上腕─体幹へと多関節運動連鎖を起

10 運動麻痺への治療

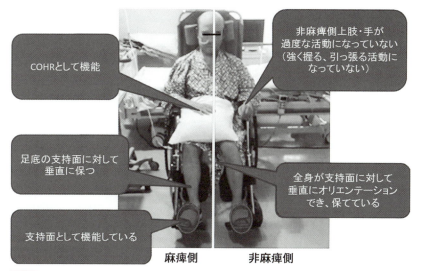

図6 ポジショニング
治療で得られた活動を図中の説明のように利用しポジショニングを行う.
CHOR: contactual hand orientating response（手のものの表面への摩擦性接触刺激による定位反応）

こして姿勢の安定を作れるように配慮し，手掌面が接触し上肢の重みが体幹に負荷とならないように考慮する 図6 .

5. 麻痺側への寝返り

　麻痺側は随意運動の障害はもちろん，動かさないことにより運動時に起こるはずの感覚入力も少なくなっている．そのため発症後筋短縮や関節拘縮など二次的な問題が生じない急性期ほどより積極的に麻痺側を活動に参加させていくことが重要であると考える．また，積極的な活動への参加は筋のボリュームや活動を保ち，筋萎縮・短縮・関節拘縮などの二次的障害を積極的に防ぐことができると考える 図7 .
　また，麻痺側への寝返りを円滑に行うために麻痺側上肢の可動性が損なわれないよう介入初期から注意しておかなければならない．

6. 体幹の活動と麻痺側の準備

　前述のように姿勢制御の活動は麻痺側・非麻痺側を問わず随意運動に先行して必要である．特に体幹や四肢近位筋は網様体脊髄路により両側からの神経支配を受けるため麻

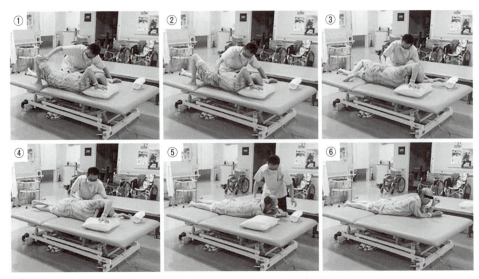

図7 麻痺側への寝返り
非麻痺側上下肢・体幹の過度な屈筋の活動を使わないように十分に伸展し手掌と足底で支持させて寝返る．起き上がりの際，体幹の十分な回旋の動きにより麻痺側上肢を支持にして行うことができる．

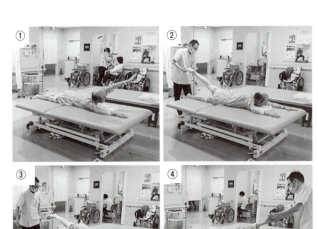

図8 体幹伸展筋群の強化
対角的に協調して働く広背筋と腰方形筋の活動を利用して体幹両側の伸展筋群の活動を促す．これらの筋群は基本的に両側性支配であり麻痺側であっても上下肢は空間に挙上・保持できうる．

痺側であっても筋活動を促しておくことが重要である．体幹筋の活動は座位の安定や立位でのバランスに重要な役割を担うため積極的に促す．

広背筋と腰方形筋は対角線的に協調関係にある．そのため，背臥位で非麻痺側上肢を挙上するために非麻痺側広背筋と麻痺側腰方形筋の協調運動的な筋収縮が要求される．これを利用し非麻痺側上下肢の活度により麻痺側体幹筋の活性化を図り，そののちに麻痺側上下肢の誘導から両側体幹の伸展筋群の活動を促すことができる 図8 ．

7. 歩行への応用

麻痺側下肢の多関節運動連鎖と体幹の安定性が促され，麻痺側下肢の支持と体幹の安定性が得られることで，非麻痺側から歩行の一歩目を開始できる．

これは単に麻痺側の支持性を確認するだけでなく，麻痺側を振り出すために起こる骨盤挙上や外転での振り出しなどの代償活動を可能な限り少なくするために役立つ 図9 ．

正常な歩行の開始はまず体幹の伸展，一側下肢の伸展支持から開始される．その後対側下肢の支持活動が減り1歩目の振り出しが行われる．つまり振り出しが開始される前の過程は下肢を振り出すための姿勢制御と考えられる．そのため伸展の苦手な麻痺側下肢を積極的に伸展支持させるため振り出しは非麻痺側から行う方が理論上都合よい．

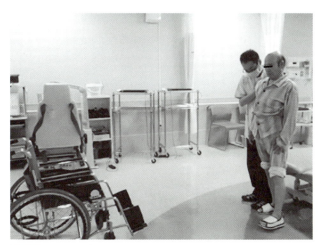

図9 歩行への応用
麻痺側下肢の支持性と体幹の安定が得られたら，立位で麻痺側の伸展支持を促し，非麻痺側から歩行を開始できる．十分な抗重力活動ができるよう非麻痺側の過度な屈曲活動に十分注意する．たとえば，杖や手すりの使用は屈曲活動を強めないか否か確認して行う必要がある．

8. まとめ

　1996年Nudo[4]の研究以降，運動麻痺の改善（脳内の活動では機能代行）に対する取り組みが積極的になされるようになり，CI療法のようにエビデンスレベルの高い麻痺側の治療方法が確立されてきた．しかし現時点ではすべての症状に応じた治療方法の確立はなされておらず，科学的に証明された神経学的背景を考察しながら治療を進めていくことが必要である．

❖文献

1) 高草木　薫，中陦克己，千葉龍介，他．姿勢と歩行の神経科学—最近の動向．Clin Neurosci. 2015; 33: 740-4.
2) 藤原俊之，補永　薫．脳卒中患者における皮質内抑制，半球間抑制．リハビリテーション医学．2011; 48: 165-83.
3) Denny-Brown D. Pyramidal tract. In: The Cerebral Control of Movement. Liverpool: Liverpool University Press; 1966. p.144-61.
4) Nudo RJ, Milliken GW. Reorganization of movement representations in primary motor cortex following focal ischemic infarcts in adult squirrel monkeys. J Neurophysiol. 1996; 75: 2144-9.
5) Ishigaki T, Ueta K, Morioka S. EEG frequency analysis of cortical brain activities induced by effect of light touch. Exp Brain Res. 2016; 234: 1429-40.

〈塚田直樹〉

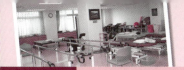
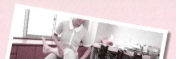
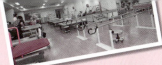

Ⅲ 急性期の評価と治療

11 非麻痺側への治療
急性期において非麻痺側への治療の必要性を判断できるか

- ☑ 非麻痺側上下肢や体幹への治療介入の必要性を判断できる．
- ☑ 臥床期間が長期化した場合，廃用症候群による影響を評価し治療できる．
- ☑ 姿勢調節障害を適切に評価・治療できる．

1．非麻痺側上下肢・体幹の機能障害について

　　脳卒中発症後は片麻痺が生じることが多いため，麻痺側の機能障害に関する評価と治療の重要性について議論されることが多いが，非麻痺側の機能障害も同時に考慮しなければならない．急性期での非麻痺側へのアプローチとして，①直接的な非麻痺側へのアプローチ（ADLの早期自立を目指し非麻痺側への治療を中心とする），②間接的な非麻痺側へのアプローチ（麻痺側上下肢の機能回復を目指し非麻痺側上下肢を制御，抑制する）に分けられる．非麻痺側上下肢の筋力低下が著明な場合は起き上がり動作や立ち上がり動作時に四肢に過剰な負担がかかり，動作を行うことによる過剰努力や疲労感が動作自立を阻害する要因となる．このため，非麻痺側下肢に筋力低下による問題があり，動作が遂行できない場合は①のように積極的に非麻痺側へアプローチする方がよい．一方で②については①と同等に重要であるが，麻痺側上下肢へのアプローチは臥位・座位でアプローチなど立位・歩行動作以外にも実施でき，麻痺側上下肢を積極的に動員する課題では非麻痺側の抑制を考慮する．このように，実施する課題の構成要素によって上記①②は使い分けることが重要で，前提としてバイタルサインや脳画像，予後予測，諸動作の評価から両者に優先順位をつけることがセラピストの役目と思われる．本項では非麻痺側を含めた姿勢調節機構についても言及しながら，非麻痺側へのアプローチについて述べる．

2. 非麻痺側上下肢・体幹の評価

上記コンピテンスのすべてがどの症例にもあてはまるのではなく，症例によって重要項目も異なる．以下に項目別に確認する点をあげる．

a) 臥床期間はどれくらいか，発症からの経過をみておく．離床時の血圧低下，肺炎や深部静脈血栓症の合併などは臥床している期間を長期化しやすい．筋力低下については触診や周径計測，筋力測定により筋萎縮の程度を把握する．

b) まずは脳画像を確認し姿勢調節障害の有無を推測する．姿勢調節障害は臥位のみでは確認しづらく，いちばん評価しやすいのは立位姿勢，次に座位姿勢が確認しやすい．アライメント評価や動的バランスから姿勢調節障害の程度を評価する．

3. 評価と治療の実際

a 臥床期間が長期化し，廃用症候群による筋力低下が背景にある場合

臥床期間の長さにより筋萎縮や関節可動域制限の程度は変化するため，事前情報として臥床期間や1日の中でどのくらい臥位時間をとっているか把握しておく．先行研究をみてみると，大川ら[1] は脳卒中患者の非麻痺側上下肢において，発症後の期間と筋力とは有意な負の相関があると報告している．また阿部ら[2] は発症24時間以内の超急性期から脳卒中患者の麻痺側・非麻痺側の大腿四頭筋と前脛骨筋の筋厚を調査しており，筋厚の減少は2病日から両側に生じ，調査を続けた28病日まで減少が継続した．そのため，臥床時間の延長に伴う廃用性筋力低下は早期から生じることを念頭に置いておく必要がある．筋萎縮の程度の把握はHachisukaら[3] の大腿四頭筋，阿部ら[2] の外側広筋などが指標として参考になるため，浮腫などの出現に留意すれば大腿周径を評価することでおおまかに把握することが可能である．

①介入方法

レジスタンストレーニングは筋力や筋持久力および基礎代謝率を増加させ，活動時の主観的疲労度を減少させる．対象となる筋は，抗重力筋として働く下肢筋群や日常生活上よく用いる上肢筋群などである．

表1 にレジスタンストレーニングの具体的な運動処方を示す．軽度の負荷であれば臥位で行う四肢の自重やセラバンドの負荷を用いた運動処方を行い，中等度以上の負荷であれば立ち上がり動作やスクワット動作が身体重量を負荷にした運動として実施できる．近年では安全に配慮した立位保持をサポートする機器があり，立位での活動機会を増やすことで抗重力伸展筋の強化および立位バランス課題への移行を円滑に進めること

11 非麻痺側への治療

表1 レジスタンストレーニングの負荷と具体的な運動処方

負荷	強度 %1RM	強度 RPE	回数 1セット当たり（回）	回数 セット数（回）	頻度 1週当たり（日）
軽度	20〜40	10〜11	8〜15	1〜3	2〜3
中等度	40〜60	11〜13	8〜15	1〜3	2〜3
高強度	60〜80	13〜16	8〜15	1	2〜3

RPE（rating of perceived exertion）：主観的運動強度

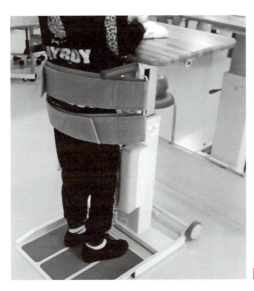

図1 立位保持をサポートする機器の例

ができる 図1 .

b 脳卒中発症により姿勢調節障害が顕著に表れている場合

　姿勢調節障害で重要な徴候は「脳卒中後に非麻痺側に関節変形，感覚障害などの機能障害がみられないにもかかわらず，座位や立位の姿勢制御で非麻痺側もアライメントが崩れ非麻痺側上下肢で過剰な努力を必要としている状態」であると考える．近年，皮質網様体路の下行性神経線維が同定された報告[4]があり，高草木らの報告[5]にある皮質-網様体脊髄路（皮質網様体路ならびに橋延髄網様体脊髄路）の役割が明らかになってきている 図2 （第Ⅲ章-4項の図1，93頁も参照）．姿勢制御において目的とする動作を遂行するためには，それに最適な姿勢が準備され，意図せずとも随意運動には先行する姿勢を調節する仕組みが存在し[5]，これを予測的姿勢調節と呼ぶ．これは姿勢調節や歩行時に必要な体幹筋や四肢の近位筋の制御を行っている．網様体脊髄路ニューロンの中

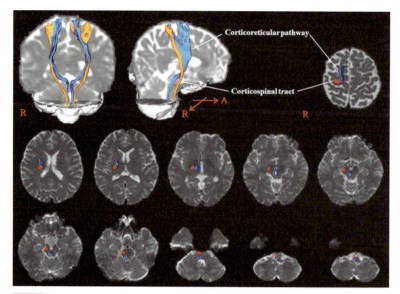

図2 拡散テンソル画像による皮質網様体路の同定
(Yeo SS, et al. Neurosci Lett. 2012; 508: 9-12[4]) より許諾を得て転載)

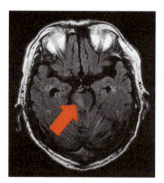 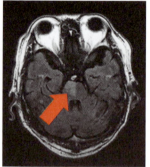

図3 症例の脳画像

には，脊髄全長にわたり両側性に軸索側枝を投射することから，内側下行路系は両側の姿勢制御に関与していると考えられる．

　ここで症例を提示する．脳幹梗塞による左片麻痺を呈した60歳代男性．症例は脳画像では橋上〜中部の傍正中動脈領域に梗塞巣がみられ（ 図3 の矢印），健常成人の橋上部〜中部の皮質網様体路 図4 を考慮すると橋腹側を走行する皮質脊髄路と橋の内側かつ背側を走行する皮質網様体路の障害が考えられた．また，内側毛帯や前庭神経は損傷されておらず，中脳や延髄レベルで梗塞巣はみられなかった．立位姿勢では，長下肢装

11 非麻痺側への治療

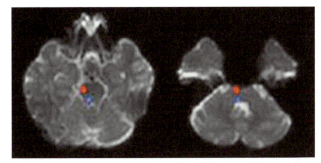

図4 健常成人の皮質脊髄路（赤）と皮質網様体路（青）の経路
（Yeo SS, et al. Neurosci Lett. 2012; 508: 9-12[4]）より許諾を得て転載）

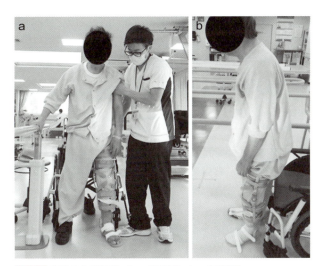

図5 症例の立位姿勢（a：前額面, b：矢状面）
姿勢調節障害と考えられる症候は
［前額面］①非麻痺側への姿勢矯正に対する非麻痺側への体幹側屈,
　　　　　②骨盤麻痺側偏位
［矢状面］③骨盤前方 or 後方位

具を装着しても骨盤後方・左回旋位となり，体幹も麻痺側へ側屈し **図5**，ステップ動作などの動的バランスでは麻痺側後方へ転倒する危険性があった **図5a**．さらに代償的な反応は非麻痺側上下肢にみられ，非麻痺側肩関節・股関節が外転・伸展位を呈し，非麻痺側下肢のハムストリングスやヒラメ筋が持続収縮し姿勢を保持していた **図5b**．また静的立位で押す動作も出現するが，特徴的な点としてセラピストによる非麻痺側方向への姿勢修正には抵抗せず，非麻痺側へ体幹側屈して姿勢調節を行っていた．以上のこ

とから本症例の姿勢調節障害はプッシャー現象とは異なると考えられる．

①姿勢調節障害に対する介入

　Pandianら[6]は慢性期CVA患者における非麻痺側を中心とした治療プログラムはバランスや機能回復に効果があるかRCTで検証した．非麻痺側上下肢も加えた治療プログラム（歩行動作・ステッピング動作・ペダリング）を併用した介入群の方が麻痺側のみの治療プログラムを実施した対照群と比較してバランス能力とADL能力において改善を示したと報告している．筋力強化や関節可動域練習を麻痺側のみで実施するのではなく，非麻痺側上下肢を含め，姿勢調節課題（バランス課題）を治療プログラムに取り込むことが重要と考える．皮質網様体路は両側の体幹や四肢近位筋を支配しており，損傷半球側の皮質網様体路損傷があると両側に姿勢調節障害が生じると考えられる．逆をいえば，非損傷半球からも両側の網様体脊髄路へ投射があり，非麻痺側や麻痺側の姿勢制御を行うメカニズムは備えられている．加えて，バランス課題は静的なバランス課題よりもステップ課題や段差昇降など重心の移動を伴う動的なバランス課題の方が新しい支持面に対する予測的な姿勢調節を可能にすると考えられる．これが一側に偏ったバランス練習よりも両側の交互運動を取り入れた方がより効果的であるとするPandianらの報告とも一致する．

a．立位体重移動練習 図6a

　麻痺側の膝関節が伸展位で保持できない場合は課題難易度を下げる目的で長下肢装具を使用し，前後左右への重心移動を制御する課題に集中できるよう工夫する．また姿勢

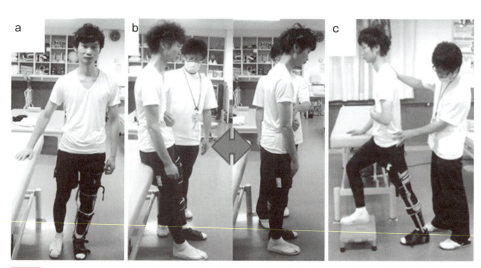

図6 バランス課題の例（a：体重移動，b：高座位からの立ち上がり動作，c：ステップ動作）

制御課題中は，上肢で支持しない方が難易度が高く，上肢で姿勢制御を補助する場合も力を入れすぎないよう指導する．

b. 高い座面からの立ち上がり動作練習 図6b

立ち上がり動作は座面の高さが難易度に直結するため，患者の身長に対して座面が低すぎると動作遂行のために非麻痺側下肢の伸展活動のみで立ち上がってしまう．座面を高くすることで立ち上がり直後の立位姿勢の制御に重点を置くことができ，麻痺側と非麻痺側の体重移動や重心制御も行いやすい．また座面を高くした方が骨盤前傾位をとりやすいため端座位で姿勢調節が難しい症例にも適応となる．

c. ステップ動作練習 図6c

重心の移動を伴うステップ動作は非麻痺側下肢を前にステップする方が難易度は低いが，上記2つの課題よりも難易度は高い．歩行の開始は麻痺側を振り出すよりも非麻痺側から行う方がその後の歩行リズムを作りやすく，非麻痺側下肢からの振り出し～立脚相の姿勢制御までを行う．段差などを用いると非麻痺側下肢を挙上している際に麻痺側下肢の支持が必要になり難易度が高くなる．

②介入後の経過

a. 立位姿勢 図7

非麻痺側への体重移動を行っても体幹が側屈することはなくなった．麻痺側の膝折れもなくなってきており左右の体重移動は見守りで可能．矢状面においても頭部-胸郭-骨盤-下肢のアライメントが改善している．

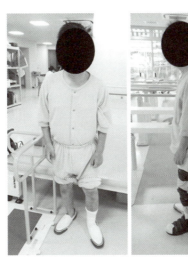

図7 介入後の立位姿勢（前額面と矢状面）

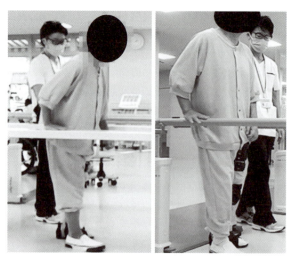

図8 ステップ動作時の非麻痺側からみた立位姿勢制御の様子（介入前と介入後）

b. ステップ動作 図8

　介入前は非麻痺側下肢接地後に体幹を前傾して姿勢制御を行っていたが，介入後はステップ時に体幹が前後左右に崩れることなく可能となった．

❖文献

1) 大川弥生, 上田　敏. 脳卒中片麻痺患者の廃用性筋萎縮に関する研究―「健側」の筋力低下について―. リハ医学. 1998; 25: 143-7.
2) 阿部千恵, 村上賢一, 藤澤宏幸. 急性期脳卒中片麻痺患者における筋厚の継時的変化. 理学療法学. 2016; 43: 136-42.
3) Hachisuka K, Umezu Y, Ogata H. Disuse muscle atrophy of lower limbs in hemiplegic patients. Arch Phys Med Rehabil. 1997; 78: 13-8.
4) Yeo SS, Chang MC, Kwon YH, et al. Corticoreticular pathway in the human brain: Diffusion tensor tractography study. Neurosci Lett. 2012; 508: 9-12.
5) 高草木　薫. 運動麻痺と皮質網様体投射. ニューロリハビリテーションにおけるサイエンス―臨床と研究の進歩. 脊椎脊髄ジャーナル. 2014; 27: 99-105.
6) Pandian S, Arya KN, Kumar D. Does motor training of the nonparetic side influences balance and function in chronic stroke? A pilot RCT. ScientificWorldJournal. 2014; 2014: 769726.

〈中村　学〉

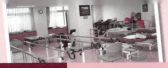

III 急性期の評価と治療

12 体幹の治療
急性期での抗重力姿勢制御の土台として体幹を治療できるか

- ☑ 座位・立位において
  - ・姿勢筋の活動を回復し抗重力伸展姿勢を獲得できる．
  - ・左右のアライメントが整った姿勢を獲得できる．
  - ・骨盤-胸部-頭部間で協調した滑らかな運動を獲得できる．
  - ・動作における適切な重心制御と可動性を獲得できる．
- ☑ 寝返り・起き上がりにおいて
  - ・適切な荷重点を選択し腹側筋群の活動性を向上させることができる．
  - ・補助手段に頼らない効率的な起き上がり動作を獲得できる．
  - ・過剰努力の回避と運動自由度の拡大に向けて回旋運動を獲得できる．

1. 脳卒中における体幹機能障害

　脳卒中における体幹機能は上下肢の運動麻痺の影響を受けながら，体幹そのものの姿勢制御障害が全身運動を妨げる[1-3]．表1 に掲げる特徴を確認し，それぞれを治療対象として考慮する．

2. 体幹機能の評価

a 姿勢アライメント

　姿勢を維持することや身体各部位が空間上どこに配置しているかを認識できることは，運動や活動の基盤となる．座位や臥位での体幹姿勢アライメントは動作全体の特徴を把握することになる．

表1 脳卒中における体幹機能の特徴

- 神経学的には両側性支配が大きく上下肢の運動麻痺と比べて麻痺側機能が良好なこともあるが，非麻痺側機能も障害されている可能性もある.
- 身体左右が連結しているため，解剖学的にも麻痺側の影響を受ける.
- 抗重力的な伸展姿勢よりも固定的な屈曲姿勢をとりやすい. 腹部は不安定で腰背部は過緊張，胸部は伸展性に乏しい.
- 麻痺側は上下肢の麻痺の影響で，座位や立位では骨盤の下制後傾と胸腰部の麻痺側側屈回旋を生じやすい. 起き上がりでは（頭部を含め）胸部と腰部に協調した動きがとりにくい.
- 運動麻痺が軽度でも重心は麻痺側に偏り，麻痺側への転倒を防ぐために非麻痺側で屈曲固定している.
- 脊椎変形など，麻痺以前から機能障害を抱えていることが多い.

表2 姿勢アライメントの評価視点

- 身体のどの部位で支持物と接し，そのうちのどこで荷重しているか？
- 姿勢はどこで崩れ，転倒を防ぐためにどの筋が活動しているか？
- 骨盤，胸部，頭部の相対的位置関係はどうなっているか？
- 体幹の姿勢は四肢に影響を与えているか？ 反対に四肢の姿勢が体幹に影響を与えているか？
- 姿勢の崩れは神経活動の異常か？ それともメカニカルな問題か？

　　評価の視点を **表2** に示す. 座位や臥位での観察ポイントを **図1** と **図2** に示す.

b｜動作の評価

　　急性期では基本動作を治療の中心にすることが多い. 体幹機能は立ち上がりと起き上がりの動作において重要な評価が行いやすい. 立ち上がりでは臀部離床までの伸展運動，起き上がりでは半側臥位までの回旋運動と長座位へ移行するための屈曲運動から伸展運動への切り替えを観察する. いずれも座位や臥位姿勢をベースに上半身の運動を優位にさせていることが多い. 動作を開始するまたは大きく動かす身体部位に運動の注意が向いているが，他の身体部位が有効に使えていない可能性に注目する. 有効に使えていない場合は，単なる出力の問題よりも可動性や使用方略（運動方略とその基盤となる荷重感覚や固有感覚）に問題があることが多い. 体幹機能に関する立ち上がり動作の評価ポイントを **図3** に，起き上がり動作の評価ポイントを **図4** に示す.

c｜可動性の評価

　　姿勢や動作における異常の原因としてまずメカニカルな問題がないかを確認する. 筋の短縮や拘縮，骨関節の変形による可動制限がないかを調べ，改善の可能性を評価する.

12 体幹の治療

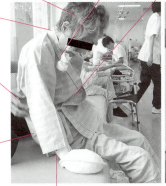

- 骨盤後傾による重心の後方偏倚に対して頭部は前方に位置させる
- 前胸部は小胸筋や大胸筋が短縮している
- 前腹部は上部筋膜が短縮している
- 麻痺側肩甲帯周囲筋の活動不均衡により肩甲骨は外転下制する
- 頭部の落下を防ぐため後頚筋は収縮し頚椎（特に項部）は伸展している
- 胸郭はTh12あたりを凸に前屈し胸背筋は頭部の落下を防ぐために緊張している
- 腰背筋は過活動で短縮しているため腰椎は伸展している
- 股関節屈筋の低活動とハムストリングスや深層外旋筋の短縮で骨盤は後傾する．荷重は坐骨結節でなく臀筋で受ける
- 非麻痺側側腹筋を収縮させ麻痺側への体幹の落下を防ぐが，腰部は麻痺側に押し出される
- 麻痺はハムストリングス・臀筋の低活動により臀部はつぶれ骨盤が傾斜する

（右麻痺）

図1 座位における姿勢アライメントの観察ポイント

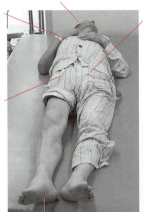
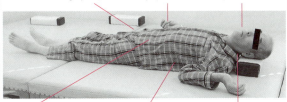

- 頭部は非麻痺側を向き傾斜している
- 胸部は非麻痺側に回旋している
- 腰部は低緊張で正中位を保っていない
- 骨盤は麻痺側に回旋している
- 骨盤は前傾している
- 下部胸部は挙上している
- 頭部は後屈している
- 麻痺側上下肢が外側に落下するのを頭部や胸部で非麻痺側に牽引している
- 腹斜筋や腹横筋は低活動である
- 下部胸部から腰部にかけて背筋は収縮している
- 後頚筋は収縮している

図2 臥位における姿勢アライメントの観察ポイント（右麻痺）

Ⅲ 急性期の評価と治療

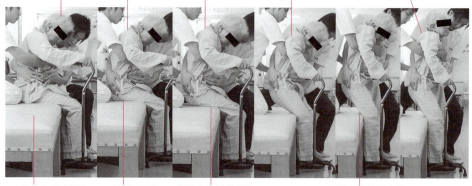

上段ラベル（左→右）:
- 顔を正面に向け重心を高く保つことができるか？
- 胸部が前方へ移動してくるか？
- 体幹の垂直位が保てるか？
- 上肢操作ではなく下肢から体幹のリフトを行っているか？
- 支持基底面内に重心線を安定させる体幹姿勢がとれるか？

下段ラベル（左→右）:
- 立ち上がりの準備となる姿勢をとれるか？
- 骨盤が前傾するか？
- 下肢の内外転中間位と骨盤の水平位が保てるか？
- 下肢の伸展と連動して骨盤と体幹の直立がみられるか？

図3 立ち上がり動作の評価ポイント

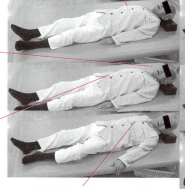

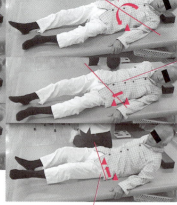

左側ラベル:
- 顔が起き上がり側に向き頭部が屈曲挙上するか？
- 腹部筋の緊張があがり体幹が屈曲運動に入るか？
- 反対側上肢が挙上内転し肩甲帯の前方移動がみられるか？

上部ラベル:
- 体幹が過伸展姿勢になっていないか？
- 下部胸郭背面に荷重し回転する対角運動がみられるか？

右側ラベル:
- 下部胸郭上へ上半身重心が移動するタイミングで体幹屈曲運動に切り替え骨盤上部に荷重点を移せるか？
- 骨盤上部へ上半身重心が移動するタイミングで股関節屈曲運動に切り替え座骨結節上に荷重点を移せるか？

図4 起き上がり動作の評価ポイント（右麻痺）
起き上がりを通じて頭部の動きによる上半身重心移動と運動方向の誘導がみられるか，体幹の分節的運動がみられるかを評価する．

12 体幹の治療

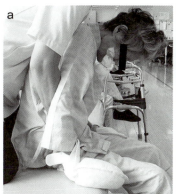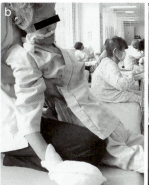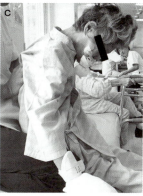

図5 座位での体幹可動性評価
a: 屈曲可動性．自力で行うのを側方から観察し屈曲点を探す．他動的に屈曲させて観察で得られた屈曲点以外の部分（特に腰背部）の伸長性を調べる．また骨盤を前傾させ股関節の可動性と制限因子を調べる．
b: 伸展可動性．自力で行うのを側方から観察し伸長性が不足している部位を探す．他動では後方から胸郭を伸長させながら伸展する．特に前胸部の伸長性と腰椎の可動性を調べる．
c: 回旋可動性．自力で行うのを後方または上方から観察し可動部位と固定部位を探す．他動では骨盤を固定しながら胸郭または肩甲帯を回旋し伸長性を調べる．

脊椎の変形は高齢者に多いが改善は困難であり，可動制限や姿勢異常の制約下で動作を行わなければならない．体幹の可動性のみかたを 図5 と 図6 に示す．

3. 体幹機能の治療

a 可動性の改善

　可動性の改善が得られそうであれば，mobilization を行う．筋や筋膜を徒手的に直接操作し柔軟性の向上を引き出す．伸張性が得られた範囲で他動的な関節運動を行い，可動性の向上を引き出す．筋や関節は複合的に機能するため，ターゲットに隣接する筋や関節の動きを確かめながら治療を行う．胸部可動性の治療を 図7 に，腰部可動性の治療を 図8 に示す．

b 選択的運動の促通

　可動性改善の治療を行った後，再び動作の評価を行う．前述した評価ポイントにおける体幹運動を確認し，運動の選択性が不十分な場合は要素的な運動促通を行う．徒手的にターゲットとする筋や関節に選択性と運動方向性を与えるような刺激を加え，頭尾

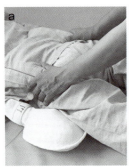 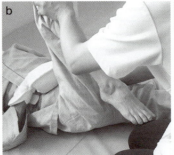 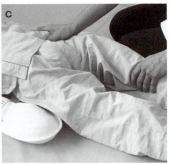
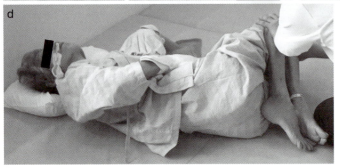

図6 臥位での体幹可動性評価

a: 骨盤の可動性．他動的に3次元方向に動かし可動性を調べる．特に腰背部や股関節前面部の抵抗性を評価する．
b: 股関節の屈曲可動性．他動的に屈曲その後内転方向に動かし可動性を調べる．大腿骨頭が内上方位で外旋していることが多い．これらは座位での骨盤の前傾を妨げる要因になる．
c: 股関節の伸展可動性．他動的に伸展内旋方向に動かし可動性を調べる．屈筋群と外旋筋群の伸長性が低下していることが多い．これらは立位での骨盤中間位姿勢を妨げる要因になる．
d: 体幹の回旋可動性．他動的に下肢や肩甲帯を操作し可動性を調べる．腹部の緊張低下と背部の伸長性低下が多い．これらは寝返りや起き上がり，リーチや歩行での動作円滑性を妨げる要因になる．

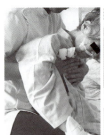 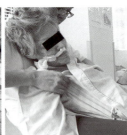 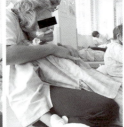 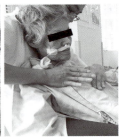

図7 胸部可動性の治療

左から，小胸筋，大胸筋，腹直筋，胸骨筋のmobilization．胸部の伸展には前胸部筋の柔軟性が影響していることが多い．胸部回旋の可動性には肋間筋のほかに，大胸筋や広背筋など肩甲帯に関わる筋が影響していることが多い．

■12 体幹の治療

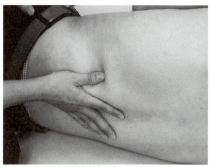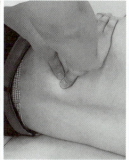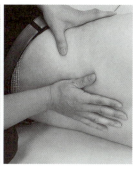

図8 腰部可動性の治療
左から，腸肋筋・最長筋，棘筋，腰椎の mobilization．腸骨筋と最長筋は外側から内前方に向けて動かす．棘筋は局所的に短いストロークで動かす．腰椎はほぼ屈伸運動であり，骨盤の前後傾と下部胸郭の屈伸・回旋と連動する．これには胸腰筋膜，広背筋，腰方形筋など複数の組織が関わるため，腰椎の屈伸可動性を引き出しながら抵抗部位を詳細に探索する．

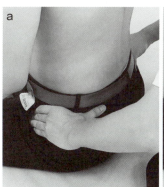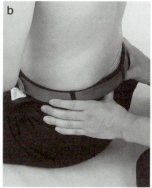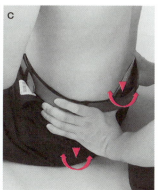

図9 立ち上がり動作における骨盤前傾の誘導
a：大腿直筋腱と大腿筋膜張筋を外側から内下方に向けて移動させながら股関節を屈曲し骨盤を前傾させる．
b：後上腸骨棘レベルで多裂筋を外側から内上方に向けて徒手的に感覚手がかりを与え筋活動を促す．
c：腸骨から座面に向けて圧を加え坐骨結節を支点に骨盤の前後傾運動を誘導する．

側・尾頭側方向に連続した運動が誘発されるように運動タイミングを学習させる[4]．立ち上がり動作における骨盤前傾の誘導を 図9 に，胸部伸展の誘導を 図10 に，起き上がり動作における腹部回旋の誘導を 図11 に示す．

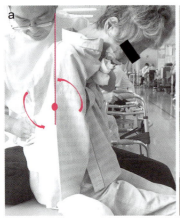 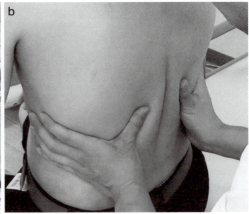

図10 立ち上がり動作における胸部伸展の誘導

a: 胸骨部での前胸部上方伸長と胸椎部での胸背部下方運動を組み合わせ，偶力による軸回転運動を誘導する．関節運動は胸椎だが軸回転を安定化させるには前方にある重心線上を回転中心とする．

b: 胸部運動には第12胸椎がポイントとなる．伸展には僧帽筋下部線維と腸肋筋を活動させる．外側から正中方向に筋腹を寄せながら下方に移動させ，徒手的な感覚手がかりで誘導する．

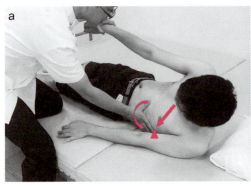 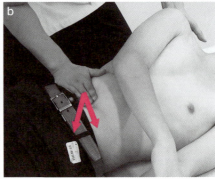

図11 起き上がり動作における腹部回旋の誘導

a: 起き上がりでは下部胸郭，骨盤上部，座骨結節へと荷重点が移動する．各荷重点の位置と上半身重心の運動方向を徒手的な感覚手がかりで誘導する

b: 体幹の回旋運動には外腹斜筋の活動が欠かせない．動作の相により側方と屈曲要素が加わりこれらはほかの筋との協働になるが，外腹斜筋への徒手的感覚手がかりで誘導する．

c その他の治療

　側方重心移動，リーチにおいては体幹の屈伸，回旋，側屈の複合要素が求められる[5]．これには上下肢や頭部の運動との連関が必要である．要素的な運動を促通したのち，動

作の中で重心制御を図りながら抗重力伸展活動を促していく．ブリッジ，背臥位での上下肢挙上，（半）腹臥位での上下肢支持や呼吸運動なども用いて，体幹機能を複合的に高めていく．

❖文献

1) 冨田昌夫，佐藤房郎，宇野　潤，他．片麻痺の体幹機能．PTジャーナル．1991; 25: 88-94.
2) 佐藤房郎．片麻痺の体幹運動と筋活動．理学療法学．1994; 21: 464-9.
3) 藤原俊之．脳卒中の体幹機能の評価と予後．臨床リハ．2002; 11: 942-6.
4) 佐藤房郎．中枢神経疾患の理学療法とコアスタビリティトレーニング．理学療法．2009; 26: 1219-27.
5) 今井覚志，小林　賢，東海林淳一，他．座位リーチ動作の運動学的解析－片麻痺患者と健常者の比較．総合リハ，2002; 30: 161-6.

〈渡辺　学〉

III 急性期の評価と治療

13 基本動作練習
麻痺側の認知と抗重力伸展活動を促しながら基本動作が治療できるか

コンピテンス
Competence

- ☑ ボディースキーマが崩壊した脳卒中患者に対して，身体への感覚入力や麻痺側の認知を促しながら姿勢調整ができる．
- ☑ 寝返り・起き上がりにて頸部−上肢，上部−下部体幹の協調性が獲得できる．
- ☑ 立位にて下肢・体幹・頭部の協調的な抗重力伸展活動が獲得できる．
- ☑ 代償動作を生じないよう感覚入力やハンズ・オンを用いながら，患者の反応を引出し治療できる．
- ☑ 患者の個別性を理解して起居動作の方略を柔軟に選択し治療できる．

≫ 1．急性期における起居動作の治療方針

　人は本来目を閉じていても身体の各部位が空間上のどこにあり，どのように動いているかを意識下に処理することができる．これをボディースキーマという[1]．急性期の脳卒中患者の場合，意識障害や運動麻痺のため身体の変化にも気づかずボディースキーマが崩壊し，身体状況を正しく認知することができない．体の各部位がどこに存在して，どのようにすれば身体を起こし支えることができるのかわからない状態である．よって動作時に転倒への恐怖感を生じ，身体を安定させようと非麻痺側の過剰努力や麻痺側の筋緊張異常を生じ，非効率的な起居動作につながる．このような状態に陥らないためにも，急性期の段階から感覚情報が有効に利用されるように十分に姿勢調整を行い，起居動作を通じて適切な体性感覚入力を施していく必要がある．この感覚情報がボディースキーマの再建につながり，患者自身が自分の身体をより正しく認識し動かすことに繋がっていく．患者が急性期の麻痺を生じた身体で，どの運動機能を用いて動作を遂行しようとし，なぜその運動方略を選択しているのかを麻痺の状態や認知機能と照らし合わせて評価していく．セラピストは自分がイメージしている患者の身体像をもとに評価を行うの

ではなく，感覚入力やハンズ・オンに対して患者がどう反応するのかを注意深く観察する．そして用いている機能や方略の選択に誤りがあれば，修正や促通を繰り返すことで患者にとって効率のよい起居動作を獲得していく．ここで記載する治療は一例であり，患者の個別性を理解して起居動作の方略を柔軟に選択して治療することが重要である．

2. 寝返り

a 開始姿勢：臥位

誤ったボディスキーマのもとで不適応な状態が臥位で生じると，ベッド面に対する不適切な抗重力活動により，麻痺側をベッドに押し付ける反応（緊張性迷路反射）が生じる．背筋群は常に緊張を強いられ，座位や立位での適切な体幹筋群の活動につながらない．よって床面との接触面積を大きくした臥位姿勢を提供し体性感覚を入力することで不適切な姿勢方略を抑制していく[1]．麻痺側肩甲帯と骨盤の後退したアライメントを修正し，荷重感覚が得られていない支持基底面を触覚刺激し感覚応答を準備する 図1 ．

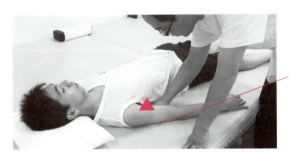

寝返る側の上下肢を軽度外転し接触面（側胸部）を触覚刺激する

図1 寝返り側への体性感覚刺激

b 寝返り動作

重度麻痺患者の場合，まず麻痺側への寝返りを行うことで体性感覚を入力し麻痺側の身体および空間への認知を促していく．麻痺側への寝返りでは，麻痺側の肩関節が圧迫されることで痛みを生じないよう肩甲骨を十分前方に引き出す必要がある．麻痺側を随意的に動かせない場合は，非麻痺側の手で肩甲骨を十分に前方に引き出しながら上肢を挙上する 図2 ．上肢リーチとともに頭部を回旋移動させ，非麻痺側下肢で床面を蹴ることで回旋力を生み出す 図3 ．これはいちばん推進力を得やすい方法だが，体幹や上肢の伸筋が過活動を起こし上部体幹が前方へ回旋しない場合もある．その場合は頭部や肩甲帯の回旋を促通し，下肢を前方に振り出す方法を選択する．側臥位姿勢が維持でき

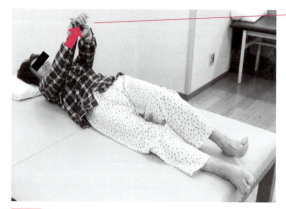

非麻痺側上肢で麻痺側の肩甲骨を前方に引き出す

図2 麻痺側上肢の前方突出（右麻痺）

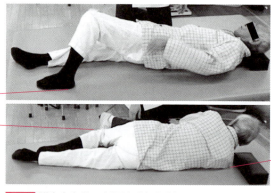

非麻痺側下肢で蹴ることで回旋は容易

非麻痺側下肢を前方に出すことで過剰な回旋が防がれる

麻痺側肩甲帯を前方突出できないと痛みを生じる

図3 脳卒中患者の寝返り（右麻痺）

ない場合は，体幹の安定性を活性化し骨盤が後方回旋しないよう固定性を高めていく 図4．

一方，非麻痺側への寝返りでは麻痺側の上肢の移動や頚部屈曲が生じにくいことから，胸部の挙上が選択され背筋群が過使用になりやすい．これにより上部体幹の屈曲回旋が不足し寝返りが実施できないことが多い 図5．

寝返りを開始するには，まず頭頚部の前屈と回旋を促しつつ，非麻痺側上肢で麻痺側上肢の挙上・内転を誘導させる．麻痺側の肩甲骨が後退しないよう注意し，手先もしくは寝返り方向を注視させながら寝返り側に運動の方向付けを行う 図6．その後，頚部の運動に伴って上部体幹の軸回旋が生じ胸郭が回旋する．この時に体幹の可動性や分離運動が低下しているのが観察される場合はモビライゼーションや胸郭の回旋運動を行い改善を試みる 図7．

13 基本動作練習

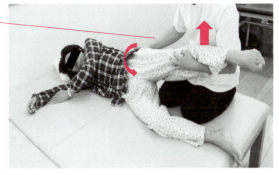

図4 側臥位での体幹筋促通（右麻痺）

下肢を外転保持し骨盤が後方回旋しないよう体幹筋で固定する

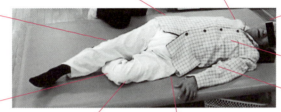

図5 非麻痺側への寝返り（右麻痺）

- 麻痺側上肢のリーチがみられない
- 肩甲帯の前方突出がみられない
- 頭頸部の屈曲が起きない（並進）
- 胸部正中部を回旋させようとする
- 回旋不足を補うが上肢が内転する
- 麻痺側上下肢の遅れにより骨盤が回旋しない
- 外転・外旋位をつくり内転筋を活性化させる
- 麻痺側下肢を操作する
- 麻痺側下肢の屈曲がみられない

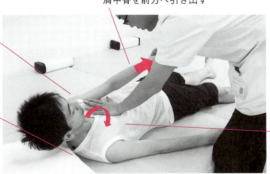

図6 頭部挙上と上肢リーチ

- 肩甲骨を前方へ引き出す
- 上肢を注視
- ・下顎を引き込むように運動を誘導する
- ・体幹前面筋と協調させ下顎挙上代償を抑制する
- Th6を軽く押し下げるように圧迫する

III 急性期の評価と治療

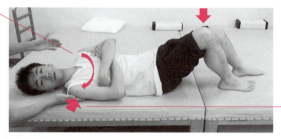

両膝は安定した状態で胸郭の分離した回旋を促す

接地面を触覚刺激する

図7 胸郭回旋運動

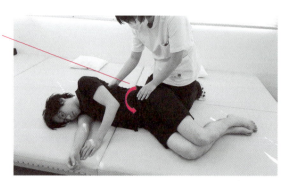

胸郭を固定した状態で腹斜筋群を利用し骨盤の回旋を促通する

図8 上部-下部体幹の連結運動

　上部体幹の回旋に引き続き下部体幹が協調することで寝返りが完成する．体幹が上部と下部で分節的に動く場合には，前半の相で上半身・下半身の一方を回旋するために拮抗運動が必要であり，後半の相では捻じれを戻す運動が必要となる．いずれの相も一方がおもり（アンカー）として安定していることが重要である．

　この相では骨盤の回旋を引き出すために麻痺側下肢が膝立てできるかがポイントとなる．随意運動が困難な重度麻痺患者に対しては，上肢のリーチと頚部回旋とともに非麻痺側下肢で麻痺側下肢を屈曲内旋方向に操作し寝返りを誘導する．この時骨盤の後方回旋が生じる場合は，上部-下部体幹の連結を促通していく **図8**．下肢の随意運動が可能な場合は，臀筋と腹部筋を収縮させ骨盤を安定化させながら膝立ての練習を行う **図9**．膝立てが可能となれば上肢リーチと頚部回旋に伴い，麻痺側股関節内転筋と腹斜筋を利用しつつ骨盤を回旋することができ寝返りが完成する．

3. 起き上がり

　起き上がり動作は背臥位から座位と変化していく支持基底面に対して各分節を協調させながらタイミングよく運動点を移動することが必要とされる．しかし脳卒中患者の場

13 基本動作練習

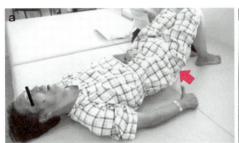 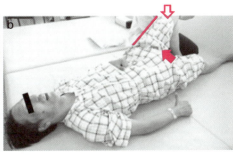

図9 臀筋と体幹筋の協調運動

a: 両脚ブリッジ
・骨盤後傾を誘導
・臀筋に触刺激
・骨盤が下がる時は介助または抵抗による連合反応の誘発

b: 麻痺側下肢ブリッジ
・麻痺側下肢を膝立て，軽度外転位，膝から足部に圧を加え踵荷重
・骨盤前方回旋を促しながら股関節伸展誘導
・下腿を前傾介助してもよい

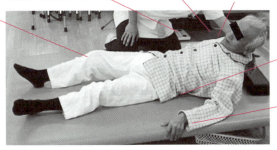

麻痺側肩甲帯が後方にあり背筋群が活動しやすい
麻痺側上肢のリーチがみられない
肩甲帯の前方突出がみられない
麻痺側腰背筋の活動により下肢は外転連合反応を起こす
背筋活動が優位となり胸郭は並進，腰部は伸展する
非麻痺側の手や肘で引き上げようとすると背筋群が動員される

図10 脳卒中患者の起き上がり（右麻痺）

合，前胸部を持ち上げようとして背筋優位になり麻痺側肩甲骨が後退し起き上がれないことが多い 図10．

　起き上がりには様々な方法があるが，半側臥位を経由する起き上がりでは，まず体幹の屈曲回旋により支持基底面が拡大するため肘で支えるスペースを十分確保する．麻痺が重度の場合は，下肢を重みとして利用するために非麻痺側下肢で麻痺側下肢を操作しベッドから下す．その際に屈筋の過活動により下肢が屈曲し起き上がれない場合 図11 は，長座位での起き上がりを選択する．

　まず背臥位から胸郭の外側に荷重点を移動させるように，頭部屈曲と体幹屈曲・回旋を誘導し胸郭を挙上していく．視線を起き上がる方向に誘導しつつ伸展パターンとならないよう，頭部の動きと外腹斜筋が屈曲・回旋方向に協調的に働くよう促通する 図12．

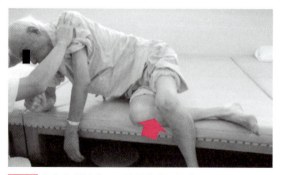

図11 起き上がり時に下肢屈曲する場合

支持点を胸郭外側に移動させて胸郭の挙上を介助
腹斜筋や支持面となる腰背部を触診し，体性感覚刺激を入力をすると促通しやすい

上肢の前方リーチを誘導し側腹筋を活性化

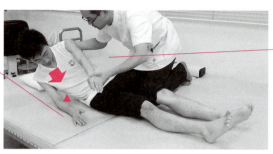

図12 頸部屈曲と体幹回旋運動

半側臥位から肘支持になる際，非麻痺側の肘をベッドに押し付けることにより逆回転のモーメントが生じ，背臥位に戻ってしまう場合が多い．この場合，上肢のポジションや重心移動のタイミングがポイントとなる 図13．どの上肢のポジションで筋収縮が発揮しやすいのか評価したのち，非麻痺側の肩関節を安定させつつ肘支持となる 図14．そこから体幹の屈曲・回旋を増しつつ，頭部が肩から肘の上にくるタイミングで体幹を腹側傾斜させ肘を伸展し手支持に切り替えていく．この時，頭部を（上方ではなく）前方へ弧を描くように移動させ，骨盤-股関節を中心とした屈曲により起き上がることで支持基底面を臀部に移す 図15．

4. 座位保持・バランス

a 静的座位

　最適な座位姿勢を保持することは上下肢の運動機能だけでなく，視覚や前庭迷路機能，摂食嚥下機能や呼吸器，消化器の機能など様々な要素によい影響を及ぼす．しかし急性

13 基本動作練習

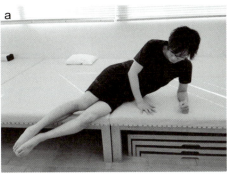 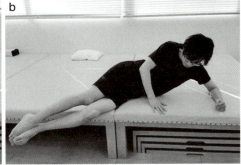

図13 **上肢の位置による起き上がりの違い**
a: 肩外転60°での起き上がり．肘→手支持になる際の効率はよい．
b: 肩外転位（60°以上）での起き上がり．腹筋群の活動が不十分な場合はこちらの方が実施しやすい．

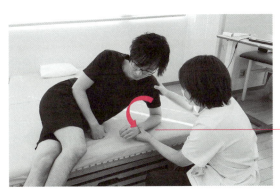

肩を内旋方向に誘導し頚部と体幹を屈曲方向へ

図14 起き上がり：肘支持

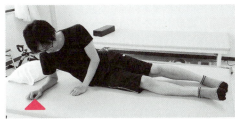 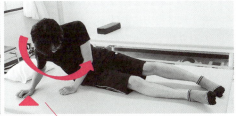

頭部が肩から肘の上へ移動する時に正中方向へ運動方向を切り替える

図15 起き上がり：肘支持から手支持

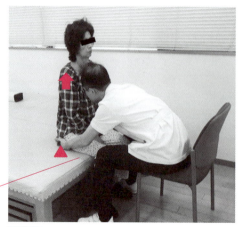

坐骨結節にむけて圧刺激を入力し体幹の伸展反応を促通

図16 坐骨結節への圧迫

期で覚醒度が低下している脳卒中患者の場合，自己身体に注意が向かず随意的な座位保持は困難であり，まずは誘導による抗重力姿勢をとり姿勢形成を促していく必要がある．脳卒中の座位姿勢として，麻痺側の低緊張により重心は麻痺側へ偏移し，骨盤は後方に傾斜し体幹は麻痺側に崩れ非対称性を強めている．これに対してセラピストはただ姿勢を他動的に正中位に戻そうと介助しても患者に抵抗されることが多い．これは姿勢を適切に変化させることができない状態で過剰な固定により制御しようとする結果であり，セラピストがその姿勢を崩そうとするとさらに非麻痺側の過緊張を誘発し能動的な座位保持につながらない．これでは分節的な動きに乏しく体幹の抗重力伸展活動を生み出しにくくなる．まずセラピストが体性感覚を入力しながら，過剰努力を必要としない安定した姿勢を患者自身で探索させ自己の姿勢を理解することから始める 図16．

　座位で動作を行うためには，体幹は抗重力位を保ち質量中心を高く保ちつつ，頭頸部や上肢は自由に動けることが求められる 図17．質量中心を高めるためには骨盤や胸郭の直立が不可欠であり，まずは骨盤の前傾を誘導し，腰椎の抗重力伸展活動を促し下部体幹の安定性を高めていく（体幹の治療の項参照）．麻痺側での重心制御を高めるためには，上部体幹を操作しつつ麻痺側の坐骨結節に向けて荷重刺激を入力し荷重側体幹の立ち直りを誘発していく 図18．臀部の筋緊張低下が顕著であり麻痺側に傾く場合は，座面の調整により水平性を保つことも考慮する 図19．また，座位で骨盤後傾し下肢と体幹の協調した姿勢制御活動が得られにくい場合は，立位練習も併用していく．

b 動的座位

　静的座位保持を獲得したら能動的な重心移動運動と重心移動範囲を拡大し，荷重側の

13 基本動作練習

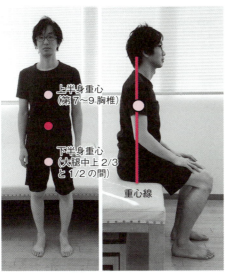
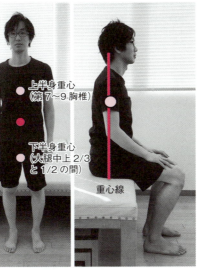

図17 重心と質量中心
重心：物体に作用する重力の合点
質量中心：物体の物質がその点に集中しているとみなされる点

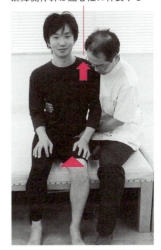

図18 側方への重心移動

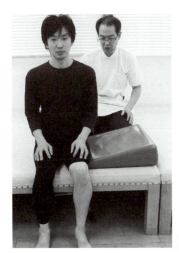

図19 骨盤の水平性を保つ練習

適切な抗重力伸展活動の獲得を目標とする．まず前方への重心移動は立ち上がり動作などに必要である．脳卒中患者の場合，下肢への重心移動に伴い下肢が外転・外旋し下肢の支持性が得られず姿勢が不安定となる．これに対し胸部を直立位のまま骨盤を前傾さ

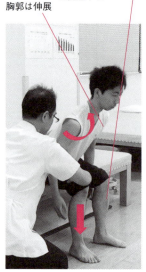

図20 前方への重心移動

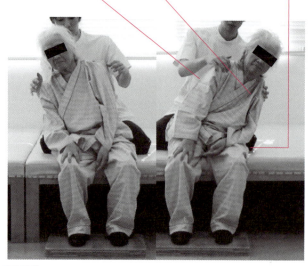

図21 脳卒中患者の側方への重心移動（左麻痺）

せ，足部に荷重すると，四頭筋と内転筋，ハムストリングスの筋活動が高まり姿勢が安定していく図20．

　側方への重心移動はいざり動作や移乗，歩行の立脚期の場面においても重要である．脳卒中患者の側方への重心移動は主に上半身の傾斜で行い，非麻痺側傾斜は床反力制御内で，麻痺側傾斜は非麻痺側筋の牽引内で制動している図21．これに対して，移動側と反対の脊柱起立筋と外腹斜筋，腰方形筋による制動，移動側のハムストリングスによる制動を行えるよう，移動側の坐骨結節に荷重をかけながら体幹の抗重力伸展活動を誘発していく[2]図22．この時肩甲帯の動的安定性が不良の場合は重心移動の妨げとなるため，肩甲帯の筋緊張やアライメントを水平に整えることが重要である．それでも上肢の重みが脊柱の垂直保持を阻害している場合は，テーブルなどに上肢を置き体幹筋が適切に活動しやすいよう工夫する．側方への重心移動が可能となったら左右への重心移動の切り替えを学習するため，臀部歩行の練習を加えてもよい．

　次に体幹の回旋運動は自己身体やベッド周囲の物などにリーチする際に重要になり，体軸内回旋がみられるかがポイントとなる．体軸内回旋とは脊柱の回旋運動による肩甲帯と骨盤帯の間の回旋であり，頭部またはそれ以外の部位から始まった回旋運動が途切れることなく全身に波及し，すべての体節が回旋運動を阻害しないように運動することを特徴にもつ．脳卒中患者の非麻痺側への回旋は上半身の回旋と体幹屈曲の制動で，麻

13 基本動作練習

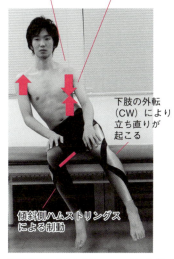

頭部の傾斜
上部体幹が重力に
従い傾斜

反対側の脊柱起立
筋と外腹斜筋によ
る制動

下肢の外転
(CW) により
立ち直りが
起こる

傾斜側ハムストリングス
による制動

図22 能動的な側方への重心移動

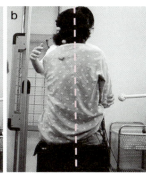

図23 体幹回旋（右麻痺）
a：非麻痺側体幹回旋．①麻痺側外腹斜筋による上部体幹の回旋と前屈，②頭部の前方突出，③非麻痺側脊柱起立筋による重心制御．
b：麻痺側体幹回旋．頭部の回旋と伸展により重心は非麻痺側に移動して安定する．

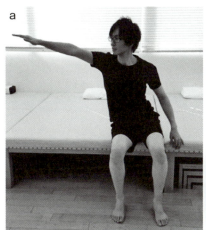
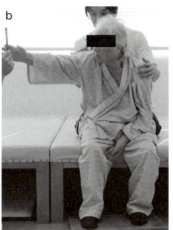

図24 端座位でのリーチ動作（a：健常者，b：左麻痺）

痺側への回旋は頭部の回旋と体幹の伸展で制動しやすい 図23．また脳卒中患者のリーチ動作は，骨盤後傾と脊柱後彎により重心移動をできるだけ避け，体幹をリーチする上肢の方向へ可能な限り側屈・回旋させる[3]．これに対してリーチ範囲を広げるためには，リーチ方向に胸部が回旋し，胸腰椎が伸展しながらリーチ方向に重心移動する必要があ

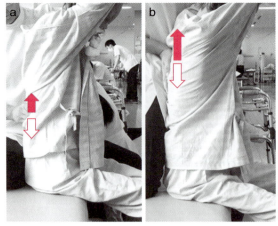

図25 上肢挙上位での運動（a：上肢挙上位での脊柱筋促通，b：上肢挙上運動と胸部伸展）
➡患者の反応，⇨徒手操作

る 図24 ．上肢挙上に伴う胸腰椎伸展，回旋の可動性や筋活動が低下している場合は個別に可動性や筋活動の促通を実施する 図25 ．リーチ時に姿勢が崩れる場合は上肢抵抗やワイピングなどclosed kinetic chain を利用する動作から開始してもよい．徐々に患者自身の肩，頭，腰，下肢のつま先などへリーチ範囲を広げていき，ベッド周囲へのリーチ動作につなげていく．

5. 立ち上がり

a 開始姿勢：座位

　急性期の脳卒中患者は，車いすに乗車し静的なもたれ座位をとる時間が長い．多くの場合が多裂筋や臀筋の低活動により骨盤後傾位をとり，立ち上がる時に体幹の質量中心を高くしていくことが困難となる[1]．すると前方移動への推進力を得ようと非麻痺側上肢で手すりやアームレストを引き込む代償動作を生じてしまう 図26 ．よって立ち上がり動作の開始前の姿勢として，骨盤を直立に起こすことが重要であり，質量中心を高めるために体幹の抗重力伸展活動を促通していく．座位保持・バランスの項で述べたように自身の姿勢を理解するために荷重感覚の探索から始め，骨盤前傾運動を促通する．また，臀部から足底にスムーズに重心移動を実施するためには下肢の位置も重要である 図27 ．
　麻痺した身体での姿勢制御を学習しないまま立ち上がりを行うと麻痺側に崩れ転倒し

13 基本動作練習

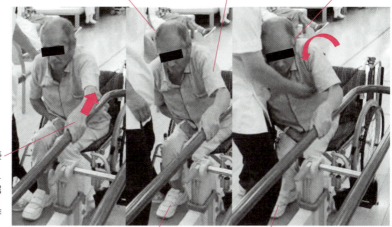

図26 脳卒中患者の立ち上がり（右麻痺）

やすくなり，過剰努力や代償動作をとりやすい．よって麻痺側への荷重や方向転換時はバランスを崩しやすいことを動作開始前に患者へ伝えたうえで動作を開始していく．

b 第1相：端座位から臀部離床まで

　体幹の質量中心を下げないよう体幹筋の抗重力伸展活動を維持しつつ足底への重心移動につなげていく．この時，骨盤前傾に従い胸郭が直立できるかがポイントとなる．胸椎の可動性が不十分な場合は，骨盤前傾に合わせ胸椎の伸展を促通する 図28 ．おじぎのような脊柱の屈曲を強める動作ではなく，前方を注視し質量中心を高めたまま屈曲するよう教示する．荷重刺激により足部内反や底屈が生じる場合は，足部のモビライゼーションや背屈の促通を行う必要がある 図29, 30 ．

c 第2相：臀部離床時

　重心が臀部から足底へ切り替わると立位への姿勢変換が生じてくる．骨盤前傾位で保持されたまま胸郭が伸展してくると，下肢の筋活動が高まり姿勢が安定していく（動的座位の項参照）．

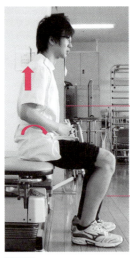

図27 立ち上がりの開始姿勢

・胸郭伸展
・骨盤前傾
・坐骨支持

・踵接地
・足部外反
・下腿前傾
・大腿内旋

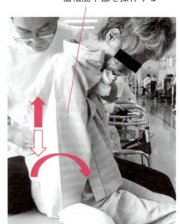

図28 胸椎伸展
➡患者の反応，⇨徒手操作

胸骨を上方に引き上げつつ
僧帽筋下部を操作する

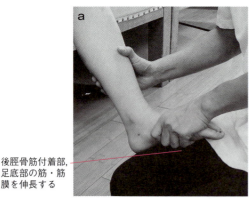

後脛骨筋付着部，足底部の筋・筋膜を伸長する

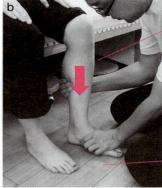

腓腹筋腱移行部を下方に牽引する

足部は外反方向に誘導する

図29 足部筋のモビライゼーション（a：足底筋，後脛骨筋，b：腓腹筋-ヒラメ筋）

d 第3相：臀部離床から立位まで

　足底の支持基底面内に重心を維持しながら，股関節の内転，内旋とともに骨盤前傾，胸腰椎が伸展し体幹の質量中心を上方へ移動する．この時，胸腰椎の可動性が不十分で伸展姿勢を保持できない場合は個別に可動性の改善を図る．可動性低下がないにもかかわらず荷重時の下肢の外旋や胸腰椎の過度な屈曲が生じる場合は，運動麻痺の改善を図るとともに股関節・骨盤・胸腰椎の協調性を高めていく 図31 ．

13 基本動作練習

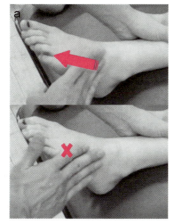
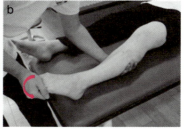

図30 足部麻痺の促通
a： 足背屈，足指伸展の促通刺激
・足背外側部のブラッシングとタッピング
b： 足趾の他動的屈曲
・Marie-Foix 反射の利用
・股，膝屈曲位で足趾の屈曲

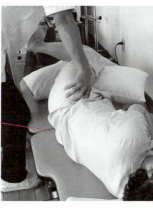
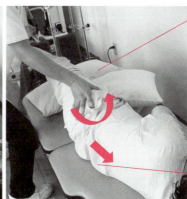

股関節は大腿筋膜張筋や四頭筋を操作し伸展内旋方向に誘導

伸展姿勢が保持できるようになったら屈伸運動を行い，立ち上がりにつなげていく

胸腰椎は伸展へ誘導

図31 体幹-股関節の協調性の学習

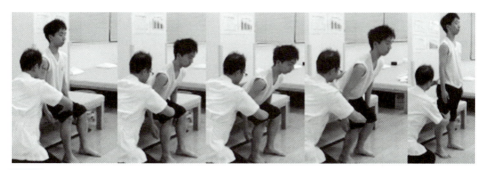

図32 立ち上がりの介助
・麻痺側膝（四頭筋遠位）と骨盤を支持しながら誘導しゆっくりしゃがむ．
・四頭筋と内転筋の収縮が得られたら臀部離床を行う．

III 急性期の評価と治療

この相では下肢筋力を必要とするため，重度麻痺患者の場合，体幹の質量中心は持ち上がらず伸展不十分となることが多い．これに対して代償動作が生じない範囲でセラピストが介助するか高座位から立ち上がる練習から開始する 図32．

6. 立位保持・立位バランス

a 準備

立位での姿勢制御には，求心性の感覚情報を受けるための足部の柔軟性と足部内在筋の活動が必要である．柔軟性低下や筋緊張亢進に対して足部のモビライゼーション，運動麻痺に対しては促通することで荷重感覚を得やすくするための準備を行う 図29, 30．

b 立位保持

立位は歩行の開始姿勢であり，左右対称で安定した立位には支持基底面を基盤とした下肢・体幹・頭部の協調的な抗重力伸展活動が必要である．脳卒中患者は抗重力伸展活動が弱化し質量中心は低くなり，骨盤が後方回旋し股関節屈曲・外旋位となり膝折れを

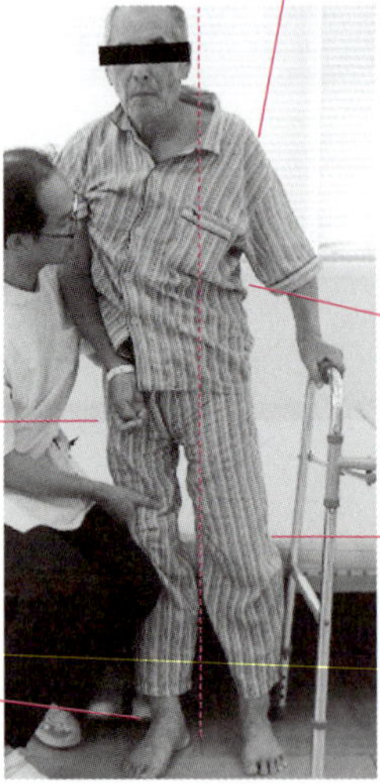

股関節伸筋筋力低下し非麻痺側の膝伸展モーメントを作るために体幹は前屈する

四頭筋を遠位方向に牽引し筋収縮を促通する

坐骨結節に圧刺激を入力し体幹の抗重力活動を高める

麻痺側下肢の伸展支持ができず骨盤後方回旋，股関節外旋し膝折れ傾向

背筋・側腹筋群は麻痺側への崩れを制動する過活動

立位支持を維持するため非麻痺側下肢は伸展過活動になる

足部内反・底屈することで重心は麻痺側に偏る

図33 脳卒中患者の立位姿勢（右麻痺の場合）

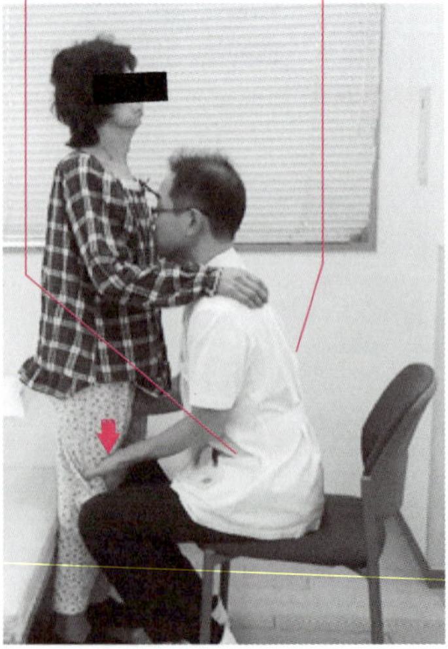

図34 体幹伸展-膝関節伸展の促通

13 基本動作練習

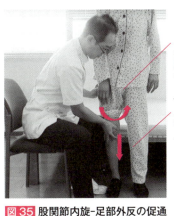

図35 股関節内旋-足部外反の促通

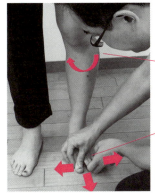

図36 立位での内反足の解放

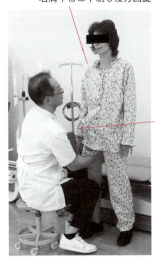

図37 脳卒中患者の立位姿勢

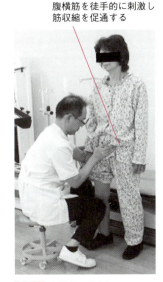

図38 腹横筋の促通

生じることが多い 図33 ．これに対して，立位にて坐骨結節から刺激を入れ体幹筋の抗重力伸展活動を促しつつ，感覚入力を行いながら四頭筋，臀筋群の協調的な収縮を促し骨盤のアライメントを修正する 図34 ．その後，内側ハムストリングスを活動させ股関節伸展を促通することで股関節を中間位に保持していく 図35 ．足部内反が強まり麻痺側方向へバランスを崩す場合は，足部の位置を調整し足底内側部に向けて圧刺激を入力する 図36 ．

また脳卒中患者の特徴的な姿勢として，前方に崩れる体幹を修正しようと麻痺側の上

肢を引き込み，腰背部や広背筋での伸展パターンにて過剰努力を生じることもある図37．これに対して肩甲骨を正中位に保持しつつ，伸展パターンとならないよう腹部の深部筋の活動を促し姿勢を調整する図38．上肢の重みにより姿勢が崩れている場合は，テーブルを利用するかセラピストの肩を把持し安定した環境を提供し治療を行う．手すりを使用すると崩れた姿勢を安定させようと引き込む代償動作が生じやすいため使用する際は十分に注意する．

c 立位バランス

　立位姿勢が安定した後に重心移動を促していくが，急激な外乱や他動的な重心移動は非麻痺側の代償を引き起こす．抗重力伸展姿勢を保持し代償動作が生じないよう重心移動を行うことで，足関節や股関節方略を効率よく使用し歩行につなげることができる．

　まず麻痺側への重心移動は，上半身の傾斜で行うのではなく，足底に荷重感覚を入力しながら下肢から体幹の抗重力伸展活動を促し，重心移動の範囲と麻痺側下肢の伸展アライメントを学習させる図39．麻痺側への移動が可能となったら骨盤の回旋運動を行

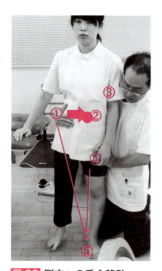
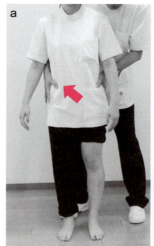
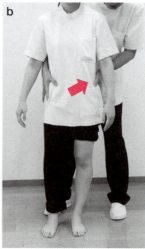

図39 側方への重心移動
①遊脚側骨盤を立脚側に引く
②骨盤の後方移動を防ぐ
③体幹の側屈を防ぐ
④大腿を内旋しながら後方に押す
⑤足部内側に向けて上方から加圧
⑥重心移動範囲と立脚側伸展アライメントを学習させる

図40 骨盤回旋運動（a：非麻痺側後方重心制御，b：麻痺側後方重心制御）
特に後側方重心移動への反応を引き出す．

13 基本動作練習

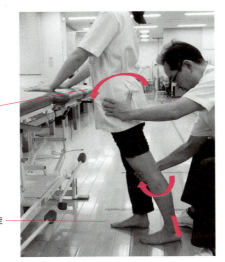

骨盤後方回旋を防ぐ

骨盤と大腿を反対回旋
踵は全接地

図41 非麻痺側前のステップ練習

い下肢と体幹の協調性を学習させ，特に後側方重心移動への反応を引き出す図40．

次に歩行につなげるためには，麻痺側下肢の後方ステップが維持できるかがポイントである．脳卒中患者の多くが，下肢の支持性低下や下腿三頭筋の痙縮などにより麻痺側での立脚後期が維持できず麻痺側の振出しが困難となる．これに対して，麻痺側下肢を後方へ移動し立脚相を作っていく．麻痺側下肢後面筋の遠心性収縮を促通し振出しを準備することで，非麻痺側下肢の過活動も抑制することができる図41．

❖文献

1) 古澤正道, 他編. 脳卒中後遺症者へのボバースアプローチ. 2版. 川崎: 運動と医学の出版社; 2016. p.177-89.
2) 富田正夫, 佐藤房郎, 宇野 潤, 他. 片麻痺の体幹機能. PTジャーナル. 1991; 25: 88-94.
3) 今井覚志, 小林 賢, 東海林淳一, 他. 座位リーチ動作の運動学的解析—片麻痺と健常者の比較. 総合リハ. 2002; 30: 161-6.
4) 山本伸一. In: 伊藤克浩, 他編. 重度障害者への活動分析アプローチ. 基本的介入のあり方から治療展開へ. 1版. 東京; 青海社. 2013. p.38-56.

〈竹村美穂〉

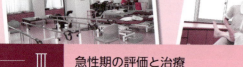
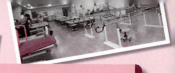

III 急性期の評価と治療

14 移動練習
重度麻痺者の歩行練習や安全な移動手段の選択ができるか

- ☑ 重度麻痺者の歩行練習において，練習課題・環境設定を適切に行うことができる．
- ☑ 重度麻痺者の麻痺による下肢の膝折れに対し，装具で膝折れを予防しながら立位・歩行練習を実施できる．
- ☑ 杖や手動車いす，電動車いすなども移動手段の選択肢に含めて検討できる．

1. 麻痺側上下肢の運動麻痺について

　脳卒中発症時に皮質脊髄路を損傷した場合は運動麻痺が生じ，随意運動に障害が生じる．それに加えて，健常者では普段意識することのない下肢の抗重力伸展活動も障害されることになり，膝折れを呈する症例が多い．では，随意運動が回復してくると膝は折れなくなるのだろうか？　この点については，随意運動が必ずしも膝折れと関連しないことをしばしば経験する．なぜなら，Brunnstrom recovery stage II の症例でも立ち上がり動作の離臀時や歩行の立脚初期において大腿四頭筋の収縮を触知することができ，その後，いわゆる分離運動まで行えなくとも膝が折れることなく麻痺側下肢に荷重をかけることが可能となっていくからである．

　たとえ重度の運動麻痺を呈していたとしても，それは立ち上がり動作や立位練習，歩行練習を行えない理由とはいいがたく，むしろ動作時の麻痺側下肢荷重を学習していく必要がある．

2. 重度麻痺者の歩行練習はどのように進めるか

a 起立着座動作

　重度麻痺者であっても，立位・歩行練習を行うには起立着座動作が必要になる．起立着座動作は麻痺側下肢の膝折れがある症例では膝折れを防ぎつつ，麻痺側下肢の筋活動を最大限引き出しながら実施する．また，立ち上がり動作の運動軌跡を阻害しないよう介助する配慮も必要である．

　立ち上がり動作では離臀直後に下腿が前傾し，その後下腿骨の上に大腿骨や骨盤が乗るように股関節と膝関節が伸展してくる．この運動軌跡の中でいちばん下肢のモーメントが大きくなるのが離臀直後であり，股関節と膝関節の伸展相である．このため重度麻痺者には離臀前後の介助が特に必要になる．

　そこで膝折れを防止し，かつ股関節と膝関節の伸展相で介助者の負担も軽減する方法を 図1～3 に示す．

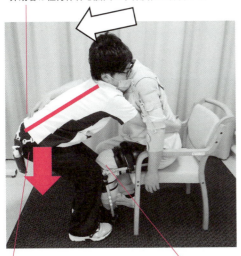

図1　離臀直前のポイント

（介助者は極力体幹を屈曲せず伸展位を保持する）

離臀に合わせて介助者の臀部を下げることで患者の体幹前傾を促す

膝折れを防止し，下腿の上に骨盤が乗りやすいように介助者の両膝を麻痺側の膝に当てておく

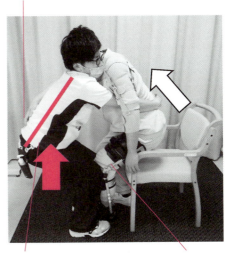

図2　離臀直後のポイント

（介助者は極力体幹を屈曲せず伸展位を保持する）

臀部を下げて深く屈曲していた介助者の両下肢を離臀直後に伸展し，患者の股関節と膝関節伸展を補助する

下腿前傾を誘導しながら膝折れを防止する

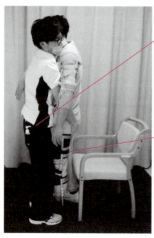

セラピストの位置によって患者の重心位置は影響を受けるため，介助していて患者の力みが消える位置を把握する

そのまま腰部介助でもよいが，膝折れが起きた場合，骨盤は後下方に下がっていくため坐骨支持に変える（相手が異性の場合は配慮する）

図3 立位姿勢のポイント

表1 正常歩行の神経機構（大橋正洋，他．理学療法．2009; 26: 11-8[1])）

① 抗重力機能
　網様体・前庭脊髄路：
　　姿勢制御・下肢抗重力伸展活動
② 下肢交互踏み出し
　中枢パターン発生器（central pattern generator: CPG）：
　　歩行パターン生成
③ 平衡機能
　前庭機能，固有感覚入力，視覚
④ 選択的下肢動作
　皮質脊髄路：いわゆる随意性

b 重度麻痺者の歩行の特徴

　脳卒中後の歩行練習では，正常歩行時の神経機構を理解し，何をどう変えていくかを念頭においてアプローチする．

　重度麻痺患者の歩行の特徴は次のとおりである．

・パッセンジャーユニット（上半身と骨盤）が左右へ傾く（**表1** の①③の障害によるもの：**図4** ）

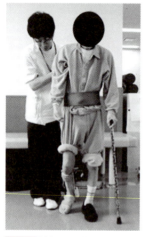

図4 前額面の歩行の特徴

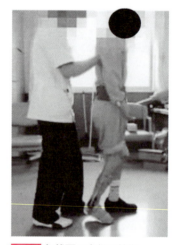

図5 矢状面の歩行の特徴

- 下垂足を呈し初期接地が足底接地となる（ 表1 の④の障害による③の障害）
- 股関節屈曲が不十分で麻痺側下肢の振り出しが前方へ行えない（ 表1 の②が利用不可： 図5 ）
- 立脚中期で膝が屈曲位 or 過伸展位（ 表1 の①④の障害： 図5 ）
- 重心の上下動が少なく，麻痺側の立脚相で重心が上昇しない
- 立脚後期で股関節が伸展しない（ 表1 の①③④などの障害により②が利用不可： 図5 ）

以上のことから，重度麻痺者の歩行の問題点として①下肢交互運動により本来得られる（例えば麻痺側股関節への十分な荷重刺激などの）感覚入力そのものが減少してCPGによる歩行パターン生成が機能しない，②体幹や下肢の支持・運動支援のため介助者が2人以上必要，③歩行速度や歩行効率が低下する，3つが浮かび上がってくる．

C 歩行練習

前述した問題点を解決するために，セラピストの第3の手として装具を活用してアプローチしていく．長下肢装具を用いると膝折れを防止するだけでなく，重度麻痺であっ

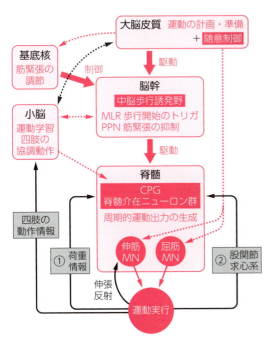

図6 CPGと階層性制御（河島則夫. 理学療法. 2012; 29: 728-31[2]）

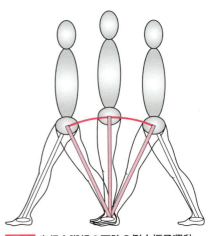

図7 歩行立脚相の下肢の倒立振子運動
（Lacquanifi F, et al. Physiology. 1999; 14: 168-74[3]）

ても「CPGによるリズム生成に必要な①股関節への荷重情報と②股関節求心系からの感覚入力 図6 」を促すことが可能である． 図7 のように膝が伸展位であることで隣接する股関節や足関節の可動性のある運動が実現し，倒立振子（重心が支点より高い位置にある振り子）による重心の上下動も生まれる．さらにリズミカルな歩行は下肢交互運動を実現するだけでなく歩行効率を高めることができる．

以上のことから，長下肢装具を用いると介助者1人が後方から介助することで歩行練習は可能となる．歩行練習開始前の立位姿勢や歩行介助の注意点を 図8〜10 に示す．

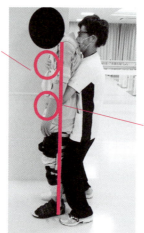

胸郭や骨盤を介助し，セラピストの上肢と体幹で患者を挟むように支持する．上肢は肩装具などで脱臼を予防する

患者の矢状面アライメントを確認する．立位で矢状面アライメントが崩れてしまうとその後の歩行に影響を与えるため，わからなければ姿勢鏡で矢状面上のアライメント（姿勢）を確認してもらう．お互いが密着しているためセラピストがワイドベースで立っていれば転倒する危険性もきわめて低い

図8 歩行練習開始前の立位姿勢（前額面）

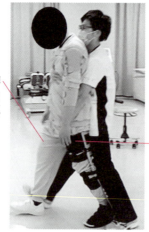

歩きはじめは麻痺側ではなく非麻痺側下肢から振り出す．メリットとして①運動麻痺による代償を最小限にする，②歩行のリズム生成を行いやすくする，などがあげられる

セラピストは後方から歩行時の体重移動や上下動を自身の動きで伝え，ある程度の速度をもってリズミカルに歩行する．麻痺側下肢の振り出しは立脚後期に股関節を伸展させることで比較的容易に行えるが，振り出しが困難な場合長下肢装具の上部を把持して操作してもよい

図9 歩きはじめの麻痺側立脚相

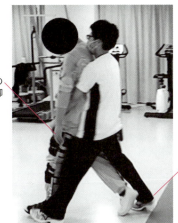

踵接地できるように長下肢装具の上端を把持してセラピストが制御してもよい

セラピストの振り出した足は患者のやや外側につく．そうすることで万が一バランスを崩した時，麻痺側下肢の足尖がひっかかった場合にも広い支持面で支持することができる

図10 麻痺側の立脚相

d 安全な移動手段の選択について

　上記の歩行練習は，重度麻痺者においても正常歩行の神経機構から機能を獲得していくための具体的アプローチとして提示した．重度麻痺者は歩行再建にも時間を要するため，長下肢装具を使用した歩行練習の時間や期間は長期にわたる．しかし，歩行を課題として捉えると，練習課題の設定変更は適宜行われるべきである．図11のように装具や歩行補助具の種類の変更や歩行速度・距離の変更などを通じて実用的な歩行への汎化を図る．

　ただし，筆者は長下肢装具を使用した歩行練習に常に杖を使用することが適切とは考えていない．これは杖に過剰に寄りかかり麻痺側下肢への荷重を避け，立位姿勢が非対称になる可能性があることが理由としてあげられる．また注意障害などで非麻痺側上肢への注意が集中しすぎること，杖と下肢の両方に注意を分配できず課題難易度が難しくなるといった問題が生じることも考えられる．このため杖使用の有無で上記問題が生じていないか確認しつつ，杖使用で実用的な歩行への移行がどの程度可能かを判断しつつ介入する必要がある．

　屋内の直線歩行移動が介助で可能となってきたら，応用歩行も段階的に開始していく．なぜなら自宅内歩行は直線歩行以外の要素が多く含まれているからである．たとえば居室からトイレまで移動する際，動線が直線であることは少なく障害物を避けながら進み，敷居・すりつけ板などの段差を越え，さらにトイレのドアを開けながら後ろに下がって中に入ってドアを閉めるという動作が想定できる．歩行は元々意識的な運動ではなく，上記のような多数の課題をこなしながら無意識的に移動していくことが求められる．課題指向型アプローチに代表されるように，方向転換や段差，またぎ動作などを調整され

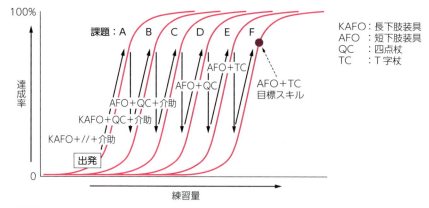

図11 難易度を考慮した練習課題の設定（才藤栄一，他．総合リハ．2010; 38: 545-50[4]）

た課題難易度で歩行練習に組み入れていく．

　一方で歩行による安全な移動が困難な場合，車いすによる移動の獲得について考慮していく必要がある．車いす移動は非麻痺側の上下肢を用いて行うことが多いが，重度麻痺者の場合，座位姿勢が左右非対称となり駆動しにくいという訴えも聞かれる．安全な移動を心掛けた場合，姿勢の対称性をできる限り維持しながら非麻痺側上下肢による車いす駆動方法を指導していくことも必要となってくる．

　近年では，六輪型の車いすなど生活スペースに合わせて上肢で駆動しやすく小回りのきく車いすが普及してきている．また，万治ら[5]は脳卒中患者を対象に電動車いすの練習による車いす操作能力および身体機能に与える効果について報告している．手動車いす操作が困難で院内の車いす移動に介助が必要な脳卒中患者を対象に，電動車いすの操作練習を実施し，電動車いす操作能力と座位バランスは改善したと報告している．以上のことから脳卒中患者においても電動車いすや自走型車いすの適応も考慮しつつ，安全な移動を判断する必要があることが示されている．

❖文献

1) 大橋正洋，野村　進．歩行の運動学―動画で学ぶ異常歩行の分析．理学療法．2009; 26: 11-8.
2) 河島則天．歩行運動を実現する神経システム．歩行トレーニングを見直す．理学療法．2012; 29: 728-31.
3) Lacquaniti F, Grasso R, Zago M. Motor patterns in walking. Physiology. 1999; 14: 168-74.
4) 才藤栄一，横田元実，大塚　圭，他．運動学習からみた装具―麻痺疾患の歩行練習において．総合リハ．2010; 38: 545-50.
5) 万治淳史，吉満倫光，石附芽衣，他．回復期脳卒中後片麻痺患者に対する電動車椅子操作練習が車椅子操作能力および身体機能に与える影響．理学療法学．2016; 43: 192-3.

〈中村　学〉

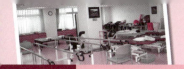
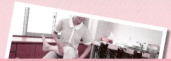
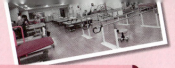

III 急性期の評価と治療

15 装具療法
長下肢装具を用いて立位・歩行を誘導できるか

- ☑ 長下肢装具を用いた立位練習において
  - ・パッセンジャーユニットを直立かつ左右対称に保つ練習を誘導できる.
  - ・麻痺側下肢の力で重心を移動する練習を誘導できる.
- ☑ 長下肢装具を用いた歩行練習において
  - ・Central pattern generator(CPG)を賦活し,利用することができる.
  - ・足部のロッカーファンクションと下肢の倒立振り子の動きの組み合わせによる重心の前方移動を理解できる.
  - ・歩行中に装具が身体に及ぼす影響について考え,足継手を調整することができる.

1. 装具を使用する目的

　脳卒中発症後,速やかな機能回復を促すために,可及的早期に立位・歩行練習を行うことが勧められている[1].また,立位姿勢をとることや歩行練習を行うことの重要性は,解剖学的側面,神経生理学的側面[2]など様々な視点から説明されている.

　一言で「立位・歩行練習」といわれるが,それを行うためには大きく分けても下肢の各関節,骨盤,体幹,上肢帯,頭部まで多くの部分をコントロールする必要がある.しかし,重度の運動機能障害や意識障害,高次脳機能障害がある患者では自らがすべてをコントロールすることは難しく,セラピストでさえすべてをコントロールすることは容易ではない.そのような時に,膝関節・足関節のコントロールを代行し,立位・歩行練習を行いやすくすることが,装具を使用する主な目的となる.

　運動麻痺や高次脳機能障害の重症度により使用する装具は異なるが,特に急性期では障害が重度な患者の立位・歩行練習に難渋することが多いため,そのような場合に有用

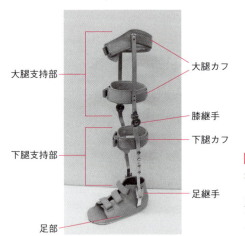

大腿支持部
大腿カフ
膝継手
下腿カフ
下腿支持部
足継手
足部

図1 長下肢装具
長下肢装具の一例を示す．上から大腿支持部（大腿カフ），膝継手，下腿支持部（下腿カフ），足継手，足部で構成される．写真の長下肢装具では，膝継手はダイヤルロック式，足継手はダブルクレンザックを使用している．

な長下肢装具 図1 を用いた練習について述べる．

2. 長下肢装具を用いた練習

　急性期で運動麻痺が重度な患者では，立位・歩行の中で麻痺側下肢を重力に抗して伸展位に保つことが難しく，パッセンジャーユニット[3]（頭部，頚部，体幹，骨盤，上肢）を直立に保つことも困難になっていることが多い．それでも単に「立位をとる」「歩く」ということを達成するのみであれば，理学療法士の介助技術や，手すりをつかむなど患者の非麻痺側を用いればどうにか可能な場合も多い．

　しかし，急性期は麻痺側を積極的に使用することで最も運動麻痺の回復を促すとされる時期である[2]．麻痺側を使って動作を行うことを学習するためには，セラピストが単に動作や姿勢を介助するだけでなく，治療的視点をもって動作を誘導することが重要となる．また，非麻痺側の過剰な使用は運動麻痺の回復を阻害する可能性が高い．

　治療的視点で誘導を行うためには，患者自身がどの程度姿勢をコントロールしているか，麻痺側の筋がどの程度働いているか，全身のアライメントがどうなっているのかなどを評価しながら行う必要がある．障害が重度でセラピストがコントロールしなければならない部位が多いほど，それは難しくなり，熟練の技や経験が必要になる．長下肢装具は，そのような時に足関節・膝関節を伸展位に保つことでコントロールしなければならない部位を減らし，治療的視点を持った立位・歩行練習を行いやすくするツールである．

a 立位練習

①パッセンジャーユニットを直立かつ左右対称にコントロールする

Perry は，歩行の中でロコモーターユニット（骨盤，下肢）のどの筋をどの程度働かせなければならないかは，パッセンジャーユニットの姿勢によって決まると述べている[3]．つまり，下肢の機能を使うためには，パッセンジャーユニットをコントロールできることが重要である．とりわけ，ヒトの立位・歩行の中では，パッセンジャーユニットは直立を保っていることを求められることが多い．また，吉尾は解剖学的な視点で，①寛骨大腿関節の最大屈曲角度が 70°であることから，座位では 20°ほど骨盤が後傾するが，立位では骨盤が床に対して垂直位になる，②股関節伸展位で抗重力姿勢保持システムの重要な一角を担う大腰筋が働きやすい，といったことを説明し[2]，立位姿勢をとることはパッセンジャーユニットを直立に保つために有効であると述べている．

このような視点で考えると，急性期から立位練習の中でパッセンジャーユニットを直立に保てるように練習することは重要である．しかし，障害が重度で下肢が重力に抗して伸展位を保てない中で，同時にパッセンジャーユニットを直立に保つよう評価・練習を行うことは容易ではない．そのような時に長下肢装具を用い，足関節・膝関節のコントロールを装具に任せることで，パッセンジャーユニットを直立に保つための評価・練習が行いやすくなる 図2 ．さらに，コントロールする関節や部位を少なくすることで，セラピストにとっても患者にとっても練習の難易度を下げることができる[4]．また，前額面上でみた場合も，下肢を伸展位に保ちながら練習を行うことは，パッセンジャーユ

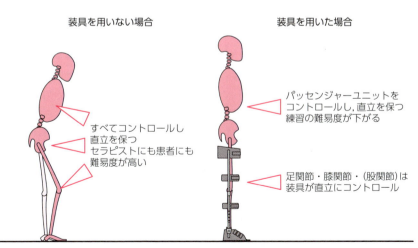

図2 パッセンジャーユニットの直立を保つ練習
長下肢装具を用い，コントロールする部位を少なくすることで，セラピストにとっても患者にとっても難易度が下がり，パッセンジャーユニットを直立に整える練習が行いやすくなる．

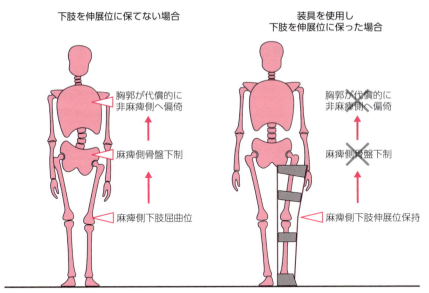

図3 下肢のアライメントとパッセンジャーユニットの対称性
立位で，麻痺側下肢が伸展位を保てないと，麻痺側骨盤が下制し，支持基底面内に重心をとどめるために代償的に胸郭が非麻痺側へ偏倚しやすく，パッセンジャーユニットの左右対称性が保ちにくい．長下肢装具を用いて下肢を伸展位にすることで，パッセンジャーユニットの左右対称性は保ちやすくなる．

ニットの対称性を保つために重要である 図3 ．

②麻痺側下肢の力で重心を移動する

立位から歩行につなげるために，直立を保ちながら重心移動の練習を行う．特に麻痺側へ寄った重心を，非麻痺側へ移動する時に，麻痺側の足底面から受ける床反力で重心をコントロールするか，非麻痺側上肢の力で重心をコントロールするかでは，大きな治療的意義の違いがある 図4 ．歩行獲得のためには，麻痺側の足底面から受ける力で重心をコントロールすることを急性期から学習したいため，できるだけ非麻痺側上肢を使わずに，重心を移動する練習を行う．

b 歩行練習

① Central pattern generator（CPG）を賦活し，利用する

近年，神経科学の分野で歩行のメカニズムが解明されつつあり，特に歩行のような一定のパターンの繰り返しの遂行にはCPGが駆動しているとされている[5]．CPGの中枢は脳卒中で主に障害される大脳半球や脳幹より下位に存在するとされており，理論的に

15 装具療法

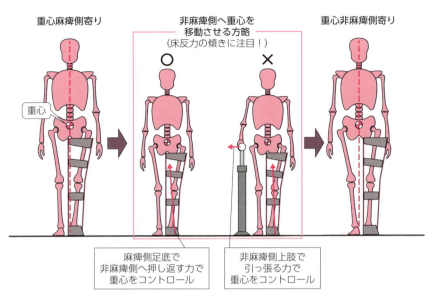

図4 麻痺側から非麻痺側へ重心を移動する練習
麻痺側に寄った重心を非麻痺側へ移動させる時，何らかの力源が必要である．非麻痺側上肢の支持を用いない立位では麻痺側足底面から受ける床反力が力源となるが，非麻痺側上肢を用いると，引っ張る力に対する支持物からの反力が力源となりうる．急性期から，歩行につなげるためには麻痺側で重心をコントロールすることを学習したいため，できるだけ非麻痺側上肢を力源として使わずに重心移動の練習をする．

は運動麻痺が重度でも歩行のリズムが誘発されれば，歩行に必要な筋が自動的に働く反応を引き出すことも可能である[6]．臨床場面でも，諸条件が整えば歩行の自動的な反応が得られることをしばしば経験する．その諸条件の1つが麻痺側立脚相に麻痺側下肢を伸展位に保っていられることであり，重度の片麻痺者では最も困難なことの1つである．一歩一歩，立脚相のたびに下肢が伸展位を保てず姿勢を立て直していると，歩行のリズムを誘発することは難しい．そのような時に長下肢装具を使用することで，下肢を伸展位に保ちCPGを駆動させる条件の1つを整えることができる．そのうえでリズミカルな歩行を誘発すると，急性期から自動的な筋収縮を引き出すことができる場合がある．
この時に，杖や平行棒などの歩行補助具を使って「杖・麻痺側・非麻痺側の順に出す」など歩行を手順化すると，歩行というパターンではなく，大脳皮質から指令された「運動」に近づいてしまう可能性があることを念頭に置くことは重要である．CPGを駆動させたい場合には，できるだけ歩行補助具を用いない方がよいが，一方で注意したいことは必ずしもすべての患者に当てはまるものではないということである．CPGを駆動させることは練習の考え方としてそのような機能が使えるということであり，歩行補助具を用いないことで恐怖心が先行し，自ら動けなくなるような患者に対してはかえって逆

効果となる．患者に合わせて練習方法を考慮することも必要である．

②足部のロッカーファンクションと下肢の倒立振り子の動きの組み合わせで重心を前方へ移動する

　　長下肢装具を用いて歩行練習をする際に，「歩き方」の基本的な考え方としてあげたいことは，ロッカーファンクションとそれに伴う倒立振り子モデル[3]の組み合わせで前方へ重心を移動することである 図5 ．急性期の時期には，特にヒールロッカーとアンクルロッカーが重要であり，長下肢装具で膝関節が伸展位に保たれていれば，ロッカーファンクションにより下肢全体が前方へ傾き，効率よく前方へ重心を移動することができる．この時に重要なことは，パッセンジャーユニットが直立を保っていることであり，直立を保てなければ足部のロッカーファンクションと倒立振り子による前方への重心移動は成立しない 図6 ．パッセンジャーユニットを直立に保ち，足部のロッカーファンクションと股関節伸展の動きが協調すること 図4 により倒立振り子が成立する．また，常にパッセンジャーユニットが直立を保っていることは，麻痺側を振り出しやすくするためにも重要である 図7 ．

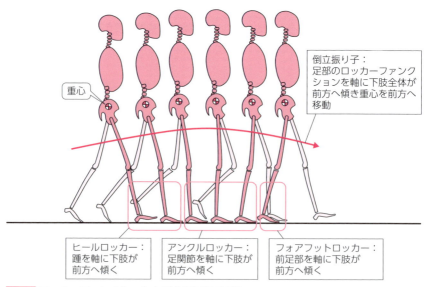

図5 ロッカーファンクションと倒立振り子モデル
足部のロッカーファンクションを軸に下肢全体が倒立振り子のように前方へ傾くことで，パッセンジャーユニットは直立を保ったまま効率よく重心を前方移動できる．パッセンジャーユニットが直立を保つことで，ロッカーファンクションによる下肢の前方への傾きと，股関節の伸展方向の動きが協調して起こる．

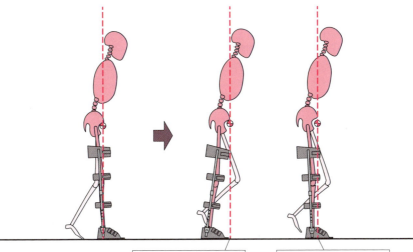

図6 パッセンジャーユニットの前傾と倒立振り子モデル
パッセンジャーユニットが前傾すると，重心と支持基底面の関係により，麻痺側の筋力の弱い片麻痺者では倒立振り子が成立しにくい．

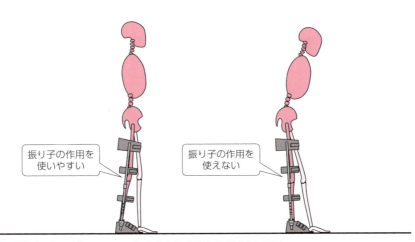

図7 パッセンジャーユニットの直立と麻痺側下肢の振り出し
麻痺側の立脚相にパッセンジャーユニットを直立を保ち下肢が前方に傾くと，振り子の作用が働くこと，股関節屈筋が伸張されることで麻痺側下肢を振り出しやすくなる．パッセンジャーユニットが前傾し下肢が前方に傾かないと，振り子の作用が働かず，股関節屈筋が伸張されないため，麻痺側下肢を振り出しにくい．

③歩行中に装具が身体に及ぼす影響について考え，足継手を調整する

足継手の底屈方向の調整については，ほとんどの場合，底屈制限（ある角度から底屈方向へ動かない）ではなく底屈制動（ある角度からブレーキをかけながら底屈方向へ動く）に調整した方が歩行の誘導を行いやすい[7]．理由は，底屈制動では荷重応答期の足

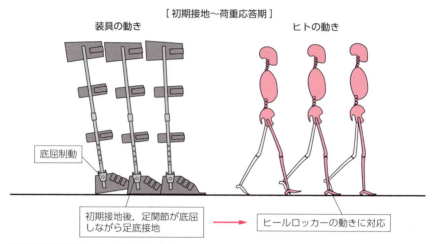

図8 底屈制動の長下肢装具と歩行
底屈制動の長下肢装具は，荷重応答期のヒールロッカーに対応している．

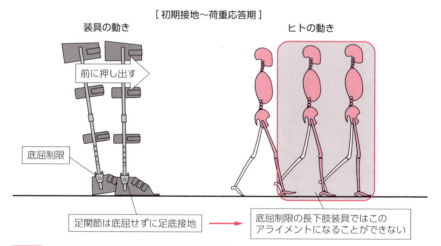

図9 底屈制限の長下肢装具が身体に及ぼす力
底屈制限の長下肢装具では，初期接地～荷重応答期に足関節が底屈しないため，足底の接地面を踵から足底面全体に移行する動きが大腿後面を前方に押し出す動きに直結する．したがって，荷重応答期に右図の中央のような，足底が接地した状態で股関節に対して足部が前方のアライメントとなることができない．

関節の動きに対応でき 図8 ，なおかつ遊脚相の足関節背屈を補償できるからである．底屈制限では，荷重応答期に 図9 のように大腿カフにより大腿後面を前方に押す動きが大きくなる．長下肢装具を用いて歩行練習を行う患者は麻痺側の力が弱い場合が多く，装具が押す動きに対抗できずに， 図10 のように全身のアライメントを崩されて直立を保てなくなってしまうことが多い．また，構造的に考えても，全足底が接地した時に下肢だけが直立位を強制される形になり 図9 ，荷重応答期に足部のロッカーファンクシ

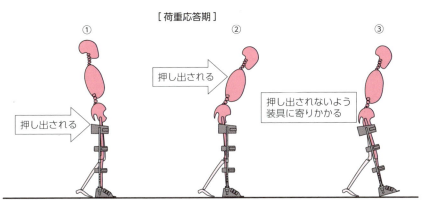

図10 装具が大腿後面を押す力に対する反応
急性期の片麻痺患者では，荷重応答期に装具が大腿後面を押す力で身体全体のアライメントを直立に保てなくなることが多い．①のように股関節が前方に押し出される，②のようにパッセンジャーユニットごと前に押し出される，③のように押し出されないために装具によりかかるようにする，など反応は様々である．

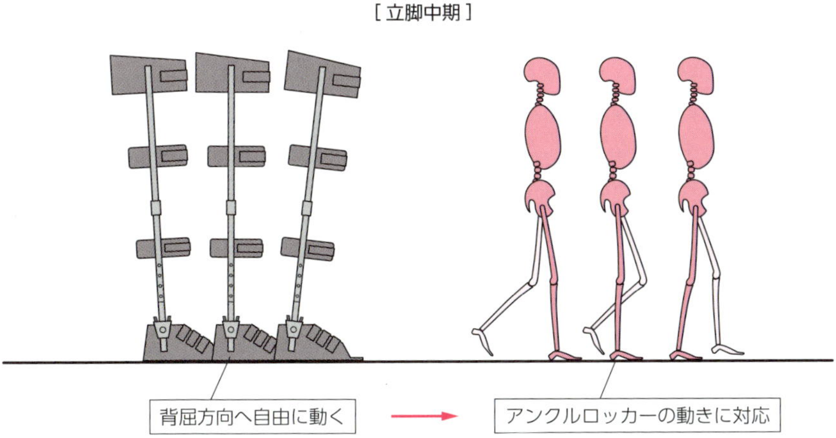

図11 背屈遊動の長下肢装具と歩行
背屈遊動の長下肢装具は，立脚中期のアンクルロッカーに対応している．

ョンと股関節伸展の協調した動きの練習ができない．理論的にも，実際に臨床で歩行誘導を行う感触としても，底屈制動に設定した方が歩行周期を通じて直立のアライメントを崩されにくく，荷重応答期から立脚中期へとスムースに移行できる可能性が高い．

　一方，足継手の背屈方向の動きについては，アンクルロッカーの動きで重心を前方に移動するという考え方を基にすると，遊動（背屈方向へ抵抗なく動く）とすることに整合性がある 図11．ただし，アンクルロッカーで下肢が前方に傾いていく動きは，足関節底屈筋により過度に前方に傾かないようコントロールされることが必要である．麻痺側の立脚中期に足関節底屈筋が働かずに過度に下肢が前方へ傾き，姿勢を崩されてしまう場合は足継手を背屈制限とする場合もある．

3. その他の注意点

①装具の欠点を理解する

　長下肢装具はここまでに述べたような利点や使い方がある反面，欠点もあることを頭に入れておくべきである．例をあげると，
- 下肢のアライメントを強制されるため，患者個々人がもっている支えやすいアライメントで立脚できない場合がある．特に備品の装具を使う場合は注意したい．
- 立位歩行の中で，荷重に対して身体が直立を保つための基盤となる足部からの感覚入力は装具を使わない方が得られやすい．
- 装具による支えに依存してしまい，本来体重支持のために働くはずの筋が働きづらくなる可能性もある．
- 歩行時，遊脚相で膝関節が屈曲しない．

などである．利点と欠点のバランスを考え，装具を使用するか否かを判断する．

②常に装具が何を補助しているかを評価し，練習を選択する

　麻痺側の抗重力伸展活動が不十分な患者に対し，長下肢装具を用いることで立位歩行練習は実施しやすくなる．しかし，ある程度患者が自力で姿勢を保てるようになった段階にもかかわらず長下肢装具を外すと立位歩行が困難となる場合がある．このような場合には，当然のことながら原因検索をしっかり行うべきである．何が足りないために麻痺側で体重支持できないのか，長下肢装具は何を補助しているのか，長下肢装具を用いて練習を行うことで体重支持できない原因に対してアプローチできているのかどうかは常に評価しておく．その意味では，長下肢装具を用いた練習と並行して，装具を用いない状態で立位歩行を評価・練習する時間もある方が望ましい．装具を用いた練習ではアプローチしきれない部分に関しては，個別に練習を行うべきである．

❖文献

1) 日本脳卒中学会脳卒中ガイドライン委員会, 編. 脳卒中ガイドライン 2015. 東京: 協和企画; 2015.

2) 吉尾雅春, 原 寛美, 編. 脳卒中理学療法理論と技術. 東京: メジカルビュー社; 2013.

3) Perry J, Burnfield J. Gait Analysis: Normal and Pathological Function. 2nd ed. Thorofare: Slack Inc; 2010.

4) 才藤栄一, 横田元実, 大塚 圭, 他. 運動学習からみた装具－麻痺疾患の歩行において. 総合リハビリテーション. 2010; 38: 545-50.

5) 森岡 周. リハビリテーションのための神経学入門. 東京: 協同医書出版社; 2013.

6) 阿部浩明, 大鹿糠徹, 辻本直秀, 他. 急性期から行う脳卒中重度片麻痺例に対する歩行トレーニング. 理学療法の歩み. 2016; 27: 17-27.

7) 萩原章由, 溝部朋文, 前野 豊, 他. 底屈制動付き長下肢装具の可能性. 日本義肢装具学会誌. 2013; 29: 35-41.

〈溝部朋文〉

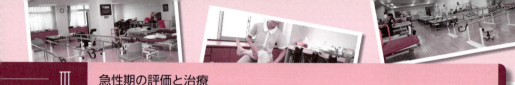

III 急性期の評価と治療

16 呼吸機能の治療
脳卒中急性期の肺炎を予防することができるか

- ☑ 離床により身体活動を促進し，換気量を増やして呼吸機能の改善を図ることができる．
- ☑ 肺炎の合併を予防し，脳卒中患者の生命予後や機能的予後の改善に貢献できる．
- ☑ 嚥下障害がある患者では言語聴覚士や看護師と連携を取り，誤嚥性肺炎の予防ができる．
- ☑ 嚥下に関わる運動機能の向上に積極的に関わることができる．

1. 脳卒中急性期の呼吸障害

a 脳卒中による換気障害

　脳卒中急性期では意識障害に伴う舌根沈下，咽頭や喉頭周囲の筋緊張低下，および呼吸器感染症による気道の炎症や分泌物貯留があると気道狭窄による閉塞性換気障害をきたしやすい．このような症例ではポジショニングによる気道確保や体位ドレナージを行い換気の改善を図る．また，片麻痺患者では拘束性換気障害が多いと報告されており，その要因として体幹の可動性低下，筋緊張の異常，非麻痺側の筋力低下などによる肺活量の低下がいわれている．したがって，脳卒中急性期から早期に呼吸機能の評価を行い，肺活量を向上するための治療を開始することが望ましい．

b 中枢性呼吸障害

　横隔膜は呼吸運動の 60～70％ を担う重要な呼吸筋であり横隔神経（C3-C5）によっ

16 呼吸機能の治療

て支配されているが，筋活動の周期性は延髄や橋にある呼吸中枢で制御されている．意識障害，延髄や橋の病変，または脳浮腫による圧迫などで呼吸中枢が障害されるとチェーン・ストークス呼吸や失調性呼吸といった中枢性呼吸障害を呈する．

2. 脳卒中における肺炎

a 肺炎と機能的予後

　肺炎は脳卒中急性期に多発する合併症の1つであり，生命予後や機能的予後を悪化させる．Hongらの脳卒中患者1,234例を対象とした大規模調査[3]では，発症4週以内の肺炎の発生率は12％であり，肺炎の合併は機能的予後不良（発症3カ月後のmodified-Rankin scale≧3）の有意な予測因子であった（OR: 4.4，95％CI: 2.2-9.0）．

b 嚥下障害と誤嚥性肺炎

　前島らの報告[4]では，急性期の脳卒中患者504例において嚥下スクリーニング検査

表1 嚥下スクリーニングテスト（日本摂食嚥下リハビリテーション医学会．2015[9]より改変引用）

反復唾液嚥下テスト（repetitive saliva swallowing test: RSST）
<方法>
▪ 人指し指と中指で甲状軟骨を触知し，30秒間での空嚥下の回数を数える．
▪ 喉頭隆起が完全に中指を乗り越えた場合に1回の嚥下と数える．
▪ 聴診器での嚥下音の確認と触診を併用すると評価が正確になる．
▪ 誤嚥診断の感度は98％，特異度は66％である．
<評価基準>
30秒間に3回未満の場合にテスト陽性と判断する．
改定水飲みテスト（modified water swallow test: MWST）
<方法>
▪ 3 mLの冷水を嚥下させて誤嚥の有無を判定する．
▪ 口腔内に水を入れる際に咽頭に直接流れこむのを防ぐため，舌背には注がずに必ず口腔底に水を入れてから嚥下させる．
▪ 評点が4点以上であれば最大でさらに2回繰り返し，最も悪い場合を評点とする．
▪ カットオフ値を3点とすると，誤嚥診断の感度は70％，特異度は88％である．
<評価基準>
1. 嚥下なし，むせる and/or 呼吸切迫
2. 嚥下あり，呼吸切迫
3. 嚥下あり，呼吸良好，むせる and/or 湿性嗄声
4. 嚥下あり，呼吸良好，むせなし
5. 4に加え，反復嚥下が30秒以内に2回可能

表2 Heckerling の診断スコア（McGee S. In: Evidence-based Physical Diagnosis. 3rd ed. Philadelphia: Elsevier; 2012. p.271-6[5] より改変）

項目	所見の数	陽性尤度比
▪ 喘息がない	0～1	0.3
▪ 発熱 37.8℃以上	2～3	NS
▪ 心拍数 100 以上	4～5	8.2
▪ 呼吸音の減弱		
▪ クラックル		

5つの項目をすべて評価し，所見を有する数によって肺炎診断を予測できる．

表1 で異常を認めたのは 368 例（73％）と高率であり，嚥下障害は脳卒中に多い障害の1つといえる．また，嚥下障害のある脳卒中患者では 51～73％に誤嚥があり，誤嚥性肺炎の相対リスクは 6.95 倍といわれている．したがって，脳卒中急性期における肺炎予防には，嚥下障害の早期診断と対策が重要である．

c 肺炎を予測する身体所見

発熱や咳のある外来患者を対象とした報告では，バイタルサインが正常（体温＜37.8℃，心拍数≦100 拍/分，呼吸数≦20 回/分，経皮的酸素飽和度≧95％のすべてを満たす）であれば肺炎である確率はきわめて低い．また，Heckerling の診断スコア[5] **表2** では，所見が 0～1 つでは肺炎である確率はきわめて低いが，所見が 4～5 つでは肺炎と診断される確率が高い．脳卒中急性期においても，これらの所見があれば医師や看護師に報告し運動負荷量を検討するとよい．

3. 呼吸機能の治療

a 換気の改善

①離床

仰臥位と比べて立位や座位での機能的残気量は 15～20％増加する[6]．また，離床を行うことで肺の換気血流比が改善して換気効率も向上する．離床の前後で呼吸数，胸郭運動の触診と視診，肺胞呼吸音の聴診を必ず行い，実際に1回換気量が増えているか確認するとよい．なお，循環不全，頭蓋内圧亢進，活動性の出血，治療上安静の必要性などがある患者では離床は禁忌となる．

②腹式呼吸（深呼吸，口すぼめ呼吸）

腹式呼吸について **図1** に示す．深呼吸は胸郭の拡張を促し，咳嗽に必要な換気量の

16 呼吸機能の治療

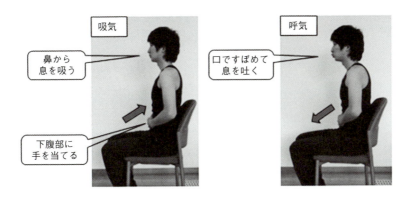

臥位で行う場合

膝を屈曲し，手を腹部に当てて横隔膜の運動を意識させる
図1 腹式呼吸

確保に役立つ．また，口すぼめ呼吸は口腔内に陽圧をかけることで換気量の増加や肺胞虚脱の予防などの効果が期待できる．なお，意識障害や高次脳機能障害などで呼吸法の理解や実践が困難な場合は無理に行う必要はない．

③頚部，胸郭のリラクゼーション

呼吸機能が低下すると安静時であっても努力性呼吸となり，呼吸筋の疲労や柔軟性の低下を生じる．頚部や肩甲帯のストレッチや介助自動運動を行い，胸郭の可動性の改善を図る．呼吸に合わせた肋間筋のストレッチも有用である 図2．

④呼吸筋トレーニング

呼吸筋への定量負荷が可能な機器を用いてトレーニングを行うことが一般的である．しかし，呼吸障害に対する呼吸筋トレーニングの効果を示すランダム化対象試験は散見されるものの，ガイドラインで推奨されるほどの科学的根拠は揃っていない．脳卒中急性期の離床においては座位や立位による呼吸筋活動の促進を図る程度でよいと思われる．

⑤体位ドレナージ

痰など気道分泌物がある場合は体位変換による排痰を促す．体位変換のみでは排痰が

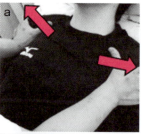
a：大胸筋のストレッチ．両肩に手を当て左右均等に押して肩甲帯を伸展させる．

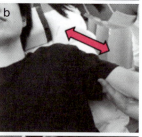
b：肩甲帯の他動運動．肩甲帯と上腕骨を保持し肩甲帯の複合的な他動運動を行う．

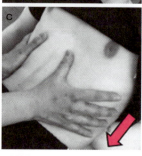
c：肋間筋のストレッチ．肋間に沿って指をあて呼気に合わせて肋骨を下方に引き下げる．呼吸苦がなければ肋骨を引き下げたまま吸気させる．

図2 胸郭のストレッチ

不十分な場合はスクイージングを併用する．手技の詳細は成書をご覧いただきたい．

b 肺炎の予防

①嚥下障害に対する理学療法

　実際の臨床では言語聴覚士や看護師が摂食嚥下療法を行う場面が多いと思われるが，安全な嚥下に必要な運動機能の向上には理学療法士も積極的に関わるべきである．座位保持能力，顎関節や頸部の関節可動域，咀嚼筋の筋力などの向上は嚥下機能の改善につながる．

②口腔ケア

　禁食中は唾液分泌量の減少に伴い口腔内が乾燥しやすくなり，ミュータンス菌や黄色

16 呼吸機能の治療

ブドウ球菌などの口腔常在菌が増殖して誤嚥性肺炎を発症しやすくなるため，1 日あたり 4~5 回の口腔ケアが推奨される．Eilers 口腔アセスメントガイドは簡便かつ定量的に口腔機能を評価できる臨床指標であり，重要度に応じた口腔ケア・プロトコールも示されている．文献 10 に示す URL よりダウンロードが可能である．

❖文献

1) 大川裕行. 脳卒中後片麻痺患者の呼吸機能の特性. 理学療法学. 1993; 20: 151-5.
2) 高橋一揮. 脳卒中後遺症における呼吸理学療法の展開と課題. 理学療法の歩み. 2011; 22: 3-10.
3) Hong KS, Kang DW, Koo JS, et al. Impact of neurological and medical complications on 3-month outcomes in acute ischaemic stroke. Eur J Neurol. 2008; 15: 1324-31.
4) 前島伸一郎，大沢愛子，田澤 悠，他. 脳卒中に関連した肺炎：急性期リハビリテーション介入の立場からみた検討. 脳卒中. 2010; 33: 52-8.
5) McGee S. Pneumonia. Evidence-based Physical Diagnosis. 3rd ed. Philadelphia: Elsevier; 2012. p.271-6.
6) 宇都宮明美. 体位と換気. 人口呼吸. 2010; 27: 64-7.
7) 塩谷隆信，佐竹將宏，玉木 彰，他. 呼吸リハビリテーションにおける呼吸筋トレーニングの位置づけ―吸気筋トレーニングは必須の項目か？. 日本呼吸ケア・リハビリテーション学会誌. 2009; 19: 156-62.
8) 内田 学. 嚥下障害. In：原 寛美，他編. 脳卒中理学療法の理論と技術. 改訂 2 版. 東京：メジカルビュー社；2015. p.472-83.
9) 摂食嚥下障害の評価（簡易版）2015 改訂. 日本摂食嚥下リハビリテーション医学会医療検討委員会. https://www.jsdr.or.jp/wp-content/uploads/file/doc/assessment2015-announce.pdf.
10) 口腔アセスメントガイド. In：ティーアンドケー. 口腔ケア資料ライブラリ. http://www.comfort-tk.co.jp/library.

〈米澤隆介〉

III 急性期の評価と治療

17 摂食嚥下機能の治療
理学療法で必要な摂食嚥下障害への介入を実施できるか

- ☑ 嚥下運動に必要な頚部，体幹の筋力，可動性を維持，改善できる．
- ☑ 摂食姿勢に必要な座位保持，座位バランス能力を維持，改善できる．
- ☑ 口腔の衛生を保持し，誤嚥性肺炎を予防できる．
- ☑ 咳嗽に必要な呼吸機能を維持，改善できる．
- ☑ 呼吸練習によって嚥下運動に必要な口腔，咽頭の機能を向上できる．

1. 脳卒中における摂食嚥下障害

脳卒中による摂食嚥下障害は様々な原因によって生じる．表1にあげた原因から，どの要素が問題であるのかを把握しておく必要がある．

表1 脳卒中によって生じる摂食嚥下障害の原因

- 球麻痺，仮性球麻痺
- 摂食姿勢の保持困難
- 頚部，肩甲骨周囲の筋緊張異常
- 意識レベルの低下，高次脳機能障害による摂食動作の障害
- 顔面神経麻痺，唾液の分泌亢進による流涎，食物の口腔からの溢流
- 安静，絶食による嚥下関連筋の萎縮
- 嚥下失行*による嚥下困難

*咀嚼や舌の運動に問題がないが，飲み込みが困難で口の中に食物を頬張ってしまう状態

a 仮性球麻痺

一般的に仮性球麻痺は皮質延髄路の障害によって生じ，病変部位により，①皮質・皮

質下病変型，②内包・大脳基底核病変型，③脳幹部（橋，中脳）病変型に分けられている．皮質・皮質下型病変は高次脳機能障害や構音障害を認めることが多く，嚥下そのものだけでなく，摂食動作にも障害をきたしてくることが多い．内包・大脳基底核病変型は，両側の障害でパーキンソン症候群を呈した場合に舌運動，咀嚼に問題をきたし，頚部，肩甲骨周囲の筋緊張亢進が問題になる場合が多い．脳幹部病変では嚥下反射が低下，消失し，球麻痺に近い症状を呈することがある．

b | 球麻痺

延髄から出る脳神経の障害によって起こり，顔面神経や三叉神経支配の筋も同時に障害されていることが多い．代表的なものはワレンベルグ症候群であるが，嚥下反射は消失してしまっていることが多く，誤嚥を非常に引き起こしやすい状態となる．

c | 安静，絶食による嚥下関連筋の萎縮

脳卒中発症後の安静や意識障害，重度嚥下障害による絶食，食形態の変化，栄養状態の不良によって嚥下関連筋にもサルコペニアが生じる．サルコペニアとは加齢，廃用，栄養，疾患の影響によって生じる進行性，全身性に認める筋肉量減少と筋力低下である．その中で加齢によるものを原発性サルコペニア，その他の原因によるものを二次性サルコペニアと呼ぶ[1]．脳卒中自体の問題なのか，二次的なサルコペニアなのかは鑑別していく必要がある．

2. 摂食嚥下能力の評価

最も信頼性が高いのは嚥下内視鏡検査あるいは嚥下造影検査であるが，すべての患者に実施されるものではない．したがって，基礎的情報，自覚的，他覚的症状，身体所見，スクリーニングテストを組み合わせて評価することが望ましい．

a | 基礎的情報の把握

脳卒中をきっかけに摂食嚥下障害をきたしているのか，発症前から存在していたのかを知ることが必要である．肺炎などの既往歴やこれまでの食事内容（硬いものを咀嚼できていたかなど），歯の状態や義歯の適応に関しても問診やカルテから情報収集する．また，入院を契機に絶食が続いた場合や経管栄養を長期間行った場合には，脳卒中に加えて廃用性の摂食嚥下障害をきたしていることがあるので，発症時からの栄養摂取方法についても情報収集する．

b 理学療法評価

全身状態の把握や摂食嚥下能力に影響を及ぼす可能性のある項目について評価を行う 表2 .

表2 理学療法評価項目

- 血圧,脈拍,呼吸数,動脈血酸素飽和度などのバイタルサイン(安静時と食事後)
- 頚部,肩関節の自動,他動関節可動域
- 頚部,肩関節周囲の筋緊張
- 高次脳機能,意識レベル
- 舌の麻痺(挺舌時の偏位)
- 口唇閉鎖力(頬のふくらましの可否)
- 口腔衛生状態
- 座位バランス能力
- 呼吸機能
- 咳嗽の可否
- 脳神経障害(三叉神経,顔面神経,舌咽神経,迷走神経,舌下神経)

c スクリーニング検査

①反復唾液嚥下テスト(repetitive saliva swallowing test: RSST)[2]

セラピストの第二指で対象者の舌骨を,第三指で甲状軟骨を触知し,空嚥下を30秒間に何度行えるかを観察する 図1 .甲状軟骨が指を十分に乗り越えた場合を1回として,3回/30秒未満であれば嚥下機能の低下が疑われる.簡便さ,安全性に優れているが,失語症や認知機能の低下した患者では遂行が難しい.

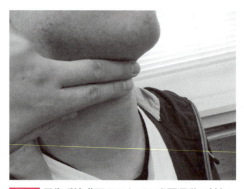

図1 反復唾液嚥下テストでの喉頭運動の触知

表3 改訂水飲みテスト・フードテストの判定方法

①冷水3mLを口腔底に注ぎ嚥下を指示する
（フードテストの場合はプリン ティースプーン1杯〔約4g〕を舌背前部に置く）
②嚥下後，反復嚥下を2回行わせる
③評価基準が4点以上なら最大2施行繰り返す
④最低点を評定とする．

＜評価基準＞
1：嚥下なし．むせる and/or 呼吸促迫
2：嚥下あり．呼吸促迫（不顕性誤嚥の可能性）
3：嚥下あり．呼吸良好．むせる and/or 湿性嗄声，口腔内残留中等度
4：嚥下あり．呼吸良好．むせない．口腔内残留ほぼなし
5：4に加え，反復嚥下が30秒以内に2回可能

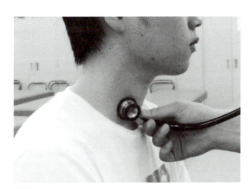

図2 頸部聴診の実際

②改訂水飲みテスト（modified water swallowing test: MWST）[3]

　3mLの冷水を嚥下させ，嚥下動態，喉頭侵入の有無を判定する方法である**表3**．簡便さと安全性よりよく用いられている検査方法である．3点以下を異常とする．

③フードテスト（food test: FT）[4]

　ティースプーン1杯（3〜4g）のプリンや嚥下練習用のゼリーを嚥下させてその状態を観察する方法である**表3**．MWSTと同様の判定に加えて，口腔内への残留の程度によって判定を行う．MWSTと同様に3点以下を異常とする．

④頸部聴診法

　小児用聴診器などの小さなものを用いて，輪状軟骨直下気管外側上皮膚面を聴取する**図2**．健常であれば清明な呼吸音に続き，嚥下に伴う呼吸停止，嚥下後の清明な呼気音が聴取できる．嚥下前の咽頭への流入音，喘鳴，嚥下後の湿性音が聴取される場合に

異常とする.

3. 摂食嚥下障害に対する理学療法介入

　摂食嚥下障害に対しては言語聴覚士，看護師，歯科衛生士が中心に介入している現状があるが，理学療法士が担う役割も大きい．その中で，
　(a) 頸部，体幹の筋緊張のコントロール，可動性の維持向上
　(b) 座位保持，座位バランス能力の獲得
　(c) 呼吸リハビリテーション
などは理学療法士が専門的に介入しなければならない内容である．また，病期を問わず口腔内が不衛生であると，唾液の微量誤嚥から誤嚥性肺炎につながるので，理学療法士も口腔衛生には留意し，必要に応じて介入していく必要がある.
　発症前から摂食嚥下障害の徴候があった場合や，廃用性の摂食嚥下障害が疑われる場合には，嚥下に関連する筋肉の筋力強化も実施していく．

a 体幹の筋緊張のコントロール，可動性の維持向上

　頸部の筋緊張亢進によって可動性が低下すると，嚥下時に働く舌骨上筋群の収縮不全や舌骨下筋群の弛緩不全が生じ，嚥下運動が円滑に行えなくなる．そのため，頸部，上部体幹のストレッチ，舌骨上筋群，舌骨下筋群のストレッチを実施する 図3 .

b 座位保持，座位バランス能力の獲得

　急性期においては，意識障害や重度の運動障害によって座位保持が困難なことも多い．

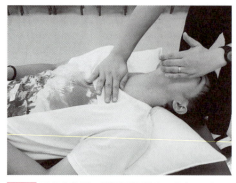

図3 舌骨上筋群，舌骨下筋群のストレッチ

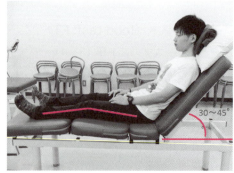

図4 望ましいリクライニング座位

17 摂食嚥下機能の治療

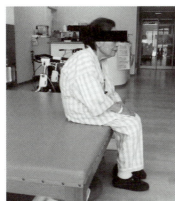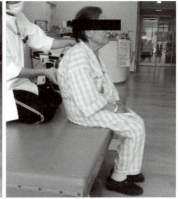

図5 端座位での不良姿勢（左）と介入後の望ましい姿勢（右）

　しかし，全身状態が安定していれば，他動的にでも座位保持練習を行うことで意識レベルの向上につながり，摂食嚥下練習の実施も可能になる．言語聴覚士による口腔への刺激が意識障害の改善にも寄与するので，協働して座位保持練習は進めていく必要がある．端座位の保持が自力で行えず，嚥下障害が重度な場合には，解剖学的に食道は気道の後方に位置するので，30〜45°のリクライニング座位が食道への送り込みを補助する 図4 ．嚥下時には舌骨上筋群の収縮を補助するために顎を引く姿勢（頭部屈曲位）が嚥下運動を補助する．骨盤が後傾すると脊柱が屈曲しやすいので，両膝関節は屈曲しておく．また，片麻痺患者に対しては，麻痺側に頸部回旋した方が梨状窩の残留を減少できる．

　端座位練習にあたっては，骨盤後傾による円背姿勢の座位では頸部の過伸展位を引き起こし，咽頭腔の狭小化，食道入口部の開大不全などにつながるために誤嚥を生じやすくなる 図5 ．体幹の伸展方向へのストレッチや脊柱起立筋群の促通および大胸筋のストレッチによる肩甲骨の内転を促すことによって円背姿勢を改善する 図6 ．また，頭頸部の屈曲運動を自動的，他動的に行うことによって，可動性の改善，頸部の筋力向上を目指す 図7 ．さらに食事動作では前方への座位バランス能力や上肢の運動を伴った座位保持が必要になるので，座位バランス能力の向上が必要である．

c 呼吸リハビリテーション

　脳卒中患者では咳嗽反射の減弱，不動による呼吸機能低下をきたしやすい．呼吸リハビリテーションでは誤嚥した際の防御機構，気道分泌物の排出機構としての咳嗽機能の向上，呼吸予備力の増大を主目的として介入を行う．また，摂食嚥下機能と呼吸機能は関係が深いため，呼吸リハビリテーションを実施する中で摂食嚥下機能にも効果が期待

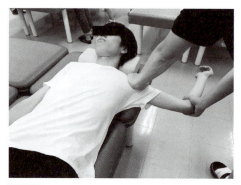
図6 大胸筋のストレッチによる肩甲骨内転の誘導

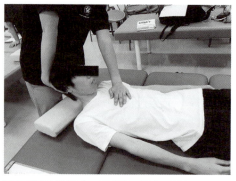
図7 頭頚部屈曲の可動性,筋力の獲得

できる.
　脳卒中患者において実施されるのは口すぼめ呼吸と深呼吸練習である.口すぼめ呼吸を行うことで軟口蓋の挙上,鼻咽腔の閉鎖が確認されており[5],口唇閉鎖力,呼吸機能の強化にも寄与する.深呼吸練習は横隔膜呼吸にこだわらず,ゆっくりと吸気と呼気を行う.気道分泌物の排出促進,胸郭の柔軟性向上,リラクゼーションを目的に行う.

d 嚥下に関連する筋の筋力強化

　高血圧がある場合や頚部疾患,脳の循環動態が落ち着いていない場合は困難であるが,廃用性の摂食嚥下障害を合併している場合は,頭部挙上練習による舌骨上筋群強化が有効である.仰臥位で両肩をベッドにつけたまま,頭部を挙上する方法である 図8 .頭部挙上練習が実施できない場合には,吸気抵抗トレーニングによっても舌骨上筋群の強

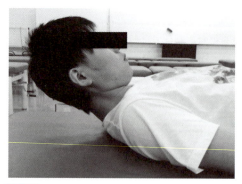
図8 頭部挙上練習

化が実施できると報告されている[6].

❖文献

1) Cruz-Jentoft AJ, Baeyens JP, Bauer JM, et al. Sarcopenia: European consensus on definition and diagnosis: Report of the European Working Group on Sarcopenia in Older People. Age Ageing. 2010; 39: 412-23.
2) 小口和代, 才藤栄一, 水野雅康, 他. 機能的嚥下障害スクリーニングテスト「反復唾液嚥下テスト」(the Repetitive Saliva Swallowing Test: RSST) の検討 (1) 正常値の検討. リハビリテーション医学. 2000; 37: 375-82.
3) 才藤栄一. 平成 11 年度長寿科学総合研究事業報告書. 2000. p.1-7.
4) 向井美惠. 非 VF 系評価法（フードテスト）の基準化（才藤栄一主任研究者）. 平成 11 年度長寿科学総合研究事業報告書. 2000. p.43-50.
5) 佐野裕子, 黒澤　一, 上月正博. 口すぼめ呼吸における鼻咽頭閉鎖機構について. 日摂食嚥下リハ学会誌. 2004; 8: 264.
6) 福岡達之, 杉田由美, 川阪尚子, 他. 呼気抵抗負荷トレーニングによる舌骨上筋群の筋力強化に関する検討. 日摂食嚥下リハ学会誌. 2011; 15: 174-82.

〈森下元賀〉

III 急性期の評価と治療

18 排尿・排泄機能の治療
排尿・排泄機能障害の理学療法評価と治療を実施できるか

- ☑ 排泄動作に必要な移乗能力,座位,立位バランス能力を改善できる.
- ☑ 立位,座位でのズボン,下着の操作能力を評価し,改善できる.
- ☑ トイレ動作が行いやすい環境を整備できる.
- ☑ 骨盤後傾位での体幹前屈座位での座位耐久性を向上できる.
- ☑ 骨盤底筋群の随意的な収縮力を改善できる.

1. 脳卒中における排尿機能障害

脳卒中における排尿障害は,神経因性膀胱,非神経因性膀胱,膀胱機能以外に起因する排尿障害に大別することができる.

a 神経因性膀胱

膀胱,尿道は通常協調して,蓄尿,排尿の役割を担っている.膀胱内に尿が蓄積される蓄尿時には,膀胱が収縮し,尿道括約筋が弛緩しないように脳から抑制性の制御を受けている.排尿時には膀胱の収縮と尿道括約筋の弛緩が随意的に行えるようになっている.しかし,脳卒中では,急性期では尿閉や溢流性尿失禁を認め,回復期以降では無抑制膀胱としての頻尿,尿意切迫感,切迫性尿失禁を認めることが多い.そのため,尿意を感じると我慢できず排尿してしまう症状がみられる.しかし,急性期から排尿筋過活動が疑われるものの,残尿が多いなど蓄尿と排尿の両方の問題を抱えていることも多い.

b 非神経因性膀胱

　脳卒中によって生じる排尿障害ではないが，神経に起因しない排尿障害として，腹圧性尿失禁，前立腺肥大症による尿失禁がある．腹圧性尿失禁は脳卒中によって生じる症状ではないが，「労作時または運動時，もしくはくしゃみまたは咳の際に，不随意に尿が漏れる愁訴」と定義されている．女性に多く，骨盤底筋の筋力低下によって生じる．前立腺肥大症では排尿困難，切迫性尿失禁，溢流性尿失禁，排尿後の残尿感などの症状が出現する．

　また，長期間の尿道カテーテルの留置やおむつの日常的使用によって排尿機能が廃用を起こし，膀胱のコンプライアンスの低下，尿道括約筋の収縮不全を引き起こしていることも多い．

c 膀胱機能以外に起因する排尿障害

　脳卒中では，運動機能の低下，認知機能障害，環境（トイレまで遠い）によってトイレに間に合わない機能性尿失禁が問題となる．また，利尿薬の使用や多飲によって尿量が増加し，頻尿となり，結果的にトイレに間に合わない状態にもなることがある．

2. 脳卒中における排便機能障害

　脳卒中の治療による安静や運動機能障害による活動性の低下によって消化管の通過遅延型便秘が起こりやすくなる．また，座位保持が困難な患者においては，臥位での排便は腹圧がかかりにくく，重力を利用できないために排出が十分に行えず，直腸に便が貯留していることも多い．直腸に便が貯留した結果として，便が溢れ出して便失禁につながることもある．また，橋の排便中枢からの抑制が障害されて無抑制性排便障害になり，便失禁を呈していることもある．さらにベッド上安静や便失禁状態が長く続いていることによって肛門括約筋，骨盤底筋群の筋力低下を引き起こし，便失禁を助長していることも多くある．

3. 排尿，排便機能の評価

　看護師，介護士と協力しておむつやパッドへの失禁の程度を把握し，一回の尿量や失禁の頻度，タイミングを把握するために排尿日誌 図1 [1] をつけることが望まれる．尿失禁がある患者の場合は水分摂取を控えたり，逆に多飲が原因で尿失禁につながっていることもあるので，水分摂取の量と時間も記載しておくとよい．

　排便の評価においては，排便の頻度，方法，失禁の有無を本人あるいは看護師から聞

| | 月　　　日（　） |

起床時間：午前・午後 ＿＿＿＿＿＿ 時 ＿＿＿＿＿＿ 分
就寝時間：午前・午後 ＿＿＿＿＿＿ 時 ＿＿＿＿＿＿ 分

| メモ | その日の体調など気づいたことなどがあれば記載してください． |

	時間	排尿 （○印）	尿量 （mL）	漏れ （○印）			
	時から翌日の　　　　時までの分をこの一枚に記載してください						
1	時　　　分		mL				
2	時　　　分		mL				
3	時　　　分		mL				
4	時　　　分		mL				
5	時　　　分		mL				
6	時　　　分		mL				
⋮							
20	時　　　分		mL				
21	時　　　分		mL				
22	時　　　分		mL				
23	時　　　分		mL				
24	時　　　分		mL				
25	時　　　分		mL				
	時間	排尿	尿量	漏れ			
	計		mL				

翌日 ＿＿＿＿＿＿月＿＿＿＿＿＿日の
起床時間：午前・午後＿＿＿＿＿＿時＿＿＿＿＿＿分

図1 排尿日誌（bladder diary）

18 排尿・排泄機能の治療

き取りを行う．下剤，便秘治療薬の使用状況も情報収集する．

4. おむつ，膀胱留置カテーテルの管理

a おむつを使用している場合の排尿，排便障害の改善へのアプローチと注意点

　脳卒中患者において，膀胱・直腸障害によっておむつの使用をしている患者は多い．しかし，膀胱・直腸障害の影響だけではなく，廃用（安易なオムツの使用，膀胱留置カテーテルの使用），他者への伝達の困難（介護者の不足，コミュニケーション障害）が尿意，便意を失わせ，失禁につながっている場合も多い．脳卒中患者の排尿・排便障害を考える上で，脳卒中自体による膀胱・直腸障害によって尿意，便意が伝達できないのか，尿意，便意はあるが他者に伝えられないのかは見極める必要がある．

　失禁の改善のためには，看護師と連携し，尿意，便意がなくてもトイレに定時誘導し，排尿，排便リズムを知ることが必要である．さらにおむつが汚れている時間を長くしないことによって，失禁したとしても，失禁を訴えることができるよう声かけを行う．このように体性感覚を再教育していくことも必要である．その際に失禁は羞恥心を伴うもののため，他の患者に伝わらないようにするなどの配慮をする必要がある．

　おむつを使用していることによって姿勢，動作への影響も出てくる．尿とりパッドが厚すぎる場合は，パッドの厚みによって仰臥位，座位でも股関節外転・外旋位，骨盤後傾位をとりやすい．座位では骨盤が後傾していることから体幹屈曲位，頚部過伸展位を起こしやすい．さらに股関節外転・外旋位になっていることから立ち上がりや歩行の際も下肢へ荷重した際の下肢アライメントが不良となり，動作への影響が出てくる．

　おむつを使用している患者の注意点として，おむつの大きさにあったパッドの使用とパッドの重ねづけをしないことが大事である．また，介助でも立位がとれる患者にはパンツ型おむつを使用することが望ましい．

　おむつ交換の際に十分に清拭されていないで，理学療法を実施している場合には，不快感や瘙痒感から注意力，集中力が低下したり，座位姿勢が不良になる（たとえば臀部の不快感のために過度に骨盤後傾した座位姿勢をとる）ことがあるので，陰部，臀部の清潔状態にも気を配る．

b 膀胱留置カテーテルを使用している場合の注意点

　尿閉などによって膀胱留置カテーテルを使用している患者もいる．そのような患者へは理学療法でも注意する点がある．まず，畜尿袋に尿が貯留している場合は，畜尿袋の重さが理学療法の支障になりやすく，排出された尿の逆流も起こしやすいので，看護師に尿量測定を行っているかを確認したうえで理学療法の前に畜尿袋に貯留している尿を

III

急性期の評価と治療

排出する．また，ベッドから車椅子へ移乗する際や理学療法の際に蓄尿袋を膀胱より高く上げると，カテーテル内の尿は膀胱内に逆流するので，膀胱より高い位置に上げないようにする．移乗の際にはチューブの位置，長さを確認し，誤抜去につながらないようにする．さらに蓄尿袋を床に置くと尿排出用チューブが汚染されて，尿路感染症につながるので特に注意する．

意識障害や認知障害がある場合には，自己抜去の危険があるので，上肢の動作に注意するとともに，ズボンの裾にチューブを通すなどの工夫をする．

歩行練習の際などは蓄尿袋を膀胱より低い位置で点滴台に固定することが望ましい．活動性が高い患者や歩行可能な状態で退院される患者は歩行時，外出時に使用できるベルトが付いた蓄尿袋を利用すると動作への支障が少ない．

5. 排尿，排便障害に対する理学療法介入

看護領域では，排尿ケアとして定時のトイレ誘導，生活習慣に合わせた排尿の誘導，尿意を自覚させる排尿自覚刺激行動療法が行われる．理学療法では主に3つの視点で介入を実施していく．1つ目は機能性尿失禁改善と看護師によるトイレ誘導を円滑なものにするための，移乗，移動，トイレ動作練習，環境調整である．2つ目は排便に効率的な座位姿勢の獲得である．3つ目は失禁を軽減するための骨盤底筋群の筋力強化練習である．

a トイレへの移動，トイレ動作練習，環境調整

表1 は排泄行為を構成する要素を示したものである[2]．この表は排泄行為における開始肢位から終了肢位を居住空間，体位および動作そして各体位において機能しているバランス能力（静的・動的バランス）で整理したものである．

この表ではズボン・下着脱衣動作，下着・ズボン着衣動作は静的バランスと動的バランスの両方を必要としており，難易度が高い動作といえる．この際には非麻痺側上肢を脱衣・着衣動作に使用するために上肢支持なしでの立位保持，身体下方へのリーチ動作が必要となる．そのため，トイレ動作を意識した理学療法では，壁にもたれての立位保持練習，リーチ動作練習が有効になる 図2 ．車椅子を使用している患者の排泄の一連の動作では，ベッドと車椅子，車椅子と便器の移乗をそれぞれ2回ずつ行わなければならない．そのため，移乗能力が重要になってくる．これらのことから，理学療法では排尿，排便障害を改善していくためには，立位バランス練習と移乗練習が特に必要な介入であるといえる．

病室からトイレまでの距離が遠い場合にはポータブルトイレを使用することが現実的であるし，切迫性尿失禁のある患者では尿器の使用も考慮に入れる．可能であれば看護

18 排尿・排泄機能の治療

表1 脳血管障害者の排泄行為を構成する要素

居住空間	手順	福祉機器	体位および動作	静的バランス	動的バランス 水平移動	動的バランス 垂直移動
居室	尿意認識		仰臥位	○		
		ベッド	ベッド上仰臥位→端座位		○	○
	移乗動作	車椅子, 手すり	端座位→端座位		○	○
廊下（居室）	便所への移動動作	車椅子（歩行補助具）	椅子座位(歩行)		○	
便所	ズボン・下着脱衣動作	壁の利用*	立位（座位）	○	○	○
	移乗動作	車椅子, 手すり	車椅子→座位		○	○
	排泄	便器	座位	○		
	後始末			○	○	
	下着・ズボン着衣動作	壁の利用*	立位（座位）	○	○	○
	移乗動作	車椅子	端座位→端座位		○	○
廊下（居室）	ベッドへの移動動作	車椅子（歩行補助具）	椅子座位(歩行)		○	
居室	移乗動作	ベッド 車椅子, 手すり	車椅子→ベッド		○	○

*額・背中・非麻痺側の肩などを壁で支える方法

Ⅲ 急性期の評価と治療

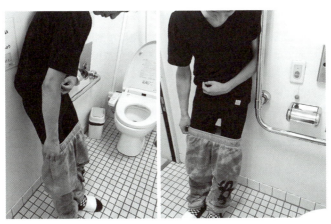

図2 壁や縦手すりにもたれてのズボン，下着の着脱動作（左片麻痺の一例）

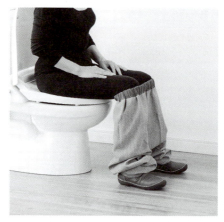

図3 操作のしやすいズボンの一例

師と相談した上で，トイレに近い病室に変更してもらったり，トイレまでの道順を明確化することも有効である．立位でのズボン・下着の操作が問題となっている場合は，引き上げやすく，ずり落ちにくい工夫がされたズボンも販売されている 図3 [3)]．

b 排便に効率的な座位姿勢の獲得

　高齢者や脳卒中患者の排便コントロールのために臥位ではなく，座位つまりトイレでの排便を誘導することで，失禁や便秘の改善につながったという報告がある[4)]．排便時の座位姿勢に着目すると，骨盤後傾位での体幹前屈座位は肛門直腸角（anorectal angle: ARA） 図4 を鈍化させ[5)]，体幹を伸展した座位と比べて直腸圧が高く，肛門圧が低くなることが報告されている[6)]．そのため，腹圧が適度に高まるといわれている．

　理学療法場面では骨盤を前傾させ，体幹を直立位に保持した座位姿勢を目指して介入することが多いが，排便時の効率的な姿勢獲得のためには背もたれにもたれず，骨盤後傾位での体幹前屈座位 図5 を持続して保持できるようになることが必要である．

c 骨盤底筋群の筋力強化練習

　骨盤底筋群の筋力強化練習は腹圧性尿失禁の治療に用いられているが，過活動膀胱の治療にも有効であることが示されている．また，女性の脳卒中患者に対する有効性も報告されている[7)]．方法としては仰臥位で股関節，膝関節を屈曲して膝を立てた状態で骨盤底筋群の収縮を意識させる．具体的には「排尿や排便を我慢するように」，「排尿や排便を途中で止めるように」というような声掛けで収縮を意識させる．可能であれば肛門

18 排尿・排泄機能の治療

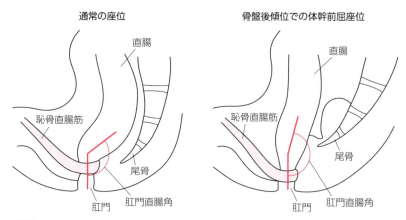

通常の座位 / 骨盤後傾位での体幹前屈座位

図4 姿勢による肛門直腸角の違い

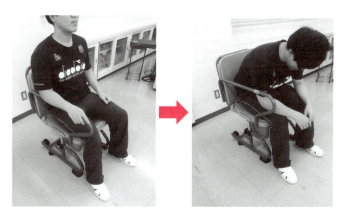

図5 通常の座位（左）と排便に効率的な骨盤後傾位での体幹前屈座位（右）

周辺を患者自身の非麻痺側の手で触診し，肛門が前方に動いているようであれば収縮が行えていることになる．その際に体幹，臀筋を含めた下肢の筋が収縮しないように注意しなければならない．

　この方法は理解力が保たれているようであれば可能であるが，意識障害や高次脳機能障害，肛門周辺の感覚障害が存在していたり，尿意，便意が消失している患者であれば実施は難しい．

❖文献

1) 日本排尿機能学会. 排尿日誌. http://japanese-continence-society.kenkyuukai.jp/special/?id=15894 (2017年2月18日閲覧)

2) 柴 喜崇, 西村かおる. 脳血管障害者の排尿障害に対する理学療法. MB Med Reha. 2012; 148: 15-20.

3) Care Fashion Online. おしりスルッとパンツ. http://www.carefashion-online.com/shop/g/g39949/ (2017年2月18日閲覧)

4) 宮崎一興. 排泄障害者のリハビリテーション. リハビリテーション医学. 1992; 29: 489-98.

5) 槌野正裕, 荒川広宣, 山下佳代, 他. 排便造影検査における排便姿勢と肛門直腸角および疑似便の排出量に関する検討. 日本ストーマ・排泄リハビリテーション学会誌. 2015; 31: 23-8.

6) 槌野正裕, 山下佳代, 坊田友子, 他. 排泄機能と姿勢に関する研究—理学療法士として排泄姿勢に関与して. 日本ストーマ・排泄リハビリテーション学会誌. 2008; 24: 34-8.

7) Shin DC, Shin SH, Lee MM, et al. Pelvic floor muscle training for urinary incontinence in female stroke patients: a randomized, controlled and blinded trial. Clin Rehabil. 2016; 30: 259-67.

〈森下元賀〉

IV

回復期の評価と治療

Ⅳ 回復期の評価と治療

1 回復期脳卒中理学療法の ポイント

1. 回復期における脳卒中の特徴

　回復期リハビリテーション病棟には，脳血管疾患，整形外科疾患，廃用性症候群など の患者が入院しており，それぞれに頻度の高い合併症がある．脳血管疾患における再発， 痙攣，誤嚥性肺炎や尿路感染などの感染症，整形外科疾患における深部静脈血栓症や肺 塞栓，創部感染，廃用性症候群における原因疾患の再発・再燃などがあげられる．患者 は高齢者が多く，循環器疾患，糖尿病といった内科疾患や運動器障害が病前から併存し ている率が高い．運動器障害や認知機能障害のある患者が対象であるため，転倒・転落 のような事故の頻度も高い[1]．

2. 回復期における治療方針

　一般的に「回復期」とは「病気が治癒に向かっている時期」と定義されており，患者 のもっている「潜在性」を十分に引き出す時期でもある．すなわち，我々理学療法士は 患者の示す病態像が「回復段階にある」ということを常に忘れてはならない．回復期に 果たすべき役割は良質で密度の高いリハビリテーションを提供することで在宅復帰を支 援することであり，次の4点を基本と考えている[2]．

a 生活リズム獲得への支援について

　発症前の生活リズムをできるだけ早期に取り戻す試みは必要である．しかし，「動作の 介助」として介入するのではなく，実際の生活場面からの臨床推論を進め「治療的介入」 を行わなければならない．たとえば，うまく上衣を着ることができないのであれば，上 衣を着ることを「手伝う」のではなく，「なぜ上衣を着ることができないのか？」という

問題立案から姿勢・動作分析を行い，臨床推論のプロセスに至るべきである．

b 生活関連動作（instrumental activities of daily living: IADL）へのアプローチ

患者の重症度や年齢によって，ADL トレーニングにより獲得できるだけでは満足感が得られないことも多い[2]．近年，若年にて脳血管障害を発症するケースも増えてきており，回復期の段階から就労支援や自動車運転の可否などを検討していく必要がある．

c 心を立て直すリハビリテーション

ほぼ発症から1カ月前後で回復期理学療法の開始となるが，患者は多くの混乱・不安を抱えている．発症から数カ月という短期間で「障害を受容する」ことは不可能であり，時間をかけてやっと障害をもつ自分が「当たり前」になっていくものだと考える．障害の受容ではなく，次の生活のために，いかに「元気」を出してもらえるか，ちょっとした「自信」をもってもらえるかが重要である[2]．

d 回復期病棟内での連携

回復期のリハビリテーションは，理学療法士（PT）の他に，作業療法士（OT），言語聴覚士（ST），医師，看護師，介護士，医療ソーシャルワーカー，栄養士，歯科衛生士，心理士などのスタッフがチームを組んで患者に関わることになる．チームアプローチが効率的に行われるためには，合併症やリスクを含めた医学的情報，社会的情報などすべての情報をチーム全体で共有し，理解を深めておくことが重要である[2]．

3. 回復期における治療目標

回復期のリハビリテーションを行ううえでは，機能評価・目標設定に基づいたリハビリテーションプログラムを作成し，チームによるアプローチを行うことが前提となるが，理学療法の目標設定のための評価を行う際は，ケース（患者）個人がどのように環境や課題と関わっていくかをケース中心の観点[3]から捉える必要がある．

患者の歩行状態・日常生活動作能力・状況判断能力など，関わるスタッフが日々情報共有できるよう様々な形のカンファレンスが必要となる．

多職種で協議したリハビリテーション目標が「歩行の自立」であれば，理学療法士として「なぜ歩行の自立に至らないのか？」臨床推論のプロセスから問題点を導き，治療的介入を行う．このプロセスの中で「1週間後には，立脚期における股関節の伸展活動が可能になる」など，短期間の機能的な目標を掲げることで，常に良質で密度の高い理

学療法を提供できる.

❖文献

1）小林由紀子, 赤星和人. オーバービュー——回復期リハにおけるリスク管理. J Clin Rehabil. 2008; 17: 626-36.
2）梅津祐一. 回復期・生活期（維持期）のシステム. 総合リハ. 2015; 43: 193-8.
3）Shumway-Cook A, Woollacott MH. Motor Control. Philadelphia: Lippincott Williams & Wilkins; 2009. p.198-200.

〈古澤浩生〉

IV 回復期の評価と治療

2 症例提示

症例：50歳代，男性
診断名：左橋出血
障碍名：右片麻痺，構音障碍
現病歴：平成X年1月，仕事後，突然右半身の脱力を自覚．頭部CTにより左橋出血（右片麻痺）の診断で保存的加療の方針となる．平成X年2月，当院へ転入院となる．
表在，深部感覚：中等度鈍麻
運動協調性：上下肢（右＞左），体幹に失調症状（＋）
ADL：歩行は独歩にて自立（FIM：7点），階段昇降は手すり使用にて修正自立（FIM：6点）．通勤のために独歩での階段昇降能力が必要．
評価と治療の方針：通勤に向けて，手すりの有無，階段の高さに影響されない階段昇降動作能力の獲得の必要性を確認し，目標を独歩での階段昇降動作の自立とした．
独歩では二足一段，後方への不安定性があり，監視レベル．
昇段：麻痺側の振り出しでは，非麻痺側へ重心が偏移し，必要以上に足部を持ち上げ，足底接地の円滑さに欠ける 図1a, b ．設置後の麻痺側の伸展相では，両側股関節屈曲位，体幹屈曲位となり，非麻痺側も円滑さに欠ける 図1c ．
降段：麻痺側の振り出しにおいて，ぶん回しと足部の内反が観察される 図1d ．非麻痺側の接地の際に股関節の屈曲，体幹の屈曲が生じ後方への転倒の危険性がある 図1e ．

本症例の階段昇降で必要なことは，病院内という限られた環境でのできる能力を維持するのみではなく，どのような環境でも安全に動作が行えるということが重要であると考えた．運動遂行と姿勢調節の両指令は常に協調しあわなければならない[1]．身体を定位すること，重心の移動に対して，タイミングよく筋の収縮様態を変化し，持続性を得ることが症例の階段昇降動作の安定性の改善につながると推論し，立位，着座と立ち上がりが治療課題として選択される．

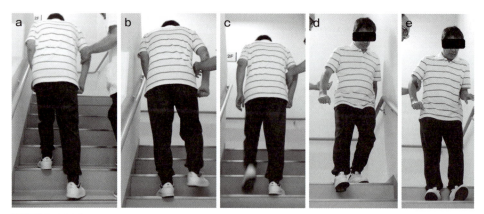

図1 階段昇降

❖文献

1) 山下謙智, 編著. 多関節運動学入門. 2版. 東京: ナップ; 2012. p.74.

〈関根陽平, 古澤浩生〉

IV 回復期の評価と治療

3 機能評価
ADL の向上に対する機能上の問題点を
どのようにして評価していくか

- ☑ 退院先に応じて必要となるADLを考慮して,機能評価を実施できる.
- ☑ 量的評価と質的評価を関連づけ,主要問題点を検討し,姿勢や動作における仮説を立てることができる.
- ☑ 姿勢や運動における代償活動をみつけ,評価を行うことでその理由を確認できる.
- ☑ 効率的な姿勢,運動を目標として評価を立案できる.

　回復期リハビリテーション病棟では,脳血管疾患または大腿骨頚部骨折などの患者に対して,ADL 能力の向上による「寝たきりの防止」と「家庭(社会)復帰」を目的としたリハビリテーションを提供することが,その重要な役割となっている.

　このため2000 年の制度導入時より,居宅等復帰率,重症患者改善率などのアウトカムが求められていた.そして,これを実現させるために2006 年度の診療報酬改定において,リハビリテーションの実施時間(単位数)も引き上げられ,リハビリテーションの量の充実が図られてきた.しかし近年,漫然と9 単位のリハビリテーションが提供されており,6 単位以下を提供する体制の施設と ADL での変化がみられないとの報告もなされている.このため,2016 年度の診療報酬改定では,FIM と入院日数を基に算出される実績指数も導入され,リハビリテーションのさらなる質の向上が求められる時代となった.これに対応するため,日々の治療においても ADL 向上,生活の質の向上を考える必要があり,当然評価においても,量的評価と合わせてと質的評価を充実させていく必要がある.

　量的評価とは,たとえば関節可動域テスト・徒手筋力テスト・感覚検査・バランステスト・片麻痺機能テスト・高次機能テスト・病的反射検査などによる機械的な組合せ評価である.このような評価は,数値による評価が可能であり,1 つの機能的要素として

客観性があるため，治療の効果を立証する指標となる．
　一方，質的評価は，姿勢・動作分析など基本動作やADL動作が，どのように行われ（あるいは行えず），環境への適合が図れているかなどを評価するものであり，症例の運動過程における機能を評価するものである．このため，退院先の症例ごとに異なる環境の中でADLを遂行するため，特に脳卒中後遺症のように症例ごとに病態が異なる疾患において，主要問題点を捉えるうえで重要な評価となる．
　リハビリテーションにおいては，このように得られた量的評価と質的評価を統合することで，病態を推論し，仮説を立案し，それに基づき治療介入を行う仮説検証作業がADL能力向上に大きく寄与する．つまり，治療介入に対する症例の変化に対して（変化がない際にも），仮説を立て直し，効率的な運動となるよう（改善が得られない場合は，なぜ変化がないか）検討を繰り返すことで，主要問題点が明確となり，解決手段が明らかとなってくるのである．
　そして，主要問題点を解決することが，自立度を高め，介助が必要な症例であっても家族や介護者の介助がより軽減していくこととなり，病棟生活から退院後のADL改善につながる．
　以下に，歩行での一場面を基に評価の進め方について記す．

1. 歩行における立脚相の評価

　一般的に歩行周期は，立脚期が60％（このうち20％が両脚支持期）で遊脚期が40％を占める．このことから，脳卒中後遺症者の評価においても，立脚期の評価は重要な意味をもつ．
　脳卒中後遺症者においてみられる，歩行中の下肢と体幹で観察される特徴の一例を以下に示す．
　①麻痺側初期接地において，足関節が底屈位のままとなる．また，内反が起こる．
　②麻痺側立脚中期以降で股関節や体幹が屈曲し，骨盤後退が起きる．骨盤を前方に運ぶ代償として頭頸部の前方突出が起こる．
　③麻痺側立脚相において，体幹が側屈し麻痺側下肢が外転位となる．
　④非麻痺側立脚相において，非麻痺側に体幹を傾け麻痺側の骨盤を挙上する．
　⑤反張膝となる．
　⑥重心が麻痺側に変位して，非麻痺側下肢への重心移動が困難となる．
　⑦麻痺側立脚時間が短い．　などである．
　これらを「麻痺側下肢の支持が弱い」「立ち直り反応がみられない」と表現した上で，その要因をそれぞれ関節可動域テスト，徒手筋力テスト，バランステストなどの量的評価を用いて数値として評価することが可能である．しかし，たとえ関節可動域制限や筋力の低下が示されたとしても，単純な関節可動域や筋力強化といった治療では，実際の

動作，ADL の改善へとつながることはなく，問題点の解決へとはつながらない．

それは，立脚中期に起きる股関節や体幹の屈曲は，単に股関節の伸展筋力の不足や可動域の低下といった単独の問題点から起きるものではなく，一連の円滑な複合的な運動過程の破綻を要因としてとらえる必要があるためである．

たとえば，仮説として，足底からの感覚情報が適正に入力されず，初期接地による，下肢伸筋群（下腿三頭筋，大腿四頭筋，大臀筋など）の伸展活動が誘発されず，骨盤が後退する．また，麻痺側臀筋群の弱化に対して，股関節を屈曲することでハムストリングスと臀筋群に張力を生み出すことで，麻痺側下肢の立脚相の安定を代償として作る．さらに，骨盤が後退することにより反張膝が起きてしまうといった，一連の運動として捉える必要がある．

この時，必ずしも足底の感覚検査において，問題点が指摘されるとは限らない．それは，立脚相における下腿三頭筋の筋紡錘とゴルジ腱器官からの固有感覚フィードバックが，伸筋群を発火させるためであり，歩行や立ち上がりなど下腿三頭筋の活動性が高まる場面で，これらの固有感覚情報が入力されることで，評価できるためである．

このような症例では，立ち上がりにおいて必要となる伸筋活動（下腿三頭筋，大腿四頭筋，大臀筋，脊柱起立筋）が得られにくいため，手摺りに依存する動作になるなど，歩行以外の場面でもその問題点が指摘されることとなる．

このため，各動作，姿勢について正常な効率的な運動とはどういったものかを理解し，症例はどのように各動作，姿勢をとっているかを十分に観察し，考察することが必要である．

2. 評価項目と動作との関連についての一例

以下に，一般的評価場面とその質的評価へとつながる観察ポイント，問題点の捉え方などを示す．

a 観察

介入前に症例がとる座位や臥位姿勢，車いす駆動や歩行，靴や衣服の着脱などはその症例の運動における選択肢を顕著に表している．これは前述の歩行の特徴で示した通りである．このため，いわゆる第一印象や全体像を捉えることから評価が始まってくる．

b 問診

座位や臥位でいる症例に対して自身の身体状況について「まっすぐ座れていますか」などと聞いてみる．この時，明らかな姿勢の非対称などがみられていても，症例がそれ

を認識していない場合は，身体像や身体図式が整っていない場合があり，理学療法を行う上での阻害因子となる.

c 関節可動域，筋の粘弾性

　各動作に必要となる関節可動域については，すでに多数の書物が刊行されており，それらを参照いただきたい. また，関節可動域を評価する際は，筋のアライメントや粘弾性・張力も評価しておく必要がある. アライメントの崩れた筋が関連する関節まで含めた運動の阻害因子となることがあり，筋の適切な粘弾性や張力は，固有感覚の入力に必要となり，これが動作の基盤となる身体図式の構成のため手掛かりとなるためである.

d 筋力

　徒手による筋力テストでは，代償運動を見逃してはいけない. たとえば，大腿四頭筋の筋力を測る際，基本姿勢は座位となり，ここでの膝関節の伸展に対して抵抗を加えることとなる. しかし，脳卒中後遺症者では非麻痺側股関節を屈曲させて筋出力を補う場合が多い. 上下肢など末梢の筋活動を実現させるためには，中枢部である体幹を安定させる筋活動も必要であり，これらの活動が動作の中で連動し，一体となって行われているかを考察する必要がある.

e 感覚

　表在感や位置覚と共に，固有感覚，重量覚などの深部感覚についての評価も必要となる. しかし，筋が弛緩している場合などでは，筋紡錘，腱紡錘への情報入力がされないため正確な評価とはならない. このような場合は，筋活動を高める，もしくは徒手的に筋の張力を整えた中で評価されるべきである.

f バランス

　バランスの評価については，Berg Balance Scale や Functional reach test，片脚立位テスト，TUG テストなどがある. しかし，一口にバランスといっても，それを実現するための機能は多岐にわたる.

　このため求めた場面を実現できないことがみられた場合には，療法士が援助をすることも考慮するべきである. この際，何を援助すれば動作が実現可能かを考察することが評価となる. たとえば，座位で非麻痺側へ重心移動を要求しても，体幹の立ち直りが起きないようであれば，それを援助することや，重心移動の際に働くべき臀筋の活動など

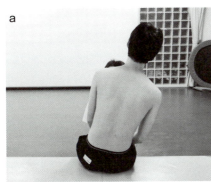 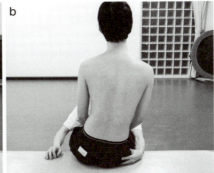

図1 座位でのバランス評価と立ち直り反応の促通
a：Hands off での立ち直り反応がみられない．
b：臀筋の収縮を促通することで，立ち直り反応が出現している．

を援助する 図1 ことで動作が可能となるのであれば，それらが治療対象の1つとなると考えられる．また，Functional reach test であれば，リーチ動作に先行して起こるべき姿勢制御が可能であるかなども確認していく必要がある．

3. まとめ

　古澤は，ADL の評価において，より効率的な機能を目指して評価する場合の考慮すべき点をあげており[1]，その3点として，
　① ADL に必要な姿勢の評価：体幹の安定を中心とした中枢と末梢の連携の評価．また，発症後の代償パターンが，どのように行われているかの評価．
　②先行性姿勢調整機能に基づく骨盤帯や胸郭のコントロールの評価：上着の更衣動作や洗面動作，またトイレでのズボンの着脱など課題に対する麻痺側・非麻痺側の上肢のリーチ動作，そして，下肢の動作（たとえばズボンに下肢を通す）の際に立位，座位がどの程度安定しているかの評価．
　③ ADL の現実場面での評価：現実場面というのは，治療室ではなく，病室もしくは在宅で実際にどのように実施しているかの評価．在宅での ADL の状況について，療法士による退院前の訪問，外来リハビリテーション，訪問リハビリテーションの中で，どのように実施して，また何をニーズとして求めているかについての評価．
としている．

❖文献

1) 古澤正道，編．脳卒中後遺症者へのボバースアプローチ─臨床編．川崎：運動と医学の出版社；2016.

〈塚田和也，古澤浩生〉

Ⅳ 回復期の評価と治療

4 能力評価
治療へつながる ADL 評価を行えるか

- ☑ 「できる ADL」と「している ADL」を評価できる．
- ☑ BI や FIM で ADL 能力を評価できる．
- ☑ 課題分析により治療につながる ADL 評価ができる．
- ☑ 自宅退院を目指すうえで重要な排泄関連動作を評価できる．
- ☑ 自宅環境に則した場面での動作能力を評価できる．

　回復期では自宅退院を目標として，安定した生活動作能力を獲得するためのリハビリテーションが行われる．機能回復が一定のレベルに留まる場合，障害を呈した身体で動作能力の安定性と効率性を高めるには，障害の程度に応じた非麻痺側の代償的適応を許容しなければならない[1]．一方で，麻痺側の身体機能回復を目的とした場合，動作において麻痺側の適切な使用を促すことが重要である．理学療法士は姿勢や動作における非麻痺側と麻痺側への依存度を調整（最適化）し，個々の症例の身体特性に応じた方法で ADL の自立度向上を図ることが重要となる[2]．それにはまず ADL 能力を低下させている現象を発見してその原因を考察できる能力が必要となる．

1. 脳卒中患者における ADL の難易度

　ADL の再獲得難易度は文化による相違が認められるが，脳卒中患者を対象とした本邦の調査では，①食事，②整容，③排便コントロール，④車いす駆動，⑤トイレ移乗，⑥ベッド移乗，⑦排尿コントロール，⑧トイレ動作，⑨上衣更衣，⑩下衣更衣，⑪浴室移乗，⑫入浴（清拭）の順に難易度が高くなることが報告されている[3]．この中で，排泄関連動作は他の ADL と比較しても 1 日における動作の実施回数が多い．また日中だけでなく夜間も必要な動作となるため，排泄関連動作の獲得はマンパワーと並んで自宅退

院に重要な因子となっている[4].

2. ADL 能力の評価方法

a 既存の評価法を用いて評価する

脳卒中治療ガイドライン2015ではADLの評価法としてFunctional Independence Measure（FIM）とBarthel Index（BI）の使用が勧められている 表1, 2. FIMとBIは高い信頼性と妥当性が報告されており，FIM利得を介入期間で割ったFIM効率はリハビリテーションの効果指標としても提唱されている[7].

b 「できるADL」と「しているADL」

「できるADL」とは，理学療法場面で最大限のパフォーマンスを引き出せるよう配慮した際に何とか遂行可能なADL能力を指し，「しているADL」とは実生活場面におけるADL実行状況を指す．実生活場面では環境要因や症例自身の要因により最大限のパ

表1 Functional Independence Measure（千野直一，他. In: 脳卒中患者の機能評価— SIASとFINの実際. 東京: シュプリンガー・フェアラーク東京; 1997. p.43-96[6]）

▪ セルフケア	▪ コミュニケーション
食事	理解
整容	表出
入浴（清拭）	▪ 社会的認知
更衣（上半身	社会的交流
更衣（下半身）	問題解決
トイレ動作	記憶
▪ 排泄管理	**採点方法**
排尿コントロール	〈自立〉
排便コントロール	7: 完全自立
▪ 移乗	6: 修正自立
ベッド・椅子・車いす	〈部分介助〉
トイレ	5: 監視または準備
風呂・シャワー	4: 最小介助
▪ 移動	3: 中等度介助
歩行・車いす	〈完全介助〉
階段	2: 最大介助
	1: 全介助

表2 Barthel Index（Mahoney FI, et al. Md State Med J. 1965; 14: 61-5[5]より改変）

	自立	部分介助	全介助
食事	10	5	0
移乗	15	5,10	0
整容	5	0	0
トイレ	10	5	0
入浴	5	0	0
歩行	15	10	0
（車いす）	5	0	0
階段	10	5	0
更衣	10	5	0
排便	10	5	0
排尿	10	5	0

車いすの項目は歩行が困難な場合に採点する.

フォーマンスを発揮することが困難な場合があり「できる ADL」と「している ADL」の間には差が生じやすい．環境要因としては，ベッドと車いす位置関係などの物理的環境の制約や，介助者の人的・時間的制約などがある．また，症例自身の要因としては耐久性の問題や眠剤使用による夜間の覚醒状態の変化などがあげられる．ADL 能力を評価する際は最大能力にあたる「できる ADL」と実用レベルである「している ADL」の両者を把握し，どの動作で，どの程度の差が，どのような理由で生じているかを考察することが重要となる．

c 治療につながる ADL 能力の評価方法

BI や FIM などの既存の評価法は，おおまかに ADL 能力の自立度を把握したり，多職種で目標を共有するという点において優れた評価法である．しかし，具体的に各 ADL を構成する要素のどの部分に介助を要するかは把握できず，治療のターゲットを絞りこむことはできない．そこで，治療対象とする ADL を評価する際は，その動作をいくつかの要素に分け，どの部分は自力で遂行でき，どの部分にどのような介助を要するかを把握することが重要である．たとえば移乗動作は，①車いすとベッドの位置関係を適切に設定する，②ブレーキをかける，③フットレストから下肢をおろす…，など複数の要素から構成されている．このように動作をいくつかの要素に細分化することを課題分析（task analysis）という．課題分析後に各要素を実際の生活場面で注意深く観察し，どの要素に問題が生じているかを把握することが治療につなげるための ADL 評価として重要となる．問題のある要素で生じている現象の原因を機能障害から捉え，当該機能の

表3 Upper-body dressing scale の下位項目（Suzuki M, et al. Am J Phys Med Rehabil. 2008; 87: 740-9[8]）より改変）

①麻痺側の手を袖に通す		
②麻痺側の肘を袖に通す		
③袖を麻痺側の肩まで引き上げる		
④衣服を背中から渡す		
⑤非麻痺側の手を袖に通す		
⑥襟を整える	合計点	/35 点
⑦ボタンをはめる	所用時間	秒

採点方法：
各項目の介助内容に応じて下記の得点を付与
　　指示なし：　1 点
　　口頭指示：　2 点
　　モデリング：3 点
　　タッピング：4 点
　　ガイド：　　5 点

4 能力評価

改善が見込まれる場合は機能回復訓練を，障害が残存する場合は代償的に動作の安定性向上を図る．上衣の更衣動作においては，一連の動作を下位項目に分類して評価できる尺度が開発されており，信頼性と妥当性も確認されている[8]　表3．

d 排泄動作の評価方法

排泄動作の課題分析例を　表4　に示す．臨床では個々の状態に合わせて適宜項目を修

表4 トイレ動作の課題分析例

①車いすと便座の位置関係を適切に設定する	⑨便座での座位を保つ
②左右のブレーキをかける	⑩後始末（臀部清拭）をする
③フットレストから下肢をおろす	⑪手すりを使用し立ち上がる
④左右足底の接地位置を整える	⑫下衣をあげる
⑤手すりを使用し立ち上がる	⑬排水する
⑥適切な位置に重心を保持して回転する	⑭適切な位置に重心を保持して回転する
⑦下衣をさげる	⑮ゆっくりと車いすに着座する
⑧ゆっくりと便座に着座する	

各要素において要求される機能は異なっている．遂行困難な要素について，その原因を身体機能や認知機能から考察することで治療につながる評価となる．

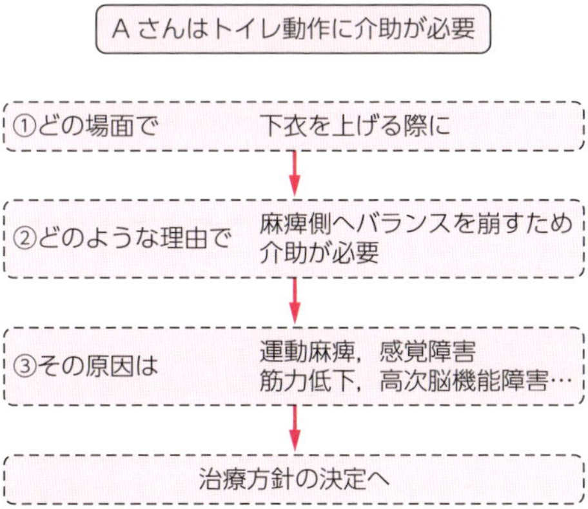

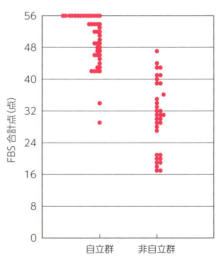

図1 ADL評価の流れ

図2 トイレ動作能力とFBS得点の関係
自立群（FIM 6〜7点）と非自立群（FIM 4〜5点）におけるFBS得点の散布図．FSB 27点未満で自立していた症例は存在せず，FBS 48点以上の症例では全例でトイレ動作が自立していた．

正してよい．課題分析後，各構成要素における症例の動き（現象）を入念に観察して不安定な要素を特定し，その原因を機能障害から考察する 図1 ．排泄動作を構成する要素の中でも下衣操作や移乗動作には相応のバランス能力が要求され，下衣を上げる動作は排泄動作の中で最も難易度の高い要素とされている．それらの要素の自立にはFunctional Balance Scale（FBS）において 29 点以上のバランス能力を獲得することが重要であり，FBS の下位項目の中でも立位で回転する能力と着座動作を制御する能力が重要であることが示唆されている[9,10] 図2 ．バランス能力の低い症例であれば，支持基底面と重心の位置関係について手すりの種類も含めて検討し，どのような方法であれば安定した下衣操作が可能となるかを詳細に評価していく必要がある．

3. 自宅環境に合わせた動作能力を評価する

a｜自宅環境に合わせた動作能力評価

玄関や居室入り口の段差昇降など，在宅生活を送る上で必須となる動作能力は個々の症例で異なっているため，実際の自宅環境にあった動作が可能かどうかを評価する必要がある．具体的な動作能力評価時のチェックポイントを 表5 に示す．入院中に自宅退院後の実際の ADL を想定して評価するには，自宅の段差の高さなど具体的な情報が必要となるため，家族からの情報収集や家屋評価を行う 表6 ．それらの情報をもとに，段差昇降の高さなど実際の自宅環境に類似した課題設定にて動作能力を評価するが，動作が困難と判断された場合は家族と相談し家屋改修も検討する．

b｜動作能力に応じた ADL の設定を検討する

自宅退院を踏まえ，現状の動作能力で在宅生活を送るにはどのような動作方法が望ましいかを検討する必要がある．階段昇降が困難であれば 1 階部分での生活様式への変更や，屋内移動が困難な場合やトイレに介助者が入れるスペースがなければポータブルトイレの設置も検討する．症例や家族と共に自宅での動作方法を検討し，実際に自宅で実

表5 自宅環境に合わせた動作能力評価を行う上でのチェックポイント

①玄関前のポーチ，および玄関の出入り
②屋内の動線上における段差のまたぎ動作
③排泄関連動作：ドアの開閉方向（開き戸・引き戸），便座高さ，介助者の位置，排泄後の処理
④寝室関連動作：ベッド高さ，移乗の方向
⑤入浴関連動作：更衣方法，浴室・浴槽の出入り，洗体方法，介助者の位置
⑥屋外：外出方法の検討，駐車場までの動線

4 能力評価

表6 実践的な動作能力を評価するために必要な家屋情報

①玄関	玄関前の段差と段数（　　　cm×　　　段） 入り口の段差高（　　　cm） 上り框の高さ（　　　cm）
②廊下（玄関から居室）	廊下幅（　　　cm）
③居室	入り口の段差（　　　cm） 入り口の幅（　　　cm）
④トイレ	入り口の段差（　　　cm） 入り口の幅（　　　cm）
⑤浴室	入り口の段差（　　　cm） 浴槽の深さ（　　　cm）
⑥階段	段差と段数（　　　cm×　　　段）

手すりが設置されていれば，その種類や位置に関する情報も収集する.

表7 症例の動作能力に応じて ADL 様式を検討

①居住環境について：寝室や寝具は病前環境からの変更が必要か
②移動手段について：屋内・屋外で歩行が可能か，車いすが必要か
③排泄方法について（日中・夜間）：トイレ，ポータブルトイレ，尿器，オムツの検討
④入浴について：自宅で入浴可能か，福祉サービスの利用が望ましいか

行する動作能力の評価を行う. 動作方法に関する具体的な検討事項を **表7** に示す.「できる ADL」と「している ADL」に差が生じるように，入院中の ADL と退院後の ADL にも差が生じる可能性がある. その差を極力少なくするためにも ADL に介護が必要となる場合は家族への介護指導が重要となる. また，実際の自宅での介護に問題が生じないかについて外泊訓練にて確認することも検討する.

4. 手段的 ADL（IADL）の評価

　FIM や BI における基本的な ADL が獲得されたら，それよりも難易度の高い手段的 ADL（instrumental ADL）の評価を行う. IADL には家事，炊事，買い物，電話の使用，外出（公共交通機関の利用），財産管理，趣味活動などが含まれ，その方の状況に応じて必要なものを評価する. 評価方法としては ADL 評価と同様，各動作の課題分析を行い介助が必要な部分を把握していく.

❖文献

1) Kiyota Y, Hase K, Nagashima H, et al. Adaptation process for standing postural control in individuals with hemiparesis. Disabil Rehabil. 2011; 33: 2567-73.

2) 長谷公隆. 学習理論に基づくリハビリテーション医療の重要性. In: 長谷公隆, 編. 運動学習理論に基づくリハビリテーションの実践. 2版. 東京: 医歯薬出版; 2016. p.2-12.

3) Koyama T, Matsumoto K, Okuno T, et al. Relationships between independence level of single motor-FIM items and FIM-motor scores in patients with hemiplegia after stroke: an ordinal logistic modeling study. J Rehabil Med. 2006; 38: 280-6.

4) 植松海雲, 猪飼哲夫. 高齢脳卒中患者が自宅退院するための条件— Classification and regression trees（CART）による解析. Jpn J Rehabil Med. 2002; 39: 396-402.

5) Mahoney FI, Barthel DW. Functional evaluation: the Barthel index. Md State Med J. 1965; 14: 61-5.

6) 千野直一, 里宇明元, 園田 茂, 他. 機能的自立度評価法（FIM）. In: 千野直一, 編. 脳卒中患者の機能評価— SIAS と FIM の実際. 東京: シュプリンガー・フェアラーク東京; 1997. p.43-96.

7) 園田 茂, 児玉三彦, 下堂薗恵, 他. Ⅶ. リハビリテーション. In: 日本脳卒中学会脳卒中ガイドライン委員会, 編. 脳卒中治療ガイドライン 2015. 東京: 協和企画; 2015. p.269-318.

8) Suzuki M, Yamada S, Omori M, et al. Development of the Upper-Body Dressing scale for a buttoned shirt. Am J Phys Med Rehabil. 2008; 87: 740-9.

9) 宮本真明, 松本卓也, 工藤太志, 他. 脳血管障害者のバランス能力と ADL 自立度の関係. 行動リハビリテーション. 2012; 1: 16-22.

10) 宮本真明, 工藤太志, 大森圭貢, 他. 回復期脳卒中患者におけるトイレ動作能力と FBS 下位項目の関係. 理学療法学. 2007; 34 Suppl: 371.

〈宮本真明〉

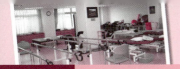
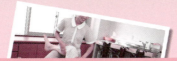
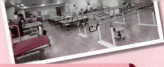

Ⅳ 回復期の評価と治療

5 認知機能評価
高次脳機能障害がもたらす症状に対処できるか

- ☑ 運動療法を阻害されないための工夫を検討できる．
- ☑ 残存している機能による代償方法を検討できる．
- ☑ 認知機能障害に対する家族の理解を支援する．
- ☑ ADL 上の問題に対する対策を具体的に指導する．

　全般性注意障害，半側空間無視（unilateral spatial neglect: USN），プッシャー現象，失行は脳卒中後に頻出の高次脳機能障害であり，ADL 能力やコミュニケーション能力の低下を引き起こす．また，動作能力の改善を目的とした運動療法を効率的に展開するうえでも障壁となる．本項では各種高次脳機能障害の具体的な評価方法は割愛し，高次脳機能障害が残存した症例への運動療法における工夫や，自宅退院を目指すうえでの対応に関するコンピテンスについて述べる．

1. 高次脳機能障害の予後を考える

　高次脳機能障害を呈した方への ADL 改善を目的とした介入には，損なわれた機能そのものの回復訓練と代償訓練がある．諸々の高次脳機能障害の経過に関する客観的評価，病巣との兼ね合い，発症前の認知機能を踏まえ，退院時までに機能障害が消失するか否かを判断することが重要となる．高次脳機能障害は一般的に身体機能障害よりも緩徐に改善するため，退院時にも残存することが予測された場合，高次脳機能障害に配慮した対応や家族教育が重要となる．また，USN やプッシャー現象は環境変化で症状が変化するため，理学療法室のような一定の環境下の評価だけでなく生活場面における評価が重要となる．

a | USN の予後

　USN は右半球損傷において出現頻度が高く機能予後も不良である．USN の机上課題成績の回復曲線は，発症後 12～14 週でフラットとなりその後は変化しないことが報告されている[1]．

b | プッシャー現象の予後

　プッシャー現象は左右どちらの半球損傷でも生じうるが，右半球損傷において回復が遅延する[2]．多くの症例では 3 カ月までにプッシャー現象が消失するが，重度の症例では 3 カ月以降も残存することが報告されている[3]．

c | 失語の予後

　失語症は軽症例で発症後 2 週間，中等度の障害では 6 週間，重度では発症後 10 週間が最も回復する時期とされている[4]．その後も言語機能障害が残存すると予測される場合，コミュニケーション能力への代償的な介入が重要となる．

2. 運動療法や ADL 場面における工夫

a | 環境設定

　全般性注意障害が問題となる場合は，治療に関係のない視覚・聴覚・体性感覚刺激は運動療法への集中を妨げるため，できるだけ外乱刺激の少ない環境を設定する．特に選択性注意の障害が中心となっている場合は，課題の遂行に必要な情報と不要な情報との区別をつけにくいため，集中して取り組める静かな環境で課題を実施した方が難易度は低い．

　失行の影響で箸やスプーンの操作が困難な場合は，主食をおにぎりにして対応することで食事に必要な道具数を減らして難易度の調整を行うことも検討する．失行を呈する方に対する評価と対応方法の工夫を 表1 に示す．

b | USN やプッシャー現象を呈した方に対する工夫 表2

　USN やプッシャー現象は環境や介助方法により症状が変化するため，生活環境でどのような介助を行えば安定した動作が行いやすいかを評価することが重要である．それらの症状を呈した場合，自己の姿勢の崩れや動作不安定性をエラーとして認識できない

5 認知機能評価

表1 失行を呈する方の評価と対応

- ADL 場面での能力を評価する
- 動作手順を言語化し，困難な動作項目を明確にする
- 余計な道具を排除することで ADL 動作の難易度を下げる
- 道具を使用しない動作方法への変更を検討する
- 失語を併発した場合，ジェスチャーでのコミュニケーションに失行がどの程度影響しそうかを評価する
- 退院後は特に火や熱湯の扱いには注意が必要となる

表2 USN やプッシャー現象を呈する方の評価と対応

- ADL 場面での能力を評価する
- 鏡を用いた視覚的フィードバックで姿勢の崩れを認識できるか確認する
- 無視側への注意を言語などの残存機能で代償可能か評価する
- 最適な介助方法を模索し，動作場面での声かけや介助方法を統一する
- 退院時は麻痺側管理の視点も踏まえた具体的介助方法についての家族指導を行う

ため，鏡を利用した同時フィードバックにより姿勢の崩れを認識してもらうなど，フィードバック方法を工夫する必要がある．また，手すりや家具などの外部環境を活用した動作の誘導を心がけ，正しい動き方が外部環境との接触を通して理解できるように配慮する．以上のような工夫を試みながら ADL 動作を評価し，動作が行いやすい介助方法を検討する．最適な介助方法が決まれば，病棟スタッフや家族と協力しつつ1日を通して統一した介助方法で動作が実施できるように配慮する．具体的にベッドへの移乗動作を例にあげると，室内環境の設定，車いすの停止位置，手すりの種類や把持位置，足底の接地位置，介助者の立ち位置と運動の誘導方法（声かけも含む）について詳細に検討し，症例と介助者の双方にとって安全で効率的な環境設定を把握する．**図1** にプッシャー現象を呈した方におけるトイレでの移乗動作場面の設定例をあげる．**図1a** では横手すりを把持し，非麻痺側（右）上肢が身体傾斜の原動力となってしまっている．そこで，**図1b** のように縦手すりの上方を把持し，非麻痺側足底位置と手すりの距離を適度に確保することで，下衣操作介助時の立位保持安定性が向上している．

c 残存している認知機能で障害された機能を補う

ADL 場面において USN により無視側への注意を喚起しにくい場合，記憶や言語機能が保たれていれば，動作のポイントをキーワードとして記憶することで無視側への注意喚起が可能となる場合がある．

失語では「聞く・読む・話す・書く」の各要素の障害重症度を把握し，比較的障害が軽度の要素を用いたコミュニケーション方法を検討する．たとえば，「話す・聞く」の障

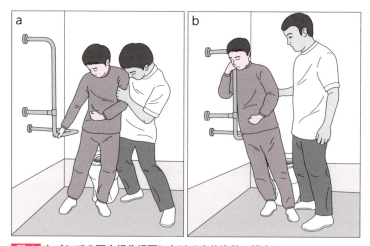

図1 トイレでの下衣操作場面における立位姿勢の設定
手すりの把持位置と右足底の設置位置を調整し，安定性の変化を評価している．

害が重度であれば，文字や絵を用いることで「読む・書く」の要素を活用してコミュニケーションを補う．また非言語的認知機能による意思伝達（ジェスチャーや適切な状況判断）が可能かを評価し，コミュニケーションに活用する．失行を併発した場合はジェスチャーを用いた表出や理解も困難となる可能性があるため，個々の症例に適した意思伝達方法を熟考する必要がある．

3. 自宅退院へ向けて

　高次脳機能障害に関する情報を家族へ提供することが，脳卒中ガイドライン2015でも推奨されており，高次脳機能に関する家族の理解を支援することが重要となる[5]．
　USNを呈した場合は，症状の説明だけでなく動作において麻痺側管理が適切に行えないことによって生じるリスクを説明し，ADL介助方法のポイントを具体的に指導する．たとえば，起き上がり時の麻痺側肩関節脱臼や，立ち上がり時の麻痺側足関節捻挫などが生じる危険を説明し，具体的な対応策を指導する必要がある．
　失語に対する家族の理解を支援するためには，言語障害があっても他の知能には問題がないことを伝え，コミュニケーション上の工夫について個々の症例に適した方法を具体的に指導する　表3 ．また，失語があってもADLや屋外歩行は自立レベルに達した場合，本人や家族が安心した在宅生活を送るために緊急時の連絡手段の確立が重要となる．携帯電話使用（メール・通話）の可否を評価するとともに，必要に応じて住所や連絡先を記載したSOSカードの携帯も提案する．また退院後に心理的孤立を予防するた

5 認知機能評価

表3 失語に配慮したコミュニケーション方法の工夫

- 「聞く・読む・話す・書く」の要素の障害重症度を把握し，活用しやすい手段を選択する
- 短い文章でゆっくり話す
- 伝わらない場合は別の表現に変えてみる
- Yes/No で返答可能な問いかけや，選択肢から選んでもらえるように質問を工夫する
- 会話中，1つの内容が理解できたことを確認してから次の話題に進む（会話内容を唐突に変化させない）
- 非言語的刺激を活用する（表情の変化，アイコンタクト，頷きや首振り，指差しや身振り，ボディランゲージなど）

表4 失語を呈する方の自宅退院へ向けた評価と工夫

- 緊急時の連絡手段の検討
- 携帯電話使用の可否
- 必要に応じて SOS カードの携帯
- 心理的ストレスへの配慮（本人と家族への情報提供，失語症友の会や会話パートナーの紹介）

め，失語症友の会や都道府県単位で行われているボランティア（失語症会話パートナー）などの社会資源の活用も検討する 表4 .

❖文献

1) Nijboer TC, Kollen BJ, Kwakkel G. Time course of visuospatial neglect early after stroke： a longitudinall cohort study. Cortex. 2013; 49: 2021-7.

2) Abe H, Kondo T, Oouchida Y, et al. Prevalence and length of recovery of pusher syndrome based on cerebral hemispheric lesion side in patients with acute stroke. Stroke. 2012; 43: 1654-6.

3) Danells CJ, Black SE, Gladstone DJ, et al. Poststroke "pushing" : natural history and relationship to motor and functional recovery. Stroke. 2004; 35: 2873-8.

4) Pedersen PM, Jorgensen HS, Nakayama H, et al. Aphasia in acute stroke: incidence, determinants, and recovery. Ann Neurol. 1995; 38: 659-66.

5) 園田 茂，児玉三彦，下堂薗恵，他．Ⅶ．リハビリテーション．In：日本脳卒中学会脳卒中ガイドライン委員会，編．脳卒中治療ガイドライン 2015．東京：協和企画；2015．p.269-318.

〈宮本真明〉

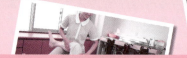
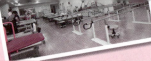

Ⅳ 回復期の評価と治療

6 予後予測
ADL 能力の予後をどのように予測するか

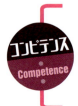

- ☑ 退院時の ADL 能力を予測できる．
- ☑ 病院と自宅における環境の違いを理解できる．
- ☑ 退院後の身体機能や ADL 能力の変化を予測できる．
- ☑ 退院後の生活で生じうる問題を予測できる．

　脳卒中ガイドライン 2015 において，患者属性や機能障害，ADL，併存疾患，社会的背景などをもとに予後を予測してリハビリテーションを実施することが勧められている．それと同時に，各種予測方法における精度や適応の限界を理解して使用することが勧められている[1]．本項では ADL の予測方法を紹介すると共に，退院後の生活上で生じうる問題を予測し，どのように対応するかについて述べる．

》 1. 退院時の ADL 能力を予測する

　脳卒中後の運動麻痺や ADL 能力の回復は，多くの症例が対数曲線に近似する形で経過し，発症後 2 カ月ごろまでに大きな回復を示す 図1, 2 [2,3]．一方で，意識障害が遷延した場合やリハビリテーションの開始が遅延した場合はこの限りではないため，個々の症例の経過を注意深く評価していく必要がある．以下にトイレ動作と更衣動作の予後予測法を紹介する．

a トイレ動作

　トイレ動作が自立していない症例（FIM にて 5 点以下）を対象とした調査において，発症後 1 カ月時点の FBS 得点と全般性注意障害の有無が，退院時におけるトイレ動作の

6 予後予測

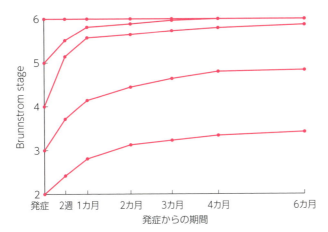

図1 脳卒中後の下肢運動麻痺回復曲線
（二木 立. 総合リハ. 1983; 11: 465-76[2] より改変）

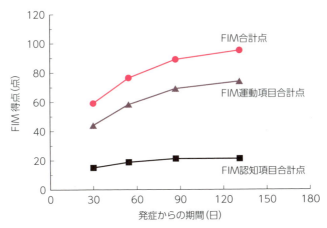

図2 典型的な脳卒中後のADL能力回復曲線
（Koyama T, et al. Clin Rehabil. 2005; 19: 779-98[3]）

自立に影響する因子であることが報告されている．発症後1カ月のFBSにおいて25点をカットオフ値とした場合に，退院時にトイレ動作が自立するか否かを高い適中率で判別可能である（陽性適中率74.1％，陰性適中率85.2％）．さらに，発症から1カ月時点でのFBSが25点以上，かつ全般性注意障害を呈していない症例の90％は退院時にトイレ動作が自立しており，逆にFBSが25点未満で全般性注意障害を呈していた症例では，退院時にトイレ動作が自立に至ったものはわずか5％であったと報告されている[4]．
図3．

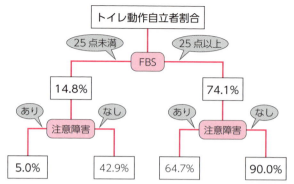

図3 トイレ動作予後予測の樹形図（宮本真明, 他. 理学療法学. 2008; 35 Suppl 2: 593[4]より作図）
発症後1カ月での予測因子と退院時の自立者の割合.

b 更衣動作

初回評価時（発症後 23.0±7.2 日）の上衣更衣動作能力が FIM にて3点をカットオフ値とした場合，上衣更衣動作を獲得できるか否かを高い精度で判別できると報告されている（感度 67.9%，特異度 91.3%，陽性適中率 90.5%，陰性適中率 70.0%）. FIM にて3点以上であった場合，15 日間の介入で9割以上の症例が更衣動作を獲得できる可能性がある[5].

2. 退院後の生活を予測する

病院内の環境で実用的であった ADL 能力でも，自宅生活の方が高いレベルの能力を要求される場合が多いため，個々の自宅環境に合わせて退院後の生活で生じうる問題を検討する必要がある．

a 病院と自宅の違い

病院では部屋や廊下幅が広く確保されており，歩行においても平坦な道を直進していることの割合が高い．一方，自宅内では椅子やテーブルを避けながら曲がりくねった動線となることが多く，方向転換やまたぎ動作，段差昇降を伴った歩行能力が多々要求される．また，自宅ではトイレや浴室のスペースが限られており介護者が望ましい位置に入れない場合もある．その他にも個々の自宅環境に合わせて病院との違いを検討し対応する必要がある．

6 予後予測

表1 退院後に生じうるリスク

- 活動量の低下に起因する身体機能の低下
- 麻痺側の不使用や誤使用に伴う機能や能力の低下
- 栄養管理不足に伴う体重増加や減少
- 上記の理由によって生じる ADL 能力低下
- 主介護者の介護疲労

表2 退院後に生じる問題を予防するための工夫

- 適切な福祉サービスの調整
- 家族への介護指導（介護不足や過剰介護の予防）
- 運動習慣定着への働きかけ
- 栄養指導
- 社会参加の機会の確保（屋外移動方法の検討）

IV 回復期の評価と治療

b 退院後の活動量について

　生活期の脳卒中患者（平均年齢 63 歳）において週 4 回以上の運動を行っていたのは全体の 31％であり，42％は週 1 回未満しか運動を実施していなかったという調査結果がある[6]．活動量の低下は動作能力の基盤をなしている身体機能（特に筋力や耐久性）の低下を引き起こし，さらには ADL 能力の低下をきたす要因となるため運動習慣の定着への働きかけが重要となる．

c 退院後の ADL 変化

　セルフケアに介助を要するもの（FIM 運動項目合計 50～69 点）では退院後の ADL 能力が低下しやすいことが報告されている[7]．退院後の ADL 能力低下を予防するためには，適切な家族教育に加え，回復期と生活期の連携による適切な福祉サービスの利用が鍵となる．退院後に ADL 能力低下をきたす要因と，それを予防するための対策を **表1, 2** にまとめた．

3. 退院後の家庭への影響も予測する

　語弊を恐れずにいえば，病院において医療スタッフは「仕事」として 24 時間体制の看護や介護を提供している．一方，自宅退院後に家族はそれぞれの「生活」の中で介護を実践することとなる．介護や生活に対する価値観は人それぞれ異なるため，症例とその家族の価値観を尊重しつつ，家族の過度な疲労を惹起しないよう介護負担も予測したうえでの生活設定を提案する必要がある．適切な介助方法の指導は，介護者の腰痛や骨

折などの外傷を有意に減少させることも報告されており，特にADLの低い症例の介護者に対する配慮が重要となる[8]．また，発症後早期に開始された家族支援は，主介護者の社会参加やQOLを向上させることも報告されており，脳卒中ガイドラインでも患者・家族の状況に合わせて障害をもってからのライフスタイルや利用可能な福祉資源などに関する情報提供を早期より行うことが勧められている[1,9]．

4. 回復期リハビリテーション病棟からの自宅復帰率について

　回復期リハビリテーション病棟の脳卒中患者1,456名を対象とした調査では，自宅復帰率が75.5％と報告されている．また，自宅退院に重要な因子として退院時のADL能力と家族の介護力があげられている[10]．一方で，どの程度のADL能力が獲得できれば自宅退院が可能となるかは，各家庭の事情により様々であるため，一概にADLが全介助であるから自宅退院が困難というわけではない．理学療法士が適切に動作能力の予後を判断し，退院時にどの程度の介護が必要となるかについて情報提供を行うことで，家族と患者が退院先を検討する際の材料としてもらうことが可能となる．

❖文献

1) 園田　茂，児玉三彦，下堂薗恵，他．Ⅶ．リハビリテーション．In：日本脳卒中学会脳卒中ガイドライン委員会，編．脳卒中治療ガイドライン2015．東京：協和企画；2015．p.269-318.
2) 二木　立．脳卒中患者の障害の構造の研究―（第1報）片麻痺と起居移動動作能力の回復過程の研究―．総合リハ．1983；11：465-76.
3) Koyama T, Matsumoto K, Okuno T, et al. A new method for predicting functional recovery of stroke patients with hemiplegia: logarithmic modelling. Clin Rehabil. 2005; 19: 779-98.
4) 宮本真明，梅木千鶴子，小林裕明，他．回復期脳卒中患者におけるトイレ動作予後予測．理学療法学．2008；35 Suppl 2：593.
5) Suzuki M, Omori M, Hatakeyama M, et al. Predicting recovery of upper-body dressing ability after stroke. Arch Phys Med Rehabil. 2006; 87: 1496-502.
6) Shaughnessy M, Resnick BM, Macko RF. Testing a model of post-stroke exercise behavior. Rehabil Nurs. 2006; 31: 15-21.
7) 芳野　純，佐々木祐介，白井　滋．回復期リハビリテーション病棟患者の退院後日常生活活動変化の特徴と関連因子．理療科．2008；23：495-9.
8) Hinojosa MS, Rittman M. Association between health education needs and stroke caregiver injury. J Aging Health. 2009; 21: 1040-58.
9) Mant J, Carter J, Wade DT, et al. Family support for stroke: a randomized controlled trial. Lancet. 2000; 356: 808-13.
10) 小嶌健一，白石成明．脳卒中リハビリテーション患者の自宅退院と関連する因子の検討―リハビリテーション患者データバンク登録データを活用して―．日福大健科論集．2015；18：9-17.

〈宮本真明〉

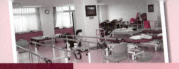
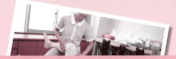
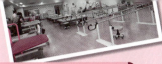

Ⅳ 回復期の評価と治療

7 基本動作練習
基本動作の多様性獲得に向け効率的な運動指導ができるか

- ☑ 基本動作の背景となる姿勢・運動制御を考慮できる．
- ☑ ハンドリングを通してケースと一緒に動き，固有感覚を基に運動を誘導できる．
- ☑ 環境の変化に対し，姿勢・運動パターンを変化できる能力を練習できる．

1. 基本動作練習から ADL への汎化

　脳卒中リハビリテーションの位置づけ，とりわけ，脳卒中後の postural imbalance や recovery of postural control において，PT によるアプローチが効果的であることは報告されている[1-3]．

　しかし，同時に，PT のアプローチは多岐に渡り，一貫性がないこともまた事実である[4]．

　基本動作において，動作の獲得を達成していく際，環境の変化に適応できなければADL の向上にはつながらない．基本動作練習を行っていく中で，療法士は hands on の中でケース自身が能動的に固有感覚を受けとめて解釈し認識することが大切である．Hands off は望むべき反応が得られたり，また望むべき運動を継続できると判断した後に実施すべきである．習慣の獲得は運動による身体図式の組み替えであり，知的総合によらない意味の把握である．そして身体が新しい意味を同化した時，初めて獲得されるといわれている[5]．つまり，口頭指示による動作は意識下では遂行可能だとしても，重力や支持面の環境の変化には適応困難であることを示している．位置や運動に関する情報は，1 つの受容器によるものではなく，複数の求心性の情報によって生み出され，常に中枢神経系に送られている．課題の結果が優先され，意識的・努力的な動作は非麻痺側の代償活動が優位となりやすく，選択性に必要な種々の感覚情報入力を妨げることに

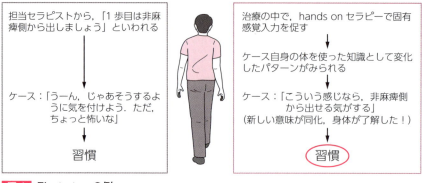

図1 First step の例

つながる．この動作が日常繰り返されることで，運動時の身体の位置関係，運動方向など身体内部表象における気づきの低下を惹起し，画一的なパターンを強めてしまうことが多い．よって，基本動作練習において，偏在化した非麻痺側からの感覚入力に依存せず，支持基底面や環境の変化に応じてフィードバックしながら，パターンを変容させる能力を求めていく必要がある．この時に，「非麻痺側はこんなに力が入っていたのですね」「この方が楽ですね」「いつもより軽くできました」などの内観が表出されれば，身体が新しい意味を同化した一歩となる．上記のように獲得されたパターンを習慣化し，環境の変化に適応できる能力につなげていくことが ADL 獲得に重要となる．

具体例として，立位から first step を非麻痺側から踏み出すことを考えてみる．これは移乗や歩行につながる重要な要素として指導することが多い．図1 で示す例のうち，目指すべきは右の例の通りとなる．脳卒中患者では，麻痺側からの求心性情報は減少し，感覚運動経験の低下が起こる．抗重力筋からの固有感覚を中心とした多重感覚を生成し，床反力情報と身体の位置関係を知ることによって，「こういう感じなら支えられる」「非麻痺側の膝が前に出やすい」といった感覚運動経験を再学習してもらう．結果として，非麻痺側の膝が緩むための麻痺側への支持感覚をケース自身が探索し，内在的フィードバックすることにつながる．外界の環境変化は視覚だけでなく，いろいろな感覚によって知覚するため，求心性情報を入力し，内在的フィードバックとともに統合していくことで，環境により適した活動が可能になることにつながっていく．以下，基本動作練習において診るべきポイント，介入方法など具体的に説明していくこととする．

2. 座位～立位での介入

座位場面における支持基底面（base of support: BOS）は臀部，特に坐骨結節と足底が一般的であるが，脳卒中者の体幹では，損傷を受けた半球から下行する両側性の皮質

7 基本動作練習

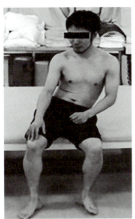
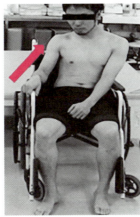
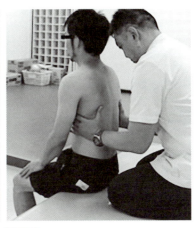

図2
BOSは麻痺側坐骨を外れていることが多い.

図3
非麻痺側坐骨が挙上しBOSになっていないことも多い. これは, 非麻痺側上肢や非麻痺側前足部での圧刺激を強めることにつながる.

図4
「適応するための時間」とは, 非麻痺側での代償活動が減弱することを指標とする.

網様体路の機能低下と, これに続く同側性の橋網様体脊髄路および延髄網様体脊髄路の影響で, 両側の体幹・腰腹部・骨盤の筋群による多関節連鎖に障害が生じ, 姿勢筋緊張は弛緩傾向となる[6] 図2 . 結果として, 脳卒中者ではBOSが非対称性を呈し, バックレストやアームレストの圧刺激に依存することが少なくない 図3 . この状態からの介入では, ケースは非麻痺側の代償による感覚情報しか受け取れず, 分節的な運動は困難となり, 麻痺側からの固有感覚情報の気づきは得られにくい.

　まず, セラピストは上部体幹の重さを免荷 (de weight) した中で, 麻痺側坐骨に移し, 適応するまで少し時間をおく 図4 . 上部体幹の伸展活動不足から, 免荷時に頭部が前方突出するようなケースでは前方から行ってもよい 図5 . この時, 麻痺側股関節の安定性が高まらないようであれば, 再度, 非麻痺側に重心を移し, セラピストが麻痺側中殿筋を中間位で把持しつつ, 寛骨臼に対して, 麻痺側大腿骨頭を座面方向に動かしていくことで, 麻痺側中殿筋の活動が高まり, 股関節の安定につながりやすくなる. 介入中, 麻痺側坐骨での支持感覚をフィードバックすることが重要である. 次に立ち上がり動作などにつなげていく過程において, 麻痺側下肢の下腿三頭筋, 大腿四頭筋, ハムストリングスの活動を確認する. 部分的に低緊張があれば, 足底から坐骨結節までの筋活動連結が乏しく, ケースは麻痺側足底の感じが薄い, わからないという内観となる. 低緊張の筋に対しては, それぞれアプローチを行う 図6, 7 . 足裏がわかるといった内部表象を共有していくことが重要で, この固有感覚入力による足底の気づきを持続させ

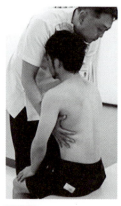 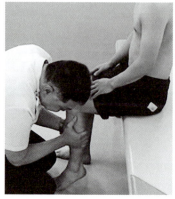 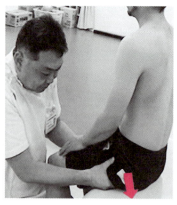

図5 上部体幹の屈曲傾向や head control 困難な例では前方より行う．

図6 内外側腓腹筋を把持し，heel down．この時大腿四頭筋の遠心性収縮を同時に確認．不活動だと，BOS の前足部が外れてしまう．

図7 ハムストリングスに関しては麻痺側坐骨から外側に引き出し，再接地を図ることで筋活動を高めることが可能．

るよう促していく．

　ここで，姿勢制御において，非麻痺側上下肢の代償固定として過活動を生じやすい非麻痺側大胸筋や股関節屈筋群などの過緊張減弱が図れているかを触診や運動にて確認する．この非麻痺側上下肢の確認時，挙上よりも内外旋など重心の偏移が少ない運動から行うとよい．非麻痺側上下肢運動の際，麻痺側後方へ姿勢動揺が大きければ麻痺側の前鋸筋や広背筋が伸張位におかれ，弱化していることが多い．それらの筋肉を正常な位置や長さに修正し，活性化してから，座位における両側の活動としてさらなる安定性を促していく**図8**．

　次に骨盤の選択的運動（前後・左右傾）を確認する**図9**．非麻痺側股関節前面筋・非麻痺側腰背部筋は代償性短縮を構築化していることが多いため，骨盤の運動の中で短縮改善を図ることが望ましい**図10**．

　ここまでの準備ができれば立ち上がり動作につなげていく．その際，キーポイントはコントロールの難しい部分にしていくことが望ましい**図11, 12**．立ち上がる際，「立ちましょう」と声掛けをしてしまいがちだが，これはケースの代償性パターンを誘発することがあるため，ハンドリングを通してケースと一緒に動き，固有感覚を基に運動を誘導していくことが重要である．

　多関節運動である座位～立位の過程において，脳卒中者は骨盤前後傾を調整することが非常に難しい．足底の BOS に重心をキープする．母指で上前腸骨棘，2～5 指で骨盤後方を把持し，腹部の筋収縮が起きる反応を待ちつつ，股関節の伸展を引き出していく．骨盤の前後傾を切り替え，股関節戦略から足関節戦略での運動を促していく**図13, 14**．

7 基本動作練習

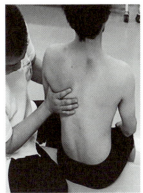
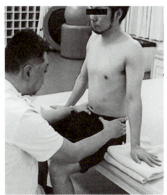
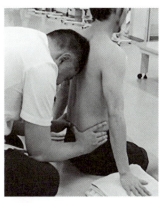

図8 麻痺側坐骨にBOSをキープしながら行う．この時，セラピストの左手で大胸筋を把持し安定性を図る．

図9 広背筋の活動を持続するよう両側の手の位置をタオルで調整し，骨盤の前後・左右傾斜を誘導していく．

図10 骨盤の後傾誘導時，胸部の過屈曲が強まる場合がある．セラピストの頭部を当て，代償を制限しつつ，誘導を行う．

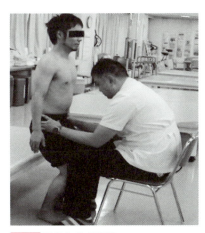
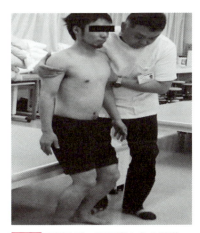

図11 骨盤からの誘導

図12 両側上肢・肩甲帯からの誘導

ケースが膝を曲げるイメージから，緩んでいくイメージを共有できるとよい．脳卒中者において，立ち座りに要する時間と階段昇降能力に関連性があることが報告されている[7]ことより，階段昇降にもつながる重要な要素となる．

　ケースが固有感覚情報に基づき，動きを再現できるにつれ，ハンドリングにおけるタッチの強さ，量を減らしていく．こうして，反復していくことで，楽に動く方法を環境との相互関係で身につけられるようになり，変化に対して戦略を変える能力につながっ

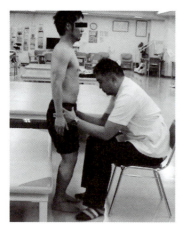
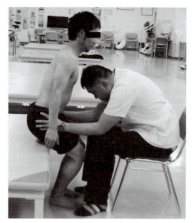

図13
ケースは体幹の屈曲を伴い重心を下げることで股・膝関節を曲げて座ることが多い．骨盤のコントロールより，股関節伸展位で，膝がスムーズに曲がる経験を共有していくことが重要である．

図14
セラピストは頸部の伸展や肩甲帯・上肢の過活動に留意する．代償が出る場合，高座位～立位など，環境調整を行い，多関節運動における自由度を制限してもよい．

ていく．

3. 座位～背臥位での介入

　座位から背臥位へ移行する際,「どうぞ寝てください」と誘導することが多い．この姿勢変換過程において代償パターンを惹起されることが多い印象である．この代償パターンは，ケースによって個人差は大きい．よくある例として，脊柱起立筋や腹直筋を同時収縮させ，体幹の選択性と引きかえに固定をつくり，勢いよく側屈していく．麻痺側肘を支点に非麻痺側上腕三頭筋や僧帽筋上部線維の過活動で制御し，倒れこみながら体幹の重さを利用し，下肢を挙上していくパターンがあげられる．このパターンから臥位へ移行すると全体的な伸展パターンを生じやすく，寝返り動作などのスムーズな移行を阻害してしまう．

　座位から背臥位への姿勢変換過程に介入し，下部体幹安定性を高め持続させていく中で上部体幹の従重力コントロール，肩甲骨の安定性・自由度向上につなげることを目指していく．

　座位から非麻痺側下肢をプラットホームへ上げる動作では，麻痺側足底が床からの感覚情報を得られやすいよう，虫様筋や背側骨間筋を活性化していく 図15．骨盤側方傾斜から坐骨支持を促し，非麻痺側を外転方向に誘導していく 図16．この際，非麻痺側

7 基本動作練習

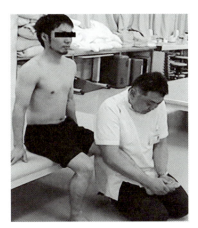

図 15
麻痺側虫様筋や背側骨間筋を活性化するため，副運動を引き出していき，足底の情報を得られやすい状態に．

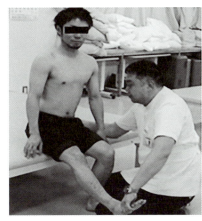

図 16
広背筋の活動を持続させつつ，骨盤の側方傾斜を誘導していく．

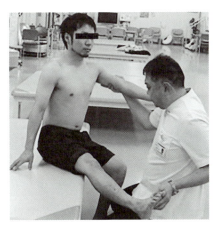

図 17
非麻痺側下肢を外転挙上していく際，代償活動に留意する．麻痺側体幹の伸展活動を麻痺側上肢から調整しながら誘導していく．

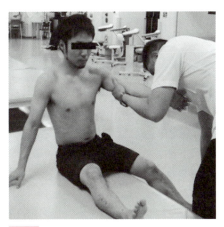

図 18
麻痺側足底から小趾外転筋を活性化して引き出しながら，股関節屈曲を伴わない膝関節伸展を誘導し，長座位へとつなげていく．

股関節屈筋が求心性収縮しないよう重心をキープしていく 図 17．麻痺側下肢の挙上は足関節背屈から誘導し，膝関節伸展を促していく 図 18．ハムストリングス・腰背部筋の短縮予防と，骨盤から体幹にかけての対称性獲得のために，長座位へと誘導することが重要となる．

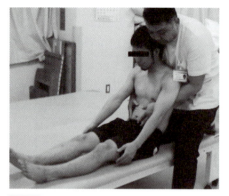 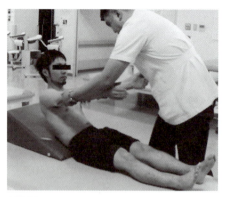

図19 下部体幹の活動を持続させつつ，ケースの姿勢制御で過活動になっている腹直筋や脊柱起立筋を減弱し，長さを引き出していく．

図20 下部体幹の活動を維持しつつ，上部体幹のコントロールを行う．肩甲胸郭関節において，肩甲帯が安定し，胸郭が自由度をもつイメージとなる．回旋を入れつつ誘導し，背臥位へとつなげていく．

　長座位から背臥位への姿勢変換では，ケースの後方から下部体幹を把持し，持続的な活動を促しつつ，腰背部の過緊張減弱と伸張を求めていく．この時，腹直筋に代償性短縮がみられる際は，mobilization にて長さを引き出していくとともに半背臥位の中で骨盤の従重力・抗重力，両方向への運動を繰り返し，腹斜筋群や腹横筋，多裂筋などの活動を高め持続していくよう促していく 図19．

　抗重力の長座位が獲得された後，両側の上腕三頭筋から上部体幹の従重力コントロールを行っていく 図20．身体中心部の動揺を止めるために，過剰な高緊張で，体幹の屈曲位，肩甲骨挙上の固定による代償，麻痺側上肢の引き込みが生じることがあるため，注意しつつ段階的に行っていく 図20．困難であれば，頭部を補助した 図21 のような肢位から誘導を行う．

　こうした一連の過程から，下部体幹の安定性が高まり，支持面に対する変化に対して身体の知覚が向上することで，変容性をもたせるチャンスが生まれる．起き上がり動作において，非麻痺側上肢を支持し，新たな反力が加わる時，その力が運動を妨げないよう，身体の移動方向をハンドリングしていく．定位する上肢の位置が変化しようとも，支持基底面と身体重心の位置関係を知覚し調整しながらケースが運動学習していくことで，ADL 場面へ汎化させていくことが可能となる．

4. First step から歩行へ

　脳卒中後遺症者の多くは，股関節と膝関節の選択的な遠心性コントロールが困難なこ

7 基本動作練習

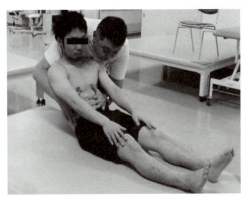

図21
Head control が困難なケースでは，セラピストの肩で補助しつつ，このように誘導するとよい．

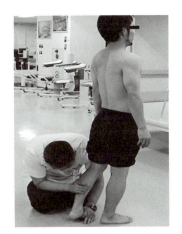

図22
セラピストの肩が麻痺側膝から運動方向をガイドしている点も重要である．麻痺側の踵接地と非麻痺側のつま先上げ，この過程を繰り返し行い，麻痺側下腿三頭筋の活動性を促通する．

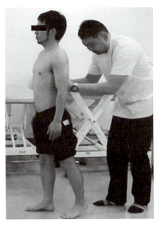

図23
麻痺側から非麻痺側でも同様にハンドリングし，リズミカルな歩行につなげていく．

とが多く，歩行における麻痺側下肢の後方ステップ肢位をとることが難しい．この問題に対するアプローチとして，肢位は立位下で実施する．一方の手で麻痺側腓腹筋を促通させながら，麻痺側小趾外転筋を促通していく．

次に，骨盤が下制しないよう麻痺側下肢を半歩ほど後方に置き，一方の手で腓腹筋を

上方に維持，もう一方の手で，麻痺側足部内反を修正するよう前足部と足趾で支持を促す．この状態から，踵接地させていき，身体の上方への伸展活動を促通する 図22 ．機能的に運動可能だとしても，運動感覚として経験できていない場合，再現できないことがある．この場面では適切な運動方向であればケースに適宜フィードバックを与えてもよい．ケースが運動方向を理解し，伸展活動が十分となれば，非麻痺側のつま先を上げるように足関節の背屈を指示する．非麻痺側は足関節底屈，股関節屈曲の代償パターンにより，つま先が上がりにくいことがある．この介入の前後で麻痺側股・膝関節伸展活動が高まり，麻痺側踵への重心移動が円滑になれば，非麻痺側のつま先は容易に挙上する．この時，ケースは非麻痺側の前足部に自身が力を入れていることに初めて気づくことも少なくない．

　はじめに述べたように，非麻痺側からの1歩を踏み出しても大丈夫という内観ができていることを基盤として，この支持感覚に基づき，1歩目を非麻痺側から行うよう習慣化することは，次の麻痺側振り出しにおいて，努力的な活動を生じさせないことにつながるため，重要となる．歩き始めが不安定となるケースはここでミスしていることが多く散見される．

　歩行の誘導では，麻痺側下肢のスタンス時，麻痺側肩甲帯は内転・下制し，体幹が抗重力伸展活動していくように誘導していき，非麻痺側下肢が前方に遊脚できるように促通する 図23 ．

❖文献

1) Duncan PW, Zorowitz R, Bates B, et al. Management of adult stroke rehabilitation care: a clinical practice guideline. Stroke. 2005; 36: e100-43.
2) Hugues A, Di Marco J, Janiaud P, et al. Efficiency of physical rehabilitation on postural imbalance after stroke: Systematic review and meta-analysis. Ann Phys Rehabil Med. 2016; 59S: e78.
3) Hugues A, Di Marco J, Janiaud P, et al. Efficiency of physical therapy on postural imbalance after stroke: study protocol for a systematic review and meta-analysis. BMJ Open. 2017; 7: e013348.
4) 日本理学療法士協会．理学療法診療ガイドライン第1版（2011）．6．脳卒中．http://www.japanpt.or.jp/upload/jspt/obj/files/guideline/12_apoplexy.pdf
5) M. メルロー＝ポンティ．知覚の現象学2．東京：みすず書房；1974. p.54-60.
6) 高草木　薫．大脳基底核による運動の制御．臨床神経学．2009; 49: 325-34.
7) Ng SS, Ng HH, Chan KM, et al. Reliability of the 12-step ascend and descend test and its correlation with motor function in people with chronic stroke. J Rehabil Med. 2013; 45: 123-9.

〈村田佳太，古澤浩生〉

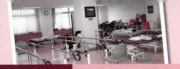
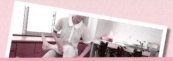
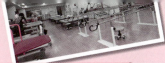

Ⅳ 回復期の評価と治療

8 歩行練習
実用的な歩行の獲得を目指すことができるか

- ☑ 病室や病棟環境に合わせた歩行練習が実施できる．
- ☑ 障害物回避など応用的な歩行練習が実施できる．
- ☑ 屋外歩行環境に合わせた歩行練習が実施できる．

　脳卒中後回復期における実用的な歩行の獲得には歩行に必要な身体機能の回復や基本的な歩行運動や動作の学習に加え，"環境の変化"や"課題・目的が並行して存在する"条件での安全な歩行能力の習得が必要である．歩行を獲得し，病棟歩行を開始した患者や歩行レベルで在宅復帰を果たした患者においても，歩行中の転倒が多く発生してしまう[1-3]．歩行レベルを実用レベルに引き上げるためには"環境の変化"や"課題・目的が並行して存在する"条件での歩行の評価や練習が必要である．

≫ 1. 屋内での環境の変化（家具などの障害物,他者往来への対応）

　急性期より身体機能の回復や歩行練習を重ね，自力での歩行が可能となった患者が実用場面での歩行を開始する際に最初に直面する課題は，これまで練習を行ってきたリハビリテーション室と病棟や病室における歩行環境の違いである．比較的，横幅や奥行きといった空間的な広がりが保障され，歩行路には家具などの障害物がないリハビリテーション室での歩行練習環境と，狭く，ベッドや椅子，床頭台，これまで使っていた車いすなどが障害物として存在する病棟や病室では環境がまったく異なる．また，実用場面での歩行ではこのような環境や目的に合わせた動作となるため，前進のみではなく，後退や側方移動，その場での回転動作など多様な動作能力が求められる．これらの応用的な動作はバランス能力が不十分な状態の患者にとっては困難となる[4]ため，リハビリテーション室で練習として実施している歩行と病棟・病室環境で実施する歩行ではその難

度がまったく異なる．実用場面での歩行においては他患者やスタッフの往来が環境的な障害因子として存在し，他者とぶつかりそうになったり，リハビリテーション室での歩行とは速度も歩容も異なる歩行となったりする患者が少なくない．このような問題に対し，十分考慮した上で，練習プログラムの構築や提供が必要になる．

　リハビリテーション室にて歩行動作の安定が得られた患者が病棟や日常場面，退院後の在宅生活において実用的な歩行動作を行おうとする際に新たに求められる動作が狭い空間での回転や横方向・後方向へのステップや移動である．病室ベッドサイドで立ち上がり，90°麻痺側方向へ方向転換をして，歩行を開始する，食堂などで椅子に座るため，椅子を引き出し，細かいステップを踏み，回転・横移動などを組み合わせて，自席に座る，トイレなどの狭い空間での回転や便座への着座動作に際しての横・後方向へのステップなど，日常生活場面ではこれまで行ってきた前方への移動とは異なるパターンの環境や目的に合わせた動作が要求される．これらの課題に対する練習として，リハビリテーション室での練習では歩行の安定性が獲得されてきたら，前進のみではなく後ろ向き歩き[5]や側方移動など，応用的な歩行練習を実施する．動作が安定して行えてきたら，狭いスペースなどで周囲の壁や障害物を回避する動作や，行き止まりの歩行路を作り，往路は前進，復路は後退する練習などを行う．

　次に実用場面での歩行の阻害因子となると考えられるが，病棟ベッドや食堂，退院後在宅環境における障害物の存在である．また，障害物の回避など周囲の環境や目的に合わせた練習が必要である．脳卒中後片麻痺患者の歩行における障害物回避に関する研究では，またぎ動作に関して検討したものが多い[6,7]．一方，脳卒中後片麻痺患者の歩行の特徴として，麻痺側脚立脚相おいては立脚時間の短縮，立脚における前方への重心移動の低下，麻痺側脚遊脚相においては分回しやクリアランス低下があげられる．これらの特徴から床面に障害物となる物品がおいてあった場合に，それをまたぐ動作の困難を呈する者も多く，またぎ動作が困難な場合は歩行路の変更を余儀なくされる．そのため，障害物回避を目的とした練習では，具体的には歩行路に椅子や杖，台など様々な高さ・幅の障害物を設置して，これらの障害物を回避（またぐ，または避ける）しながら歩行を行う練習があげられる　**図1**．どの程度の高さ・幅の障害物であれば，どのような動作や進路をとることで安全に回避できるのか，または危険（どのように障害物に衝突したり，足を引っかけてしまうのか，など）なのかを確認しながら練習を行う．障害物回避動作の練習の際に効率性や正確性に欠ける要素の評価を行い，これらの要素に対するアプローチ（例：障害物接近に際する障害物視認のタイミングや持続時間の調節，歩幅の調節のタイミングや方法，障害物回避の際の肢節運動や感覚の促し，障害物と自己身体の空間的認識の促しやフィードバックなど）を実施する．具体的には前方に障害物を置いての歩行を行い，視線が下方偏向し視認タイミングの遅延がある患者については視線前方指向〜障害物視認のタイミングの早期化を図る．障害物接近の際の歩幅調節が生じない患者については障害物接近の際のステップ位置を提示し，これに合わせてステッ

8 歩行練習

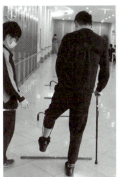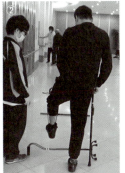
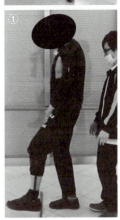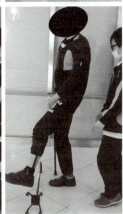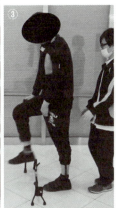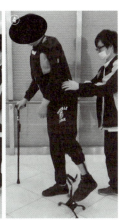

図1 障害物またぎ動作練習
①3 cm 高のまたぎ（麻痺側），②10 cm 高のまたぎ（麻痺側）：またぎ動作に先行して（〜またぎ動作終了後も続いて），視線の下方偏向〜過度な頸部・体幹の屈曲が生じ，重心の後方偏位など不安定さが生じる．障害物の高さの違いによる麻痺側下肢に要求される運動レベル（代償を含め）が変化し，動作のパターンにも変化が生じる．
③非麻痺側下肢による 10 cm 高のまたぎ，④麻痺側下肢の引っかかり：様々なパターンでの障害物回避動作を行い，動作および安全性の評価とフィードバックを行う．視覚代償が行えない場合に障害物の高さを基準にした麻痺側下肢運動のコントロールが不十分となり，障害物へのひっかかりが生じてしまう．

プを行い，障害物回避がスムーズに行えるようであれば，これを反復する．提示位置に合わせてのステップが運動的な負荷や二重課題的な負荷となり，難しい場合は，セラピストが誘導・介助を行いながらのステップを行い，意識化的な負荷を減らしながら練習を実施する．

　障害物回避はまたぎに関する研究が多いが，脳卒中後後遺症を有する患者の病棟など日中活動・移動における障害物回避は歩行路の変更を行い，避ける動作を行うことが多い．しかし，障害物を避ける際の動作の特徴に関する研究は少ない．先行研究にて，

timed up and go test 中の歩行軌跡に関する研究がみられる[8]. 脳卒中後遺症者の課題動作における目標物への接近，および避ける動作の特徴として，健常者に比べ，進行方向に対し，側方へのひろがりやばらつきが多いことがあげられる．これは身体的な側面としては障害物に近づいた状態での回避のための方向転換や曲線方向への歩行が身体的・バランス的な難易度が高いこと，認知機能・高次脳機能的な側面としては注意機能の低下から障害物に対する注意が過度に高くなってしまったり，集中しすぎてしまったりすることや，転倒や障害物への衝突の恐怖感や不安感から障害物に対する回避動作のための方略が冗長になってしまうことなどが原因として考えられる．このような回避動作能力の改善に向けてのアプローチとしては具体的には障害物を設置した歩行路で障害物をよけながらの歩行を実施する．この際に障害物に対する回避動作が過度になってしまっている場合には対象患者のとった歩行軌跡から，段階的に健常者における歩行軌跡に近づけていく（大回りしていた患者については徐々に小回りにする）．他方，認知機能・高次脳機能的な側面による影響から障害物に対する注意が過度となってしまったり，不安や恐怖が惹起されている対象者については，同じく歩行路の段階的な変更を試みるが，その際に注意要求や不安・恐怖の増大を予防するために，障害物に対する注意指向をはずす（視線を前方に向けるように指示）ようにしたり，新たに設定した歩行路に合わせて修正を行うが，不安定感や動作や運動の困難感が生じないように，その際の動作や運動を行いやすくするように介助や誘導を施行する．このような介入前の動作方略や練習中や練習後の変化について，気づきが得られにくい場合は介入前の障害物回避動作，歩行路変更の練習中や練習後の様子について，ビデオ撮影を行い，その様子のフィードバックを行うことも有用と考えられる．身体的・バランス的側面による影響で歩行路の逸脱が生じていた患者についてはビデオフィードバックが新たな運動戦略構築の一助となり，学習の促進につながる可能性がある．認知的・高次脳機能的な側面の影響により規定されていた自己行動についての客観的な情報の取得は，過度な対応や非効率・非合理な対応についての行動的なレベルでの修正に有用と考えられる．

最終的には家屋評価など実際の自宅環境での動作の評価や収集した自宅環境情報に基づき練習環境を設定した動作の練習が重要である．

2. 屋外での環境の変化（路面変化への対応や危険回避）

入院リハビリテーションにおいて，屋内での歩行能力獲得に至った症例において，次段階の目標となるのが，屋外歩行である．屋外歩行は退院後生活において，社会生活復帰のために必要となる重要な動作となる．前述したリハビリテーション室での歩行を病棟レベル・日常生活レベルに応用するのと同様，もしくはそれ以上に歩行環境としての屋内から屋外への環境の変化が非常に大きく，屋外環境で歩行を実用的な移動手段として用いるには多くの点に留意が必要であり，それに合わせたアプローチも必要である．

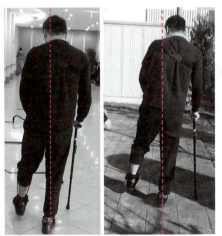

図2 屋外・不整地歩行における歩容の変化
症例：右被殻出血，BRS Ⅲ，T字杖＋金属支柱付SLB歩行
左：屋内歩行．麻痺側下肢屈曲挙上困難に対し，麻痺側遊脚時に骨盤の麻痺側へのシフト＋麻痺側股関節屈曲・外転による振出し（代償）がみられる．
右：屋外（タイル舗装路）歩行．骨盤の麻痺側シフトに加え，体幹の右側側屈，T字杖の外側接地がみられ，非麻痺側立脚での動揺がみられる．麻痺側股関節外転傾向の強まりなどがみられる．

　まず，屋内と屋外で最も異なるのが路面環境の相違である．舗装された歩行者路であっても，わずかな凸凹や材質の違いによる摩擦の増大が生じ，これが患者の歩行安定性に影響を及ぼしてしまう 図2 ．さらには屋内環境ではほとんど経験しない前後方向や横方向への傾斜路が多々存在する．特に横方向への傾斜がある歩行路は身体片側に麻痺を生じ，非対称性が歩行やバランスの問題となる片麻痺患者においては非常に難度の高い歩行環境である．このような課題に対して，屋内歩行練習レベルの時期から積極的に不整地（例：屋内ではマット上や病院周辺の舗装路や砂利道，芝生など）での歩行練習を取り入れ，歩行路面環境の変化が患者の歩行に与える影響について評価を行い，必要なアプローチについて検討する必要がある．

　次に屋内環境に比べ，屋外環境においては上述した路面環境の変化や人や車の往来，屋内とは異なった障害物など周辺の環境に注意を向け，環境の変化に合わせた対応（歩行路の選択や歩容や歩行速度の調節など）が必要となる．歩行安定性が十分に確保されていない患者や高次脳機能障害（特に注意障害など）については，このような周辺環境への注意配分が行えず，急な回避動作に際する重心の動揺・転倒や衝突による転倒のリスクが生じてしまったり，逆にこれらの路面環境や往来に対し，注意を向けることで歩容が不安定となり，転倒につながってしまったりする可能性がある．

　上記した環境面での条件の変化の他に屋内環境から屋外環境に練習場面を移した際にみられる歩行を困難とする問題点に患者の恐怖心があげられる．路面環境や人や車の往来が病院屋内環境とは大きく異なり，不安定感や予測される転倒による受傷程度の増大が歩行中の患者の恐怖心の増大を引き起こしてしまう．これによって，患者の緊張が高まり，屋内で発揮できていた歩行能力が十分に発揮できず，安定した歩行の制限因子となり，さらには患者の屋外歩行への苦手意識や練習意欲の低下につながる可能性もある．

これらの問題点を解決するために，実際の屋外環境での歩行練習を実施する．屋内では体験のできない路面環境の変化や他者や車の往来，これらによって生じる恐怖心などによる歩容の変化など，環境の変化によって生じる様々な問題点について，実際に体験し，路面環境の変化への対応が困難であれば，基盤となる身体機能やバランス能力の強化～不整地上でのバランス練習や歩行練習を実施していく．人や車への往来への対応について，注意の配分が難しい場合は，屋内環境で他者の往来への対応を行いながらの歩行や周辺の物品に注意を向けさせるような課題（歩行路にあった調度品を記憶させる課題や目的物を設定し，それを探索しながら歩行を行う課題など）を実施する．恐怖心については，修正自立や見守りレベルの患者であっても，身体やバランスを安定させる介助を行いながら，歩行練習を実施し，徐々に屋外での歩行に慣れてもらうことが必要である．

　回復期リハビリテーション病院退院後，実用的な屋外歩行能力を獲得するために重要な因子が歩行耐久性である．回復期リハビリテーション病院退院後，地域での屋外歩行を実施するにあたり，必要な連続歩行距離は入院時よりもはるかに長くなる．屋外歩行自立に必要な連続歩行距離の基準として，480 m[9]～600 m[10]や患者が入院する施設と最寄り駅の往復距離である 1 km を設定し，入院患者の耐久性の評価に用いている報告[11]がみられる．しかし，必要とされる連続歩行距離はこの限りではなく，退院後患者が外出した際の目的や状況に応じて，変化すると考えられる．たとえば，外出の際に使用する公共交通機関施設（駅やバス停など）までの往復距離や通院の際の病院までの往復距離，買い物の際の最寄りのスーパーまでの往復距離から必要な屋外歩行距離や耐久性を想定し，目標として設定したとしても，実際の外出活動の際には目的地に到着した後に移動が必要な場合（駅構内，病院内，買い物中の歩行など）が多く，必ずしも上記の設定で十分とはいえないと考えられる．

　これらのことから，屋外歩行の耐久性については，屋内での機器などを用いた身体的・全身的な耐久性の評価の他に実際の屋外歩行距離やその際の疲労度やバイタルサイン，歩容や高次脳機能への影響についての評価を行う必要がある．練習としては病院周辺の屋外環境での歩行練習から開始し，徐々に距離を伸ばし，可能であれば，近隣の施設での買い物などを想定した動作などの評価・練習を行う．さらに自宅への外出や外泊を利用し，自宅周辺や退院後外出先として考えられる施設までの移動や移動先での活動を実施してもらい，評価や練習とするとよい．公共交通機関（バスや電車など）の利用が考えられる場合には実際にバスや電車を利用しての外出練習を行う必要がある．練習場面では屋外での歩行に加え，バス・電車の乗降の際のステップの昇降段やホームと電車の隙間のまたぎ動作，バスや電車の中での移動動作，駅などでの人ごみの中での歩行やエレベーターの乗り降りなど，入院中病院内では行えなかった動作の評価を行う必要がある．加えて，これらの練習を行う際に利用するバス停留所や駅ホームの選択や乗り換えなど，周辺の情報（看板や表示など）を取得しながら，行動の選択ができるか，と

いった点の評価も必要である．屋内で評価した全身耐久性の他に前述したような屋外歩行における身体的・心理的負荷を考慮した上で歩行の耐久性の評価とし，実用場面での適用が可能か判断する必要がある．

❖文献

1）Hyndman D, Ashburn A, Stack E. Fall events among people with stroke living in the community: circumstances of falls and characteristics of fallers. Arch Phys Med Rehabil. 2002; 83: 165-70.

2）Harris JE, Eng JJ, Marigold DS, et al. Relationship of balance and mobility to fall incidence in people with chronic stroke. Phys Ther. 2005; 85: 150-8.

3）上内哲男，志村圭太，濱中康治，他．回復期リハビリテーション病棟における歩行自立度判定テストと自立後の転倒者率．身体教育医学研究．2012; 13: 9-14.

4）丸谷康平，杉本　諭．脳卒中片麻痺患者における歩行能力と Berg Balance Scale の関係．埼玉理学療法．2005; 12: 58-62.

5）Yang YR, Yen JG, Wang RY, et al. Gait outcomes after additional backward walking training in patients with stroke: a randomized controlled trial. Clin Rehabil. 2005; 19: 264-73.

6）Said CM, Goldie PA, Patla AE, et al. Effect of stroke on step characteristics of obstacle crossing. Arch Phys Med Rehabil. 2001; 82: 1712-9.

7）Said CM, Goldie PA, Patla AE, et al. Balance during obstacle crossing following stroke. Gait Posture. 2008; 27: 23-30.

8）Bonnyaud C, Roche N, Angele Van Hamme A, et al. Locomotor trajectories of stroke patients during oriented gait and turning. PLoS One. 2016; 11: 1-14.

9）Robinett CS, Vondran MA. Functional ambulation velocity and distance requirements in rural and urban communities. A clinical report. Phys Ther. 1988; 68: 1371-3.

10）Lerner-Frankiel MB, Vargas S, Brown M, et al. Functional community ambulation: what are your criteria? Clin Manage Phys Ther. 1986; 6: 12-5.

11）山本　摂，宮崎貴明，近野一浩，他．脳卒中片麻痺者の実用歩行耐久性の評価．理学療法科学．1995; 10: 7-10.

〈万治淳史〉

IV 回復期の評価と治療

9 ADL 練習
身のまわり動作獲得に向けた回復的・代償的アプローチができるか

- ☑ 身の回り動作の意義を理解し，評価・アプローチが行える．
- ☑ 身の回り動作獲得に必要な身体機能を理解し，回復的アプローチが行える．
- ☑ 症例の重症度に合わせて，適切な代償的アプローチが行える．

　ADL 動作能力の向上は脳卒中後片麻痺の回復期リハビリテーションの主目標の1つであり，在宅復帰の可否やその後の QOL に影響を与える重要な因子である．本項では ADL の中でもセルフケア（食事，整容，入浴，更衣，トイレ動作）の能力改善に向けた練習について述べる．

1. 食事動作

　脳卒中後片麻痺の食事における問題点は片側上肢麻痺や高次脳機能障害による食物の取り込み（動作）の障害の他に口腔周囲筋の麻痺や嚥下障害による口腔期以降の問題があげられるが，本項では主に食事の取り込みに関する動作の障害について述べる（嚥下障害については第Ⅲ章-17 項を参照）．

a 上肢麻痺後，早期の食事動作獲得に向けて

　脳卒中後片麻痺における食事（摂食）の障害については栄養摂取の観点から早期に円滑な動作完遂が可能となることが求められる．また，箸やスプーンの操作や食器の把持といった動作については非常に高い操作性や巧緻性が必要となる．このため，脳卒中後後遺症により，利き手側の上肢麻痺を呈し，箸・スプーン操作能力が低下した患者については早期から非利き手での食事動作を行うことが必要となり，動作完遂が困難な場合

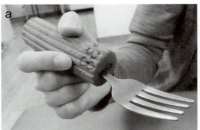
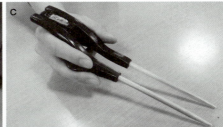
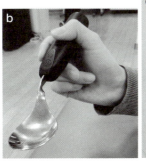
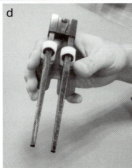
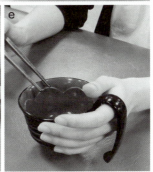

図1 食器操作補助のため自助具
a: スプーン/フォークの柄を太くするためのアタッチメント
b: 太柄＋すくう部分の角度の調節を行ったもの
c: 箸操作を行いやすくするためのアタッチメント
d: つまみが難しい場合．握り動作で箸操作を可能にする
e: お椀把持が難しい場合の補助（非利き手での動作習得，麻痺残存症例に適用）

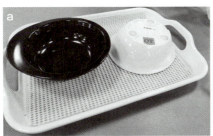
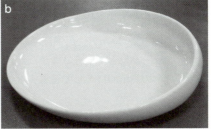

図2 食物のすくい/つまみ上げを行いやすくするための食器の工夫
a: トレーや食器底面に滑り止めを設置することで摂食動作を行いやすくする．
b: 片側の縁を高くすることで食物のすくい/つまみ上げを行いやすくする．

には非麻痺側である非利き手での食事動作練習を行う，いわゆる利き手交換練習が必要となる．この際，利き手側の麻痺後，非利き手での箸・スプーンの操作が難しい場合は操作が行いやすい箸やスプーン・フォークの利用を，非利き手の上肢麻痺により食器の

把持が困難となった場合には把持や押さえる必要がないように工夫された食器や容器の利用，自助具の利用を進める **図1, 2**．また，回復期入院後上肢麻痺の改善を図る場合，麻痺手の食事動作への参加を促していく．この際，上にあげた用具は麻痺が残存した上肢・手の残された機能で食事動作への参加を促していくうえでも有用であるため，活用していく．

b 高次脳機能障害による食事動作障害への対応

①半側空間無視

半側空間無視がある場合，無視側の食物に気づかず，食事に時間がかかってしまう，残してしまうなどの問題が生じてしまう．そのような患者に対して，療法士が同席して練習が可能な場合は，食事開始前にその日の献立の確認などを行いながら，無視空間の食事に対する認識を促し，食事中に無視側への注意指向を行いやすくする．食事中に右側への食事に注意が偏ってしまう場合には適度に声掛けなどにより無視側への注意喚起を行うなどの対応を行い，無視空間に偏った食べ残しなどがないようにする．声掛けなどが難しい場合は，食事を無視側と反対側に配置する，途中で左右を入れ替えて配置するなどして，円滑に食事が行えるようにする．

②失行

口腔顔面失行では，食事動作時の舌・口唇運動が困難となり，口腔期での咀嚼や食塊形成が拙劣もしくは困難となってしまう．観念失行では，箸・スプーンや椀の使用方法の誤りや操作の拙劣さが出現する．動作の模倣，持つ位置や方向などの視覚的・触覚的の手がかりの食器などへの付与，口頭指示など聴覚的な手がかりを与えたりする．誤った手順・運動とならないように徒手的な介助・誘導を行い，反復することで手順や方法の学習を図る[1]．使用方法の混乱や誤りを避けるために食器など対象となる物品数を減らす，スプーンなどを自分に向かって運ぶ動作は遠ざける動作より比較的容易に行えるため，練習の段階づけとして考慮する[2]などの工夫があげられる．

c 上肢麻痺による食事動作遂行困難に対する麻痺機能改善へのアプローチ

前述したとおり，早期の安全・円滑な食事の完全遂行は非常に重要であり，上肢麻痺がある患者については代償手段の適用による早期の食事動作能力向上が必要である．しかし，適切な機能予後予測に基づき，上肢や手・指機能の回復が予測される患者については，麻痺手の機能回復を図り，患者の麻痺手使用に関する意欲やニードを聴取しながら，可能な範囲で食事動作の中での麻痺手の使用を試みる必要がある．介入方法としては一般的な上肢機能回復を目的とした治療アプローチに加え，特に食事動作に対応した

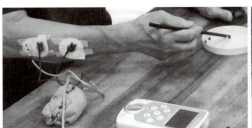
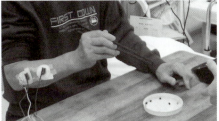

図3 麻痺側上肢による箸操作改善のための機能的電気刺激療法
箸操作の際の電気刺激（IVES　オージー技研社製）による手関節背屈・手指伸展の補助下でのつまみ動作の練習.

　上肢・手指運動の練習や機能の回復が必要となる．まず，食物を口に到達させるために最低限必要な上肢関節可動域[3]（健常人がスプーン・フォーク・握り付きコップを用いた場合：肩外転5〜35°内旋5〜25°肘屈曲60〜130°，前腕回内40°回外60°，手背屈25°掌屈10°尺屈20°橈屈5°）などを参考に，患者のもつ可動域や可能な運動範囲の評価と照らし合わせて，不足している可動域や運動の拡大を図る必要がある．特に片麻痺患者では前腕の回内・外や手関節運動の可動域制限を呈することが多いことや他の関節との協調運動が困難となる場合が多いため，早期から拘縮の予防や運動の促しを行う必要がある．また，運動困難な場合も代償動作を用いることで上述したものより狭い可動域でも動作が可能となることが多い．上記のような機能回復を図ると同時に，食器を用いた食物の口への運搬運動を患者のもつ運動機能でいかに実現するか，適切な代償動作や自助具 図1 や食器の工夫 図2 の適用も検討しながら動作練習を進めていく必要がある．具体的な方法としては，実際に食器を用いた動作練習を行い，過剰な活動の抑制や不足した運動・感覚要素の促しを行いながら，動作の再学習を図る．他に食事動作に対応した麻痺側上肢・手・指機能の発揮を促すツールとして，機能的電気刺激などがあげられる 図3 ．

d 食事時の姿勢保持について

　上記した食事における準備期や取り込み期における認知的・運動的要素に対するアプローチの他に検討しなければならない重要事項として，食事時の姿勢があげられる．食事時の姿勢は，覚醒や注意の状況，上肢運動，さらには摂食・嚥下機能に影響を与えるため，食事の能力改善を図る上では非常に重要な評価・アプローチの視点となる．
　意識障害や重度の麻痺や高次脳機能障害，嚥下障害を呈する患者においては，患者の疲労度を考慮し，かつ覚醒を維持できるように適度に安楽な抗重力姿勢を保たせる必要がある．また，口腔期での食物の送り込みや嚥下反射が起こりやすくするように頭位や

頚部の姿勢に配慮する必要がある．食事における麻痺手の機能回復を図る症例において
は，麻痺側上肢の機能を発揮しやすくするための体幹機能へのアプローチや体幹機能の
障害による姿勢保持の障害を呈している患者においては食事時に使用する椅子や車いす
の調節により，上肢機能が良好に発揮できるように試みる必要がある．

2. 整容

　整容は手洗い，洗顔，歯磨き，爪切り，整髪，髭剃り，化粧など多くの活動が含まれ，
その意義についても，衛生の保持といった健康な生活を送っていくうえで不可欠なもの
から，自己表現の手段や他者に不快感を与えないためという社会的な意味合いに基づく
ものと多岐に渡り，これを行う個々人によってもその重要度は大きく異なる．衛生の保
持（手洗い，洗顔，歯磨き，爪切りなど）については，健康状態の悪化の予防のため，必
要性を患者と共有し，日常生活における動作の遂行や獲得を推し進めていく必要がある．
一方で，社会的な意味合いをもつ活動（整髪，髭剃り，化粧など）については，患者個々
人によって，その重要性が異なることなどもあり，活動目標として優先度が高くならな
い場合がある．しかし，脳卒中罹患後，動作困難となっている状況や病院という環境か
ら，患者にとっての重要度に関する意識が低下している可能性がある．患者本人や家族，
友人などから病前の患者の生活や性格などを聴取し，患者本人にとっての社会的な意味
合いをもつ整容についての重要度を考慮し，その重要性について共有したうえで評価や
練習を進めていく．

a 衛生保持目的での整容動作（手洗い，洗顔，歯磨き，爪切りなど）

　洗顔や手洗いについては動作も比較的容易であり，身体的な負荷量も低いため，重症
な患者においても，早期から取り入れることができる活動である．離床が困難な患者で
もベッドギャッチアップを行い，体を起こした状態で非麻痺側の手にタオルを持つ〜顔
を拭くといった動作から練習が開始できる．水を使った洗顔や手洗いについても洗面器
に入れた湯水をすくって顔を洗う動作や手を洗う動作が可能である．離床が可能になっ
たら，車いす乗車し，洗面台で同様の動作を実施する．最初は洗顔動作や手洗い動作な
どのみの実施でよいが，徐々に水道蛇口へのリーチやタオルを濡らす，絞るなど，自身
で行う動作を増やしていく．上肢麻痺が重度な場合でも麻痺手への注意の喚起や感覚入
力・運動発揮の促通，麻痺手の管理の定着を目的として，手洗いの際などに麻痺手を参
加させることができる．麻痺の改善に合わせて，手を合わせて手を洗う，タオルを絞る，
顔を拭くなどといった両手動作にトライすることが段階的な練習として活用できる．歯
磨きは歯ブラシで歯を磨く動作のみであれば，片手で可能であるが，歯磨き剤を歯ブラ
シにつける動作は健常の場合は両手で行う動作であるため，歯ブラシを洗面台に置き，

9 ADL 練習

片手で歯磨き剤のキャップを開ける，歯磨き剤をつける，キャップを締めるといった動作が必要となるため，実施できるかの評価や困難な場合は練習が必要となる．また，感覚麻痺や高次脳機能障害などの影響から，磨き残しがみられることがあるため，口腔内の清潔の維持のため，歯磨き終了後に磨き残しがないかの評価や不足部分の練習が必要である．洗面台での整容動作については病期の進行により，立位や歩行での動作が可能になったタイミングに合わせて，洗面台での立位での動作や洗面台までの移動，物品の運搬などについて評価や代償手段の検討が必要である．リハビリテーション室での起立練習や立位バランス練習が可能になった患者でも洗面台での非麻痺手を使用した整容動作，つまり非麻痺側上肢での支持が使えない状態での立位動作やかがんだ状態での洗顔動作は難易度が高い動作であるといえる．導入前に実際場面での評価を行い，必要な条件や姿勢，動作などを把握し，不安定な要素がみられた場合にはこれに合わせたバランス練習が必要となる．また，導入時は洗面台や周囲の壁によりかかりながらの動作など，より安全な動作の指導が必要である．洗面台までの歩行での移動についても同様で，リハビリテーション室での歩行環境と病室〜洗面台までの歩行環境は大きく異なること（狭い空間での移動や回転動作の必要性）や，洗面台に自身の洗面用具が置けない状態である場合はベッドサイドから洗面台まで洗面用具を運搬する必要があることなどを考慮し，実際場面での移動の評価や練習を行う必要がある．

爪切りについて，安定した姿勢が作れれば，両足指や麻痺側手指の爪切りは非麻痺側の手を使用して可能である．麻痺側手指の爪切りについて，痙性麻痺などにより屈曲してしまう場合には手指を伸展位に保持できるよう自身の指を伸展し，その状態で固定できるようにする練習や指の伸展位での保持や手の位置の固定のための工夫が必要である．具体的には固めのボールを麻痺手で握らせ，屈曲を防止する，スプリントなどの利用により手の位置・指伸展位での固定などを行うなどがあげられる．非麻痺側手指の爪切りや片手での爪切り動作が可能な用具の適用や土台・柄を大きくしたものを作製し利用することで，下肢や麻痺側上肢で爪切りの操作を行うことで可能となる **図4**．いずれの手・足指の爪切りについても，難しい場合はやすりなどをテーブルなどに固定し，爪をけずるといった代償も可能である．いずれの場合も従来行っていた両手での動作とは異なり，深爪や外傷のリスクはあるため，実際に患者に行ってもらう場合，特に導入当初は安全に行えるかの評価や反復した練習，病棟で行う際にはチェックポイントや注意点などの看護師への申し送りが必要となる．

b 社会的意味合いを目的とした整容動作（整髪，髭剃り，化粧など）

整髪（髪をとかすなど）や髭剃り，化粧などについて，動作自体は片手でも可能なものが多く，座位姿勢が安定し，患者の意欲が得られれば，日常での実施が可能である．利き手が麻痺側の場合は非利き手での動作の実施が必要となり，導入当初は練習が必要と

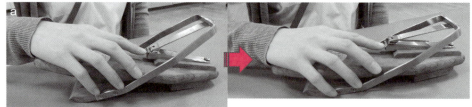
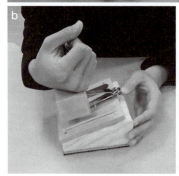
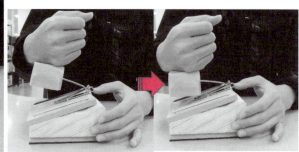

図4 片手での爪切りや麻痺側手を使用した爪切りを可能とする自助具
a:（既製品）片手での爪切り
b:（作成品）麻痺側手（つまみ困難・上肢操作一部可能）での爪切り

なる．退院後にこれらの動作が必要な場合は患者の意欲（潜在的なものも含め）がある場合は非利き手での動作練習が必要となる．また，上記の可能となる動作の他に，髪を結ぶ，ゴムで結う動作などは片手では困難となることやカミソリを使用した髭剃りは皮膚を傷つけてしまうこと，化粧などの物品の操作（化粧品のキャップを開ける動作など）が困難となることなどの問題点がみられる場合がある．髪を結ぶ，結うなどの動作，化粧品の操作など，片手での動作が困難な場合は髪留め具の変更（ゴムからバレッタにするなど），化粧品の操作については滑り止めや固定具の使用など，使用する物品の選択や自助具の利用などの工夫が多くある．髭剃りについてはカミソリの使用で皮膚を傷つけてしまう場合には電動ひげそりの使用の提案も選択肢としてあげられる．

　これらの動作については必要性や方法，仕上がりについての満足度など，患者による個別性も高いため，患者のニーズや目標の設定について，よく相談し，目標に向かってのアプローチを行う必要がある．

3. 更衣

　更衣は気候や体調に合わせた衣服の選択による体温調節といった健康維持目的や活動や休息など目的に合わせ，動きやすい服，リラックスしやすい服など活動や作業遂行を

9 ADL 練習

円滑にする目的，さらには社会参加をするうえで場面に合わせた衣服の選択，自己の表現を行う目的での衣服の選択など，様々な目的に合わせた衣服の選択を可能とする活動である．それゆえ，患者ごと，目的ごとに多種多様な衣服の選択肢があり，異なる種類ごとに更衣の方法や難易度も異なってくる．患者ごと，目的ごとにどのような衣服への更衣が必要か，情報収集を行い，それに合わせた更衣動作獲得の促しが必要となる．

さらに更衣動作は他のセルフケア動作に比べ，衣服やボタンの操作といった巧緻性，衣服に合わせた身体運動のコントロール，衣服の形状や重さ・硬さといった物品の特性に合わせたコントロール，着脱動作中の身体と衣服の各部位（例：裾口と襟・袖口の位置など）の位置関係などを踏まえた身体・物品の操作といった高いレベルでの機能が要求され，上下肢麻痺や高次脳機能障害による動作困難を呈しやすく，動作の再獲得も難渋することが多い．これらのことから更衣動作についてはより細かな身体機能・高次脳機能評価，動作の評価に基づき，治療や練習の立案が必要になる．評価・治療の結果，自力での動作遂行が難しい場合は自助具の利用を検討する．衣服の種類が多種にわたる分，利用される自助具の種類も多岐に渡る．

a │ 上衣更衣

上衣更衣練習は座位が安定してから開始する．最初はサイズが大きめで伸縮性のある素材の衣服から練習を開始する．上肢麻痺が残存した段階での更衣動作は袖を通す順序や衣服の操作の習得が重要となる．

①前開き服の着衣動作（座位）　図5

上衣をテーブルや大腿の上に後ろ身ごろを上，襟側を手前にして広げて置く→麻痺側の上肢を袖に通す→袖を肩まで通す→服を背中にまわす→非麻痺側手を背中側からまわし，服の襟を持って，非麻痺側に移動し，袖を非麻痺側にもってくる→非麻痺側の袖を通す．

②前開き服の脱衣動作

非麻痺側の袖を抜く→非麻痺側手を前側から反対側にまわし，麻痺側の襟を持つ→麻痺側上肢に沿わせるようにして，麻痺側上肢から服を抜き取る．

③かぶり式服の着衣動作

上衣をテーブルや大腿の上に後ろ身ごろを上，裾側を手前にして広げて置く→麻痺側上肢の袖を通す→非麻痺側上肢の袖を通し，頭部分を通す．

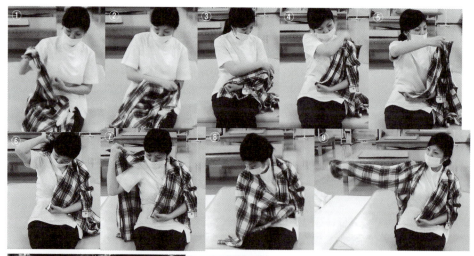

図5 前開き上衣の着衣動作
①大腿(テーブル)上に上衣を置き,麻痺側の袖を確認→②〜④麻痺側の袖を上肢に通し,肩部まで引き上げる→⑤〜⑦襟を確認し,襟をたどりながら衣服を麻痺側から非麻痺側にもってくる→⑧⑨非麻痺側の袖を確認し,非麻痺側上肢に通す.下段は⑤〜⑧の背面図.

④かぶり式服の脱衣動作

　襟ぐりを非麻痺手で持ち,前側から上方に持ち上げ,頭部を抜く→非麻痺手を背中側にまわし,後ろ身ごろを持ち,上方に持ち上げ,身幅部分から頭を抜く→非麻痺側手で麻痺側の肩部分を持ち,麻痺側上肢に沿わせるようにして,衣服を抜き取る→衣服を非麻痺側の大腿部などで押さえ,非麻痺側上肢を抜く.

⑤上衣更衣に必要な身体機能

　上衣更衣において,上肢麻痺によって生じる問題点の1つに麻痺側の袖通しの困難さがあげられる.これに対する上肢動作練習としては肩関節軽度屈曲・外転,肘伸展を用いたリーチアウト練習などがあげられる.この際,腕に通す衣服によって生じる感覚入力に合わせ,麻痺側上肢の運動出力や非麻痺側上肢による衣服の操作(適度なテンショ

ンを作る）の調節が必要となる．これに対し，リーチアウトに合わせ，タオルなどを用いて上肢遠位から近位に向けて擦るような感覚を入力したり，非麻痺側上肢で衣服を引く力を調節し，適切な張力を保持して，袖口を通す練習などを行う．

　また，更衣動作能力には特に肩関節可動域の関与が大きいが，特に高齢者や脳卒中罹患後，非麻痺側上肢過用による可動域制限や疼痛を有しているものも少なくない．動作獲得のためには非麻痺側上肢の機能評価も重要となる．更衣動作実施の際，特に麻痺側上肢を通した後に衣服を背中側に通し，麻痺側から非麻痺側に引き寄せる際のリーチで最も可動域を必要とする（肩関節屈曲0~110°　外転0~110°　外旋0~60°　肘屈曲0~135°とするもの[4]）や，肩関節屈曲70°以上，内外旋45°以上，肘関節屈曲120°以上とするもの[5]）があるため，参考に可動域の拡大を図る．座位での上衣更衣動作には前提として，座位でのバランスやその基盤となる体幹・股関節の機能や巧緻性なども必要となる．また，麻痺側上肢弛緩麻痺~分離運動困難を呈している患者や麻痺側上肢に疼痛を呈している患者において，更衣動作，特に麻痺側の袖通しや麻痺側袖を通した後，非麻痺側上肢や頭部を通す際の衣服の持ち上げ（麻痺側肩屈曲挙上）において，衣服が引っかかることや疼痛が生じることで動作困難となる場合が多い．麻痺側肩関節の管理や誘導の方法の習得や，必要に応じて，前方にテーブルを設置し，テーブル上に麻痺側上肢を置き，肩関節にかかる負担の軽減などを図ることで引っかかりや疼痛惹起の予防を図る．麻痺側の袖通しを円滑に行えるようにするための代償的な対応として，麻痺側の袖

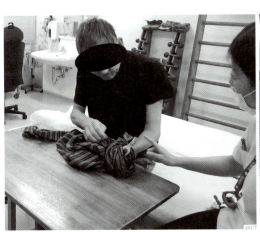
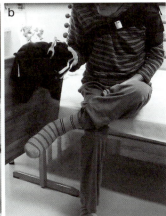

図6 麻痺側上下肢を衣服に通しやすくするための工夫（a：上衣着衣，b：下衣着衣）
①麻痺側上肢をテーブル上に載せた状態で動作を行い，麻痺側上肢への負担の軽減や麻痺側上肢の引っかかりの軽減を図る．
②上下衣の麻痺側の袖部分・下肢部分を束ね，クリップや洗濯ばさみで留める．これにより，上肢・下肢を通しやすくする．着衣動作に先立って麻痺側の袖を探す際の手がかりとする（半側無視による探索困難や失行による手順遂行困難に対して）．

を束ねて，洗濯バサミやクリップで留めることで，麻痺側の袖を通しやすくするといった方法もある 図6a．

b 下衣更衣・靴下の脱着

①長座位での下衣の着脱

　端座位でのバランスが不良な場合や麻痺側股関節の可動域制限や下肢の足組みなど操作が難しい場合はベッド上長座位で下衣の脱着を行う．手順としてはまず，非麻痺側手で麻痺側下肢を屈曲し，足部を近づける．麻痺側足部にズボンを通し，裾から足部を出す．下衣腰部分を膝より上まで通したら，麻痺側下肢を伸ばす．その後，非麻痺側下肢をズボンに通す．その後，背臥位になり，下衣を臀部下まで通し，膝屈曲して臀部を持ち上げ，臀部を通す．麻痺側下肢の屈曲や臀部挙上が難しい場合は先に非麻痺側のみ臀部を通し，非麻痺側下の側臥位となり，麻痺側の下衣を引き上げる．

②椅子座位での下衣の着脱

　座位の安定性が得られてきた患者については端座位や椅子座位での下衣脱着の練習を行う．まず，麻痺側下肢を非麻痺側下肢の上に乗せるように組み，麻痺側足部を下衣に通し，裾から足部を出す 図6b．その後，麻痺側下肢を下ろし，非麻痺側下肢を下衣に通す．その後，下衣をできるだけ麻痺側下肢の近位部まで通す．中腰での立位保持，非麻痺側手で膝部までのリーチが安定して可能な患者であれば，立位となり，下衣を腰部まで上げる．立位が安定していない患者の場合は椅子座位のまま，左右の臀部を交互に持ち上げ，下衣を左右交互に持ち上げる方法で行う．

③下衣着脱に必要な身体機能

　下衣の着脱について，座位で行う場合には麻痺側股関節可動域（屈曲・外転・外旋，もしくは屈曲・内転・内旋），長座位や足組み座位での非麻痺側リーチや下衣操作を安定して行える座位でのバランスが必要となる．これに対し，長座位から麻痺側股関節屈曲・外転・外旋位にしての座位保持練習やリーチ練習，端座位から足組み位での麻痺側足部に向けたリーチ練習，これらの動作を想定した体幹の前傾・回旋・側屈運動や骨盤の側方挙上練習などを行う．また，立位で行う場合には，下肢屈曲位での立位にて非麻痺側上肢支持を外し，下方（膝程度まで）リーチや麻痺側臀部〜腰部方向へのリーチ，下衣操作を安定して行える立位バランス能力が必要となる．これに対し，立位での非麻痺側上肢による立位での下方リーチ練習や下方リーチに回旋動作を加え，両側下肢，前後面へのリーチの練習を行う．また，裾を通す際の足部・足関節のコントロールのため，動作中の姿勢での足部運動や裾を通す際の感覚入力練習として，タオルやレッグウォーマーを用いて，足部を擦ったり，その際の非麻痺側上肢での出力コントロールを課題とし

9 ADL 練習

て実施する.

④靴下の脱着

　下衣脱着と同様に長座位で下肢を屈曲し，体に引き付けた状態や椅子座位・端座位にて足を組んだ状態にて，非麻痺側手で靴下を操作し，足部に靴下を通す，もしくは外す動作を行う．下衣の脱着に比べ，より巧緻な動作を要求される．靴下の履き口を非麻痺側手で広げ，小趾側から足に通すようにする．リーチ範囲が広がることや同時に必要とされる巧緻動作もあり，必要なバランス能力のレベルも高くなるため，下衣の脱着動作の際の動作の様子とバランスについて，比較しながら評価を行う．リーチ位置が遠いことや巧緻性が必要であり，難易度が高い動作であるが，麻痺側上肢の足部までのリーチ，手指での握りが可能であれば，麻痺側上肢の参加も可能であり，これが行えることで動作の円滑性の向上が期待でき，麻痺側上肢の参加を促すことで機能の維持・改善を図ることが可能である．

---

c その他の巧緻動作など（ボタン・紐結び，ネクタイなど）

　基本的な上下衣の更衣の評価や練習，動作の獲得が進んだら，ボタンのつけ外し，靴などの紐結び，ネクタイ締めなどが課題としてあげられる．いずれも手指の巧緻性が必要とされる動作であるが，麻痺の回復が進んだ段階で患者から ADL 上での課題としてあげられることも多い．退院後の生活やそれに合わせた衣服の選択などについて，情報収集を行い，必要に応じて，評価や練習を実施する．まずは手指の分離・協調性や細かい物品の操作の練習から開始する．目的とする衣類（ボタン・紐など）の操作（出力）の練習を行うが，同時にこれらの巧緻動作は動作中に入力される感覚の知覚やそれに合わせた出力や分離・協調のコントロールが重要となる．これに対して，セラピストが手・指の運動を誘導し，物品操作中の感覚入力を行ったり，物品操作中に生じる感覚入力を切り出して再現する（ボタンの側面を指に押し付ける，紐をつまませて，引き抜く方向に負荷をかける，など）練習を行う．一方で，各動作に麻痺側手指が参加できるレベルになったら，現状の機能でどのように動作に参加しているのかを評価し，通常とは異なるパターンでも動作の獲得ができないか検討する．また，動作獲得が困難と判断された場合は非麻痺側片手での動作の練習やワンタッチネクタイなど片手で脱着やつけ外しが可能な用品の適用を提案する．

---

d 更衣動作を困難とする高次脳機能障害について

　更衣動作は衣服の形状や自己の身体の認識，およびその空間的位置関係についての情報を利用し，自己身体や衣服を操作しながら実施する動作で，手順も多く，実行状況に

応じた動作の微調整や修正が必要となる．このため，脳卒中罹患後高次脳機能障害を有する患者の場合，動作遂行の困難を呈する場合が多い．また，着衣に特化した行為の障害についても多く報告されている．

半側空間無視や身体失認が生じた場合には左側の身体の着脱を忘れたり，操作が困難もしくは拙劣となったりする．学習する動作手順の中に左側への注意喚起を取り込むことや衣服に目印をつけて，目的とする衣服の部位を探しやすくしたり，動作の手がかりとしたりする．また，左側身体の認識の障害については，非麻痺側手での麻痺側身体の探索や鏡を用いた左側身体への注意や気づきの促しを行う．また，背中での衣服のひっかかりなど，視覚的に確認ができず，鏡などでのフィードバックも難しい場合には背面からカメラやビデオなどで動作の様子を撮影し，画像や動画を用いたフィードバックを行うことで，左側身体や空間の認知，ボディーイメージ構築の困難さに対するアプローチを行う．

失行症による着衣障害を呈している患者においては，衣服の操作や手順の誤りなどがみられる．このような患者に対しては過度な手順の管理や動作をなるべく少なくして，動作や行程を単純にし，誤りを起こさないように適宜声掛けや誘導を行いながら，動作の学習を図る．また，手順や動作に関する情報を視覚・聴覚・触覚を用いて，入力することも有用である場合もある．写真や図を用いて，手順や動作を示したり，鏡などで確認したりして，視覚的な情報を手がかりに練習を行う，声掛けなどにより，手順や動作についての情報を聴覚的に付与しながら練習を行う[6]．

4. 排泄動作（トイレ動作）

排泄は生理現象の1つであり，すべての患者にとって，必須である．トイレでの排泄や関連する動作について，介助が必要な場合は介助される側にとっても，介助する側にとっても，非常に身体的・心理的負担が大きく，トイレでの排泄・関連動作の獲得は在宅復帰の可否を左右する重要な因子となる．トイレでの排泄動作は，①尿・便意を感じる，②トイレまでの移動，③トイレの中で便器までの移動（車いすからの移乗），④下衣を下ろす，⑤便座に座る，⑥排泄を行う，⑦陰部・臀部の洗浄・清拭を行う，⑧下衣を上げる，⑨（車いすへの移乗を行い，）便器からトイレの外，元いた場所へ移動する，という一連の流れからなる．本項では③トイレ内での移動・移乗〜⑨便器からの（車いすへの移乗）移動について述べる．

a トイレ内での移動動作（車いすからトイレへの移乗動作）

練習場面で歩行を実施している患者でもトイレ内での移動場面では狭い空間での移動や回転動作が必要となるため，通常の歩行に加え，応用的な動作能力が必要となる．杖

9 ADL 練習

などの補助具や装具を使用している患者では，狭い空間での移動はより困難となる．トイレ内の空間が狭い場合，トイレ内の壁や手すりが設置されている場合は手すりなどを適切に利用することで安定した動作が可能となることが多い．トイレに入るまで使用していた補助具を置く位置や便器までのアプローチで使用する壁や手すりなどの環境や物品の評価を行い，これらをどのような手順や方法で用いて移動を行い，便器に座るまでの動作を行うかの評価を行い，手順や方法が定着されるまで，反復した練習を行う必要がある．

　一方，車いすを使用している患者では車いすから便座への移乗が課題となる．ベッドサイドでの移乗とは使用する支持物も移乗する先の状況も異なるため，これに対しても別個評価が必要である．一般的な病院や施設にある車いす用トイレでは便座横に手すりが設置されており，形状も縦手すりやL字の手すりが設置されていることが多い．このような形状の手すりがあれば，ベッドサイドよりも容易に移乗が可能となることもある．また，トイレでの移乗ではその動作中やいったん移乗を行った後に下衣を下ろす必要があるため，下衣を下ろす動作を安定して行いやすくするために動作のつながりを考慮しながら，評価・練習を実施する 図7, 8 ．

b 下衣の上げ下ろし動作

　排泄の前後には下衣の上げ下ろしの動作が必要となる．立位での動作が可能な場合は便座横に設置された手すりを使って立ち上がり，麻痺側下肢の支持性が不十分な場合は非麻痺側に重心を保持した状態で動作を行う．非麻痺側の手は下衣の上げ降ろしに使用する必要があるため，立位から手すりを離して，下方のリーチ，下衣の操作を行わなければならず，このような動作で立位が不安定となってしまう場合には非麻痺側の手すりや壁によりかかる姿勢を取り，安定した状態を作れるように練習を行い，その状態から下方リーチ・下衣操作の練習を行う 図9 ．立位での動作が困難な場合には便座に座った後，座位での下衣の上げ下ろしを行えるか，評価・練習を行う．具体的な方法としては両側の臀部を交互に浮かせ，左右交互に下衣や下着を下ろす練習を行う．

　座位での下衣の上げ下ろしの際には座位での側方への重心移動と対側臀部を持ち上げるための腹部・腰部の活動が必要となる．これに対し，座位での骨盤傾斜運動などを行う．

c 清拭動作

　下衣の上げ下ろし同様，患者の立位保持・バランス能力の状況に合わせて，清拭を行う姿勢を選択して，評価・練習を実施する．立位で行う場合は手すりから手を離し，陰部・臀部へのリーチと清拭動作とその際のバランス保持が必要となる．座位で行う場合

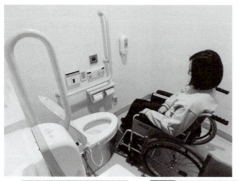
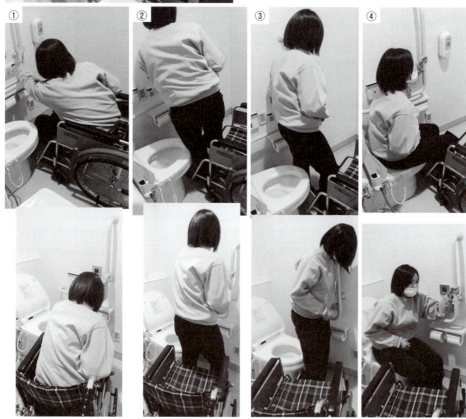

図7 トイレ便座への移乗動作(右上下肢重度麻痺想定)
上:動作開始時セッティング,①非麻痺側上肢で縦手すりにつかまる,②非麻痺側重心にて立ち上がる,③非麻痺側下肢を軸にして,ステップを行いながら,身体を麻痺側方向に回転する,④臀部が便座方向に向いたことを確認し,着座を行う.※立位で下衣の上げ下ろしを行う場合は③を行った後に下衣の操作を行う.

9 ADL 練習

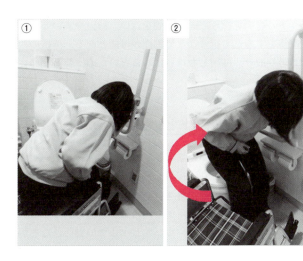

図8 トイレ便座への移乗動作
（右上下肢重度麻痺想定）
立位での下衣の上げ下ろしや移乗動作不安定により下衣操作への移行が難しい場合．図7の②③で体幹・下肢を伸展せず，体幹・下肢屈曲位のまま，一度便座に乗り移り，足部の位置や体の向きを整えてから起立・立位保持〜下衣操作を行う．

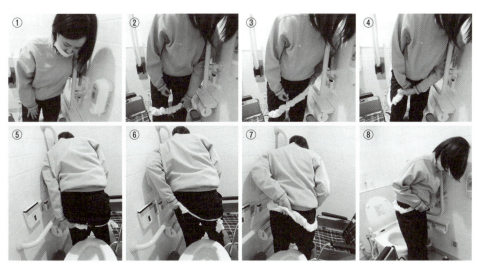

図9 トイレ内での下衣上げ下ろし動作（右上下肢重度麻痺患者想定）
※ゴムループベルトを下衣の腰部履き口と想定．
①便座非麻痺側の縦手すりにつかまり立位となり，非麻痺側に重心を寄せる（身体機能・バランス能力に応じ，必要であれば手すりや壁に寄り掛からせる）．②③非麻痺側上肢で下方リーチを行い，下衣前側非麻痺側の履き口をつかみ，引き上げる．④麻痺側下方にリーチを行い，下衣前側麻痺側の履き口を引き上げる．⑤⑥非麻痺側後方より下方リーチを行い，下衣後側非麻痺側の履き口を引き上げる．⑦履き口をたどって，後方にリーチを行い，下衣後側中央の履き口を引き上げる．⑧最後にもう一度下衣前側麻痺側の履き口を引き上げる．

は前方から行うか，後方から行うかの選択を行う．動作評価を行い，行いやすい方を選択し，リーチする側と反対側に臀部をずらして行うことで動作が可能となる．清拭のためのトイレットペーパーを片手で切り取り，使用しなければならないため，練習が必要である．

d | 退院後の動作につなげるために（家屋環境の情報収集と環境に合わせた動作の練習）

　入院中の評価や練習によって，病院のトイレ（車いすトイレや広いスペースのトイレなど）で動作が自立したとしても，退院後，特に在宅復帰した後の自宅のトイレの環境はまったく異なるため，家屋環境の評価や手すりの設置をはじめとした住宅改修などの環境調整が必要となる．立位・歩行レベルでの動作が可能な場合でも自宅のトイレなど狭いスペースでの移動動作の評価・練習が必要となる．車いすレベルでの動作となる場合，車いすを便器に対し，角度をつけてアプローチできない場合は移乗時，180°近い回転動作が必要となる．車いすがトイレ内部に入れない場合はトイレ入口の手前まで車いすで移動し，トイレ入口から便器までの間，数歩の立位や歩行での移動が必要となる．手すりの設置位置についても，退院先家屋の構造的な限界から，入院中と同様の位置への手すりの設置が困難な場合がある．たとえば，麻痺側に設置された手すりを立ち上がりや立位下衣上げ下げの際の支持物として使用する必要がある場合がある．便器の高さなども病院入院中に使用していたものより低い場合には立ち上がり動作が困難となる場合がある．これらのことから，回復期リハビリテーションにおけるトイレでの排泄動作に対するアプローチについては，入院環境におけるトイレ動作の早期の自立を目指すと同時に，家屋環境についての情報収集，退院時動作を予測し，必要な改修案の提案，改修案が実施可能であるかの確認，難しい場合は代替案としてどのような動作を実施し，それに合わせ，どのような環境調整や福祉用具適用が必要であるかの検討を早期から行わなければならない．

　トイレ内での動作獲得に至らない（と予測される）場合や環境的な問題点から自宅トイレでの排泄動作が難しい場合は，ポータブルトイレの利用なども検討する．ポータブルトイレの利用にあたってはトイレ内動作で行う身体的な介助とは別の排泄物の後始末などといった援助が必要になるため，これについても，可能であれば早期から主介護者などと相談をしながら，退院の準備を進められるとよい．

》 5. 入浴

　入浴は身体清潔を保つ目的があり，健康的な意義も大きいが，患者の病前の習慣などによって，その頻度や方法が大きく異なる．シャワー浴のみで済ませる患者もいれば，浴槽につかることを非常に好んで行っていた患者もいる．入浴動作は，①居室-脱衣室間

の移動，②脱衣室での脱/着衣，③浴室-脱衣室間，浴室内での移動，④浴室内での洗体・洗髪，⑤浴槽への出入り動作，⑥浴槽内での立ち座り，などからなる．衣服を脱ぎ，装具・杖など補助具がない状態での歩行，浴槽への出入りなど，難易度の高い動作が多く，自立度が低くなる動作でもあり，本人や家族の自宅浴室での入浴への意欲，介護負担，自宅環境で可能な環境や使用物品について，情報収集，評価や練習，調整を行い，自宅での入浴が難しい場合は代替案の検討も行わなければならない．

a 脱衣室-浴室内での衣服着脱〜移動

入浴の前後には脱衣室で衣服の脱着を行わなければならないが，病室での衣服着脱が可能な患者でも脱衣室環境では，座る椅子や空間条件など環境の変化や入浴後濡れた身体を拭いた後の着衣動作となるなど条件の変化によって，動作が困難になることが多く，脱衣室環境での評価や練習が必要となる．さらに在宅復帰患者について，入院中は広い脱衣スペースで椅子やテーブルを利用して脱衣動作が可能であった患者でも自宅脱衣室環境では椅子や周辺物品の設置などが難しい場合が生じる．このようなケースに備えて，自宅環境（狭いスペースなど）で座位での衣服着脱が可能となる環境設定や座位以外での衣服着脱の可否や方法についての検討が必要である．

次に脱衣室〜浴室内での移動は杖や装具などを使用しない状態での歩行が必要となるため，杖・装具を使用した条件での歩行が獲得できた患者であっても介助を必要とする場合が多い．さらに浴室内の床面は濡れており，滑りやすいこともあり，さらに転倒のリスクを増大させる．入院中であれば，入浴場面での歩行が困難な患者であれば，シャワーキャリーなどの利用によって，浴室内での移動が可能となり，浴室での洗体や浴槽につかることが可能となるが，退院後在宅環境では空間的な制限からシャワーキャリーなど座位での移動を可能とする移動補助具の利用は困難となる場合が多い．このため，在宅復帰患者で退院後の入浴動作を目標とする患者の場合は，裸足での脱衣室〜浴室内移動についての評価とそれに合わせた練習や環境設定の検討が必要となる．通常の練習場面で装具を使用している患者については麻痺側下肢の支持性の低下や振り出し時のクリアランスの低下，足部の内反方向への偏位などが問題点としてあげられる．このような患者が浴室内で裸足歩行を行う場合は，裸足歩行において過度な内反が生じないよう振り出しにおいて過剰な骨盤の引き上げを行わないようにする練習や，足底部にタオルを敷き，床面を滑らせるように足部を移動する練習，足底面への感覚入力やタオルを用いて圧を加えたり，それを移動させる練習を行う．代償的な方法としては麻痺側に荷重をかけないようにする歩行や，麻痺側下肢のひっかかりや内反位での接地を予防するために麻痺側下肢を前側に出すパターンでの歩行，歩幅を調節しながらの歩行を行う必要がある．理学療法場面でこのようなパターンでの歩行を行ったことがない場合は浴室での移動練習に先立ち，浴室での移動をする際の歩行方法として動作方法の指導や練習を

行う必要がある．上記のような動作方法の指導や練習の他に重要となるのが，環境の調整である．麻痺側下肢への荷重や姿勢コントロールがより困難となることを想定した上で自宅浴室環境の評価および手すり設置位置などの検討を行う必要がある．床面の滑りやすさに対しては浴室床面の改修や浴室用滑り止めマットの設置などが対策としてあげられる．

b 洗体・洗髪動作

洗体・洗髪動作は浴室内の椅子座位で行う．麻痺軽度・バランス良好例（床上起居動作などが自立レベル）でなければ，通常の家庭で用いられている浴室椅子では高さが低く，立ち上がりなどが困難となるため，福祉用具のシャワーチェアなどを使用する必要がある図10．シャワーチェア座面には滑り止めがついているものが多いが，濡れた床面・座面における座位でのリーチ動作，起立・着座動作，立位での洗体動作などは日中生活場面での起立・着座，立位動作に比べ，不安定となりやすい．浴室での転倒は重度の外傷にもつながりやすいため，最大限安全に留意した動作方法での実施が必要である．また，上肢麻痺残存例では片手での洗体・洗髪動作となるため，背部の洗体が可能とな

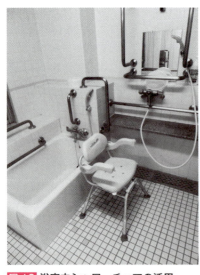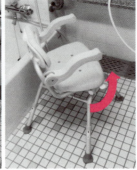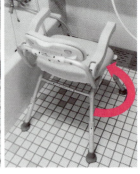

図10 浴室内シャワーチェアの活用
a：洗体時に使用するシャワーチェア．座面高さ，背もたれの有無，肘かけの有無について，身体機能や動作評価に基づき，必要性について検討する
b, c：浴室内での移動にリスクが伴う場合は座椅子部分が回転するものの適用を検討する．
a：浴室内移動〜移乗時（入口側向き）→ b, c：洗体動作時（水栓機器向き）
※患者の動作能力などに合わせ，各動作時どのようなセッティングで行うのが安全か評価・検討を行う．

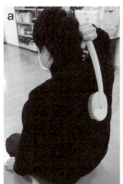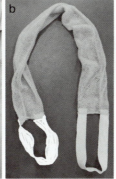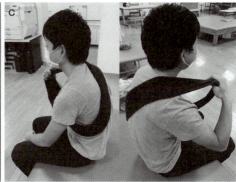

図11 洗体動作獲得のための自助具
a：長柄の洗体ブラシ，b：ループ付き洗体タオル，c：ループ型洗体タオル．

るように長柄付きボディーブラシやループ付きタオル，ループタオルなどを使用する図11．ループ付きタオルの片側を麻痺側手部に通し，麻痺側上肢の参加を促すことで動作の円滑性や麻痺側上肢機能の維持・向上を図る．非麻痺側上肢～手部の洗体については麻痺側上肢で非麻痺側・手～前腕～上腕～肩と徐々に内側リーチ練習の範囲を広げていく．難しい場合は吸盤付きのブラシなどを使用し，浴室内にブラシを固定し，使用することで非麻痺側上肢～手部の洗体が可能となる．また，片手でのシャワー操作や水栓器具の操作が困難な場合は止水栓付きのシャワーヘッドなどを使用し，椅子座位ですすぎ動作が行いやすくなるように，麻痺側やリーチ範囲に考慮した位置へのシャワーフックの取り付けを検討する．

c 浴槽への出入り，浴槽内での立ち座り動作

浴槽のまたぎ動作は上下肢麻痺が残存する患者にとって，非常に困難な動作となる．立位でのまたぎ動作は難易度が高いことや転倒のリスクにもつながりやすいため，浴槽の縁に座った状態から非麻痺側上肢で手すりなどの支持物につかまり，非麻痺側下肢，麻痺側下肢の順に浴槽をまたいで出入りを行う．非麻痺側でのまたぎ動作の際には麻痺側下肢での支持が必要となる．これに対して，浴槽移乗場面を想定した環境での麻痺側荷重支持練習，非麻痺側下肢またぎ練習（手すり位置，形状，またぐ浴槽への高さを調節）を行う図12．浴槽の縁での座位またぎ動作が不安定である患者や浴室内での裸足歩行にリスクが伴う患者の場合は浴槽にバスボードを設置してのまたぎ動作を行ったり図13，シャワーチェア座位から座位でのいざりや歩行動作を介さずに移乗が行える位置に設定したりすることで，より安全に浴室内移動～浴槽またぎ動作が可能となると考えられる．

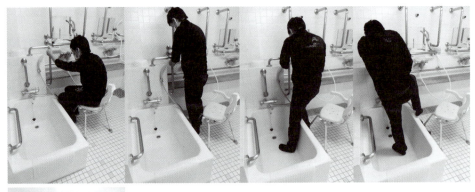

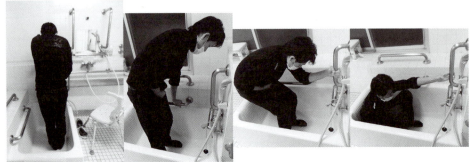

図12 立位での浴槽またぎ（右片麻痺）
浴槽縁上部の支持物（縦手すり）を把持し，起立・浴槽脇で立位を取る→非麻痺側下肢で浴槽縁をまたぐ→麻痺側下肢で浴槽縁をまたぐ→浴槽内前方（or 非麻痺側側方）の手すりを把持し，浴槽内への着座を行う．

　浴槽内での立ち座り動作 図14 については床面に長座位に近い形で座った状態からの立ち上がりとなるため，上下肢麻痺が残存している場合は困難となることが多い．浴槽床面が滑りやすかったり，湯の浮力の影響で下肢・体幹が不安定となりやすかったりする場合には，浴槽につかっている際や立ち座りの際に臀部・足部が接地する支持面となる浴槽床面部分に滑り止めマットを設置する．浴槽内につかった状態からの立ち上がりは，まず非麻痺側側方の浴槽の縁や手すりを使用して，体を起こす．非麻痺側下肢を屈曲させ，臀部になるべく近づけ，浴槽床面に接地させた状態となり，前方に重心移動を行い，臀部を浮かせる．この際，体幹や重心を前方移動させるための補助として非麻痺側上肢でつかまれる位置に手すりを設置する．臀部が浮き，臀部下に非麻痺側足部が入った状態から，下肢を伸展させ立ち上がりを行うが，この際に重心の上方移動の補助が行えるように非麻痺側上肢のつかまりやすい位置に縦手すり（重心前方移動を行うための横手すりと組み合わせ，L字型手すりを設置する場合が多い）を設置して使用する．床面に座った状態からの体幹運動・重心移動・立ち上がりが難しい場合は浴槽内に浴槽台を設置し，起立・しゃがみ動作を安全に行いやすくすることも可能である．

9 ADL 練習

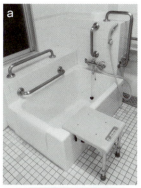
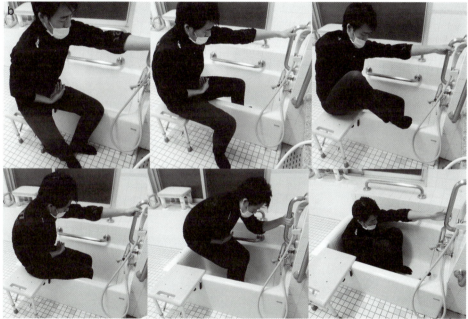

図13 座位での浴槽またぎ（右片麻痺）
a：浴槽への移乗台の設置
b：移乗台座位（非麻痺側に浴槽）より前方の縦手すりを把持→非麻痺側下肢で浴槽をまたぐ→麻痺側下肢で浴槽をまたぐ→浴槽前方（or 浴槽非麻痺側）の手すりを把持して浴槽縁上部の支持物（縦手すり）を把持し，起立・浴槽脇で立位を取る→非麻痺側下肢で浴槽縁をまたぐ→麻痺側下肢で浴槽縁をまたぐ→浴槽内前方（or 非麻痺側側方）の手すりを把持し，浴槽内への着座を行う．

d 入浴方法やサービス利用の検討

　　上記のように入浴動作の困難に対しては様々な練習や対応策があげられるが，それで

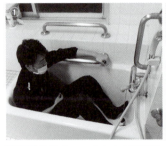 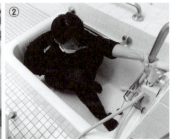 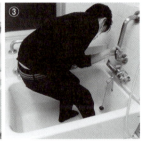

図14 浴槽内での立ち上がり動作
①浴槽底面に座った状態から非麻痺側側方の浴槽の縁や手すりを使用して，体を起こす→②非麻痺側下肢を屈曲させ，臀部になるべく近づけ，浴槽床面に接地させた状態となり，前方に重心移動を行い，臀部を浮かせる→③臀部が浮き，臀部下に非麻痺側足部が入った状態から，下肢を伸展させ立ち上がりを行う．

　も安全な動作の獲得が難しい作業であることには変わりはなく，歩行や他の身の回り動作が修正自立以上で可能な患者でも入浴動作については介助を必要とする場合がある．このような場合には患者や家族の意向を聴取し，入浴方法やサービス利用の検討が必要となる．介護負担などについて，考慮が必要なケースについて，浴槽出入りや浴槽内動作に介助が必要な場合で自宅での入浴が希望としてある場合は，浴槽の出入りを行わず，シャワー浴のみで済ませるなどの代替案の提案を行う．また，訪問入浴サービスの利用なども可能である．自宅外での入浴が可能な場合は通所サービスの利用などにより，通所施設での入浴サービスの利用も選択肢としてあげられる．

❖文献
1) 熊倉勇美．高次脳機能障害患者への摂食・嚥下アプローチ．高次脳機能研究．2008; 3: 291-5.
2) 所 小百合，長沢千浩，原 寛美，他．観念失行患者におけるADLの分析とアプローチについて─食事動作を中心に．作業療法．1990; 9: 29-36.
3) 長尾 徹，金子 翼，永井栄一，他．スプーンを使用した食事動作における肩外転・肘屈曲・前腕運動の特徴．神大医保健紀要．2002; 18: 77-84.
4) 斎藤 宏，矢谷玲子，丸山仁司．姿勢と動作─ADLその基礎から応用．第3版．東京：メヂカルフレンド社；2001．p.192-204.
5) 宇高千恵，水落和也，坂本安令，他．五十肩のADLとQOL．J Clin Rehabil．2009; 18: 695-702.
6) 大貫友理衣．高次脳機能障害がある方への作業療法④失行．作業療法ジャーナル．2014: 48; 672-7.

〈万治淳史〉

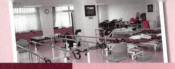
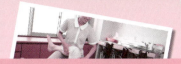
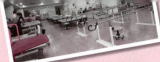

IV 回復期の評価と治療

10 応用動作練習
多種多様なニーズに応えることができるか

- ☑ 応用動作練習に関連する理学療法評価ができる.
- ☑ 応用動作練習に適した補装具や福祉用具の選択ができる.
- ☑ 応用動作練習に応じた環境設定ができる.

　回復期でのリハビリテーションによって応用動作が再獲得できるかどうかは，退院後の生活を左右する重要な問題である．脳卒中患者は急性期の集中治療を終え，回復期での積極的なリハビリテーションによって基本動作練習やADL練習を重ねていく．そして，退院後の生活や仕事の再開などの社会生活を思い描くような段階に至ると複数の応用動作練習の必要性が生じてくる．回復期の理学療法士は症例の年齢や生活環境など多くの個人因子や環境因子に応じて応用動作練習を行わなければならない．したがって，実際の応用動作練習はすべての脳卒中患者に適応があるような画一的な内容ではなく，症例ごとに多種多様な内容となるだろう．

　もし患者自身が獲得を望む応用動作であるとしても，それが現実的に練習としての導入が適切かどうかの判断は理学療法士に委ねられる部分が大きい．判断を誤れば患者を危険にさらすことになるかもしれないし，必要以上の負担を強いることにもなりかねない．まず，理学療法士として目的とする応用動作を細分化し，動作に関連すると想定される理学療法評価を実施する．理学療法評価を通して身体機能レベルの問題点と応用動作との相互関係をリーズニングし，その結果を踏まえて具体的な応用動作練習の開始を判定していく．また，応用動作によっては補装具や補助具を使用することで目的を達成しやすくなることがある．理学療法士が使用を提案することが多い杖や装具などの補装具に限らず，福祉用具などの使用を幅広く選択肢に入れることでより現実的な応用動作の獲得を目指していく．さらに，応用動作練習は症例ごとに身体機能レベルの問題点が異なるうえに，必要としている動作自体が症例ごとに異なってくる．そのため，限ら

た日数で効率よく応用動作を獲得するために適切な練習環境を提供していくことが求められる．

本項では回復期の理学療法士が脳卒中患者の社会適応のために行う応用動作として最も頻度が高いと思われる屋外歩行練習について，上記コンピテンスに沿って具体例をあげて述べていく．

1. 理学療法評価

応用動作練習として屋外歩行練習を行う前に屋内（院内，PT室内）での理学療法評価によって練習の可否を判断しなければならない．脳卒中理学療法診療ガイドライン[1]では脳卒中患者の歩行能力と関連するバランス機能の評価指標として機能的上肢到達検査（functional reach：FR），Berg balance scale（BBS），歩行の評価指標として10m歩行テスト，timed "up & go" test（TUG）が推奨グレードA（信頼性，妥当性のあるもの）とされている．歩行能力には多面性があり，平地での限られた空間の直線歩行のみでは歩行能力全体を評価することはできない．そのため耐久性・エネルギー効率・安定性・自立度・応用性・実用性などの多角的な観点から各評価指標を組み合わせて判断しなければならない[2]．評価指標は一定の基準を満たしていれば屋外歩行が可能と必ずしも判断できるものではないが，高齢者と脳卒中患者を対象とした参考値を示す[3-7]．表1．また，注意・遂行機能障害などの高次脳機能障害を有する場合は単純な

表1 高齢者と脳卒中患者を対象とした屋外歩行に関わる評価指標の参考値

		屋外歩行練習開始の参考値	その他
高齢者	FR	転倒予測のカットオフ値は15.3cm	25.4cm以上の高齢者に比較して15.3cm未満では4.02倍の転倒発生率
	BBS	45点以上が杖歩行の基準値でそれ以下は転倒のリスクが高まる	1点の減点によって転倒リスクが3～8%上昇する
	歩行速度	実用歩行（おおむね20m/min以上）の目安として10m歩行時間が30秒以内	年代別の歩行速度の正常平均（m/sec）は 65～69歳男性：1.21，女性1.14 70～74歳男性：1.17，女性0.95 75～79歳男性：1.08，女性0.95
	TUG	20秒以内であれば屋外外出可能レベル	健常高齢者においては10秒以内に可能 転倒予測のカットオフ値は13.5秒
脳卒中患者	BBS	急性期脳血管障害患者では45.0～45.3点で家庭復帰	一般病院からリハビリテーション病院へ転院27.3～32.9点，転院も困難8.1～19.5点
	歩行速度	0.8m/sec以上：地域での移動可能	0.4～0.8m/sec：地域での移動に制限あり 0.4m/sec未満：屋内移動
	TUG	屋外実用歩行のカットオフ値は17秒	院内実用歩行達成レベルのカットオフ値は20秒

10 応用動作練習

動作ではそれほど問題にならなくても，複雑な動作が求められた場合（二重課題環境）に注意が逸れるなどの問題が生じることがある．二重課題環境下での歩行を評価するには，認知課題や徒手課題などの副次課題を伴う方法が有用である．認知課題としては，簡単な計算課題（100から順次3や7を引く）や語想起（「"か"から始まる言葉」や「動物の名前」をできるだけ多く言う）などがあげられる．徒手課題としては，水の入ったコップを持つ，ボールを乗せたお皿を持つなどの課題があげられる[8]．当院では歩行中の注意・遂行機能障害の評価をするためにリハビリマット（株式会社ヨコセ）図1 を使用している．リハビリマットには1列ごとに3色のターゲットが配列されており，対象者は指示された色のターゲットを踏み分けながらマットの上を歩いていく．高齢者を対象とした先行研究[9]では，指定した色の踏み外しが1回でもある場合はない場合と比べて約9倍も転倒リスクが高まることが示唆されている．前述のような二重課題を付加することによって途端に歩行速度が遅くなる，周りへの注意が逸れて障害物の発見が遅れる，普段行えている動作の手順を誤るなどの明らかな質的な変化を観察することも少なくないため，屋外歩行練習前の評価としても有用であると考える．また，これらの二重課題は難易度を段階的に変更しながら実施することで直接的な応用練習としても利用できる．

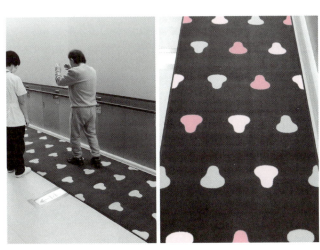

図1 リハビリマット（株式会社ヨコセ）
1列ごとに3色のターゲットが配列されており，対象者は指示された色のターゲットを踏み分けながらマットの上を歩いていく．左の写真は1歩踏み出すごとに両手を合わせる運動課題と組み合わせてリハビリマットを使用している様子である．

2. 補装具や福祉用具の選択

　屋外歩行練習を開始する前に，補装具や福祉用具の選択について再考したい．患者が獲得を求める屋外歩行は院内での歩行のように限定的な内容に留まらず，場合によっては1日に何回も繰り返す必要があり，速度や円滑さより安定性や誤りの少ないことが求められることも多い．まず，退院後にどのような場所・距離・目的で屋外歩行を行うのかなど，具体的な状況をより明確にすることが重要である．たとえば，杖の使用のみで院内を問題なく移動できている片麻痺患者であっても，屋外の長距離移動では麻痺側足尖のひっかかりが徐々に生じるため，オルトップなどの下腿装具を必要とすることがあるかもしれない．あるいは，買い物などの荷物の運搬を伴う場合は四輪のシルバーカーなどを使用する方が適当と判断できるかもしれない．具体的な状況下での屋外歩行を想定すると，多くの場合は屋内歩行時と比較してより歩行を安定させ，効率をよくするために補装具や福祉用具を選択することになる．この時の評価指標として，6分間歩行距離（6 MD）と生理的コスト指数（physiological cost index: PCI）が有用であると考える．6 MDは6分間にできるだけ長い距離を歩行し，その距離を測定する．脳卒中患者においては筋力やバランス機能も含めた歩行持久性の評価指標と捉えることができる．片麻痺患者における6分間歩行テストの臨床的に有意な最小変化量（minimally clinically important difference: MCID）は50 mと報告されている[10]．すなわち，装具や福祉用具を変更した際に6 MDが50 m以上変化した場合は明らかな差異として考えることができる．PCIは一定時間継続して歩行した時のエネルギー効率を間接的に測定する指標であり，歩行速度，安静時および歩行時の心拍数より算出する[11]．

$$\mathrm{PCI(beats/m)} = \frac{歩行時の心拍数 - 座位安静時の心拍数（beats/min）}{歩行速度（m/min）}$$

　簡便かつ臨床現場で応用しやすく，歩行速度の違いによるエネルギー効率の比較や，杖や下肢装具の使用によるエネルギー効率の効果判定などに用いられる．健常成人の自由歩行においてPCIは0.11〜0.51と報告されている．これらの評価指標を参考に，より具体的な状況下に適応する必要な補装具や福祉用具を選択していく．

3. 応用動作練習のための環境設定

　応用動作は退院までの残された期間で獲得しなければならない．退院後の日常生活場面において患者自身が行う動作であるため，目的とする応用動作を自動的（無意識下）に行える水準まで高めることが求められる．そこで，回復期の理学療法士は限られた日数で運動学習が最も効率化する条件を整えるために練習時の環境設定を再考する必要が

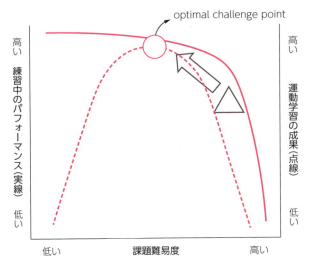

図2 Optimal challenge point（大橋ゆかり，他．In：潮見泰藏，編．脳卒中患者に対する課題指向型トレーニング．1版．東京：文光堂；2015．p.84-92[12]より改変）

患者にとって練習が必要な応用動作は難易度の高い動作であることが多いため，練習中のパフォーマンスと運動学習の成果は低い状態にあることが想定される（△）．練習環境の調整によって難易度を変化させることで学習効率を適正化する（○）．

ある．

　課題難易度と練習中のパフォーマンス，運動学習の成果の関係を図2に示す[12]．課題難易度の上昇に伴い，学習者の練習中のパフォーマンスは漸減する．しかし，運動学習の成果は逆U字型のように推移する．つまり，課題難易度が低すぎても高すぎても運動学習は遅延してしまうということを意味する．課題難易度が低すぎず，高すぎない難易度において運動学習は最も促進される．運動学習を最も促進する課題難易度をoptimal challenge pointと呼び，optimal challenge pointとなるような課題難易度に課題自体の難易度，または練習環境を調整することにより運動学習は最適化されると考えられる[12]．実際の練習場面では，目的とする応用動作の課題自体の難易度を変化させることは難しい．したがって，練習環境の方を調整することで全体の難易度を変化させながら応用動作の獲得を目指していく．また，練習が必要な応用動作は患者自身にとって難易度の高い動作であることが多い．そのため，効率的な運動学習のためには練習環境の調整を目的とする応用動作と同等の設定か，もしくはさらに難易度を容易にする設定から開始することが望ましいと考える．

　電車利用を含む屋外歩行を想定した応用動作練習を紹介する．まず，電車利用時に課

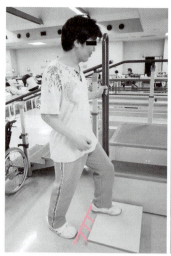
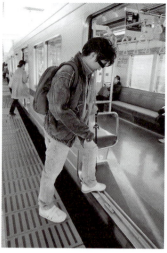

図3 院内での段差昇降練習の環境設定と実際に電車へ乗り込む様子
院内では縦手すりの使用や車両とプラットホームの隙間（黄色いビニールテープを使用：ここではピンク色で示す）を想定して可能な範囲で同一の練習環境を提供した．

題となる乗降練習を行った 図3 ．通常の階段昇降練習とは異なり，電車の乗り口にある縦手すりの使用や車両とプラットホームの隙間を想定して PT 室内でもできる限り同一の環境を提供することに配慮した．また，電車床面とプラットホームとの段差をより安全に昇降するため，10 cm 段から 20 cm 段を使用し練習の難易度を上げていった．練習環境を調整し難易度を移行する際は徒手的な介助や口頭による動作手順の提示を徐々に減らすなどして全体の難易度を調整していくことも応用動作獲得には有用であろう．次に，駅構内のスロープを想定した練習を行った 図4 ．駅構内の移動では対向者を避けるために注意を配分するなどの高次脳機能が同時に求められる．そこで，練習環境を屋内，敷地内の屋外，駅構内と徐々に周りへの注意配分が必要な環境に調整し難易度を変化させていった．駅構内の移動においては，利用者の少ない時間を選ぶ，利用者が少ない駅を利用するなど工夫することで難易度の調整が可能である．

4. おわりに

　本項では応用動作練習におけるコンピテンスを提示し，回復期の理学療法士が行う応用動作練習として最も頻度が高いと思われる屋外歩行練習を例に述べてきた．実際の臨床場面では屋外歩行はもちろんのこと，日常生活や復職に加えて，個人の余暇活動まで含めると今まで理学療法士自身が経験したことや見たことのない環境での応用動作の獲

10 応用動作練習

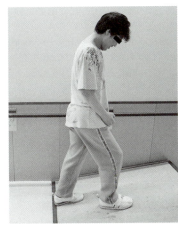
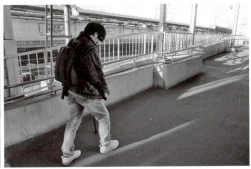

図4 スロープ練習における練習環境の変化
右図は実際に駅構内のスロープを移動しているが，利用者の少ない時間帯に練習を行うことでなるべく院内の練習環境に即した課題難易度となるよう配慮した．

得を目指して練習に取り組まなければならないことも珍しくない．そのような場合においてもコンピテンスに則り，まずは理学療法評価を通して目的とする応用動作と身体機能レベルの問題点を関連づけ，より現実的な補装具や補助具を選定し，具体的な場面を想定した練習環境を提供することで多種多様なニーズに応えていきたい．

❖文献

1) 吉尾雅春，班長．脳卒中理学療法診療ガイドライン．http://www.japanpt.or.jp/upload/jspt/obj/files/guidline/12_apoplexy.pdf
2) 松尾善美．脳卒中による運動麻痺．In：松尾善美，編．歩行を診る—観察から始める理学療法実践．1版．東京：文光堂；2011．p.143-54．
3) 髙橋香代子．機能的上肢到達検査．In：道免和久，編．リハビリテーション評価データブック．1版．東京：医学書院；2010．p.440．
4) 若杉樹史．ベルグバランススケール．In：道免和久，編．リハビリテーション評価データブック．1版．東京：医学書院；2010．p.445．
5) 松本憲二．歩行速度．In：道免和久，編．リハビリテーション評価データブック．1版．東京：医学書院；2010．p.448-9．
6) 松本憲二．Timed Up and Go Test．In：道免和久，編．リハビリテーション評価データブック．1版．東京：医学書院；2010．p.150-1．
7) Perry J, Garrett M, Gronley JK, et al. Classification of walking handicap in the stroke population. Stroke. 1995; 26: 982-9.
8) 山田 実．注意・遂行機能障害．In：吉尾雅春，他編．神経理学療法学．1版．東京：医学書院；2013．p.155-64．
9) Yamada M, Higuchi T, Tanaka B, et al. Measurements of stepping accuracy in a multitarget step-

ping task as a potential indicator of fall risk in elderly individuals. J Gerontol A Biol Sci Med Sci. 2011; 66: 994-1000.
10) Tyson S, Connell L. The psychometric properties and clinical utility of measures of walking and mobility in neurological conditions: a systematic review. Clin Rehabil. 2009; 23: 1018-33.
11) 久家直巳. Physiological Cost Index（PCI）. In：内山　靖, 他編. 臨床評価指標入門. 1版. 東京：協同医書出版社；2003.　p.143-8.
12) 大橋ゆかり，秋月千典.　最適な学習条件. In：潮見泰藏, 編.　脳卒中患者に対する課題指向型トレーニング. 1版.　東京：文光堂；2015.　p.84-92.

〈廣澤全紀〉

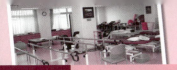
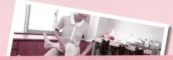
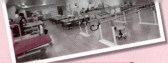

Ⅳ 回復期の評価と治療

11 装具療法
治療・生活場面で短下肢装具を有効活用できるか

☑ 装具を有効に機能させるために
- 内反尖足の歩行への影響を理解できる．
- 短下肢装具による歩行の改善を理解できる．
- 短下肢装具で改善できること，できないことを理解できる．
- 立位場面での評価・練習を歩行につなげることができる．

☑ 生活の中で患者が使用するために
- 装具を使うことによる利点の理解を促すことができる．
- 裸足での歩行も評価・練習し，装具を使用する場面を明確にできる．
- 装具を着脱することを考慮できる．
- 機能が変化することを考慮できる．

1. 回復期における装具

　　急性期から回復期に移行し，患者の動作能力が上がると，練習で獲得した動作を生活の中で活かすよう，自ら立位をとる機会や，セラピストとの練習以外の場面での歩行も増加する．日常生活における立位・歩行の場面を考えた時，患者が多く直面する問題の1つに，内反尖足の動作への影響がある．

　　移乗動作を含めた立ち上がり動作・立位動作では，内反尖足は麻痺側足底の接地を阻害し，動作を不安定にさせる一要因となる．また，生活の中で歩行を移動手段として取り入れると，理学療法の場面以外でも積極的に練習できる場面が多くなる．そこで考慮すべきことは，歩行は他の練習より圧倒的に同じ動きのパターンを繰り返す数が多いということである．当然，繰り返しの回数が多い動きは学習されやすい．内反尖足に起因する麻痺側立脚相の膝関節の過度なロッキングや体幹前傾，遊脚相の分回しなどがあれ

ば，生活の中の繰り返しによりその動きが学習され，固定的なパターンへと定着したり，反張膝などの変形をきたすことになりやすい．

また練習の場面であれば，内反尖足があっても，足部に気を配ることや，動作をゆっくり行うことなど，セラピストがその場で指示できることも含めて意識的にコントロールできる部分が多い．しかし，生活の中では注意が足部や動き方に向いていないことや，動作の速さを求められることが多く，練習場面よりも内反尖足の影響で動作が不安定になりやすい．

このように，生活の中で立位・歩行を行う際に，内反尖足に起因する問題が起こる場合，短下肢装具 図1 を使用することは1つの有効な改善手段となる．短下肢装具を使用する主な目的は，内反尖足を矯正することで立位・歩行を安定させるとともに，生活の中での歩行も治療の一部と考え，歩容をコントロールすることである．しかし一方で，内反尖足や膝関節の過度なロッキングという現象だけに対して装具を使用しても問題が解決しない場合や，装着が煩わしいだけで，生活の中で役に立つツールとならないこともある．また，セラピストが身体機能面から必要と判断し処方された装具が，患者の判断で実際の生活の中で使われなくなることもある．

理学療法士として，生活の中で装具を役立てるためには，装具の機能と限界，どのような時に装具は有効に機能し，どのような時に有効に機能しないのかは理解しておくべきである．本項では歩行を中心に，短下肢装具を生活の中で有効に使うために考慮すべき装具と身体機能との関係，生活の中で装具を使うための注意点を述べる．また，装具そのものの分類・適応などの説明は他書に譲ることとする．

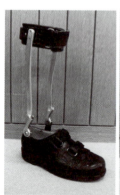
金属支柱短下肢装具
（屋外用，シングルクレンザック足継手）

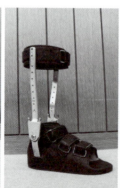
金属支柱短下肢装具
（屋内用，ダブルクレンザック足継手）

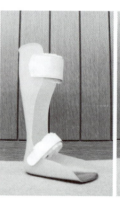
シューホーン
ブレース

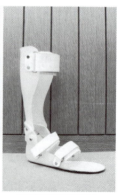
足継手付きプラスチック短下肢装具

図1 短下肢装具
短下肢装具の種類は数多く存在するが，代表的な短下肢装具を示す．

2. 短下肢装具による歩行の改善と身体機能

a 内反尖足の歩行への影響を理解する

　歩行の観察は，ロッカーファンクションとそれに伴う下肢の倒立振り子の協調した動きの組み合わせで，パッセンジャーユニット（頭部・頚部・体幹・骨盤・上肢）を直立に保ったまま重心・足圧中心を前方へ移動する[1]，というモデル 図2 を基にすると行いやすい．

　内反尖足は，立脚相では足底全体での接地を妨げ，麻痺側への荷重を阻害する．立脚相の各時期についてみると，初期接地で踵接地となりにくいため，その後の荷重応答期におけるヒールロッカーを阻害する 図3 ．初期接地から荷重応答期に前足部で接地することは，立脚中期の過度な足関節底屈筋の緊張を誘発し，アンクルロッカーを阻害する．アンクルロッカーが阻害されると，重心移動を代償するためにパッセンジャーユニットが前傾位となり 図3 ，その結果として膝関節の過度なロッキングにつながりやすい[2]．立脚相全体として，内反尖足はパッセンジャーユニットを直立に保ったまま，下肢の倒立振り子で重心・足圧中心を前方に移動するという動きを阻害しやすい．

　遊脚相では，内反尖足はつま先離れを阻害し，パッセンジャーユニットによる代償動作 図4 を誘発しやすい．

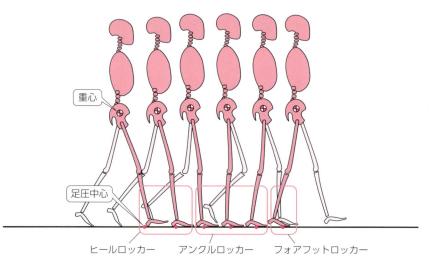

図2 ロッカーファンクションと下肢の倒立振り子の動きによる重心・足圧中心の前方移動
足部のロッカーファンクションを軸とした下肢の倒立振り子の動きで，パッセンジャーユニットを直立に保ったまま重心を前方へ移動する．重心の前方移動に伴い，足圧中心は踵から前足部まで移動する．

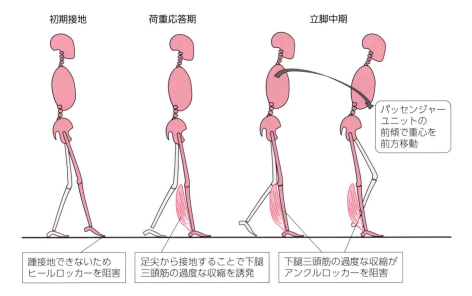

図3 内反尖足によるロッカーファンクションの阻害とパッセンジャーユニットによる代償
内反尖足により前足部からの初期接地となることが，下腿三頭筋の過剰な活動を誘発し，立脚中期のアンクルロッカーを阻害する．ロッカーファンクションによる重心の前方移動は，パッセンジャーユニットの前傾で代償され，足部の問題は全身へ波及する．

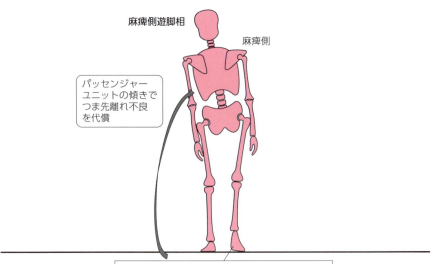

図4 内反尖足の遊脚相への影響
内反尖足によるつま先離れ不良は，パッセンジャーユニットの非麻痺側方向への傾きを誘発しやすい．

b 短下肢装具による歩行の改善を理解する

　装具の直接的な作用は，底屈・内反位となっている足関節を背屈・外反方向に矯正することである．装具により内反尖足を矯正することで，立脚相を通じて足底の接地が可能となり，麻痺側への荷重が行いやすくなる．立脚相の各時期では，初期接地～荷重応答期には足関節を背屈位に保持することにより踵接地が可能となり，ヒールロッカーをサポートする 図5．踵からの荷重が可能となれば，足関節底屈筋の過度な緊張が誘発されにくくなり，その後の立脚中期のアンクルロッカーにつながりやすい 図5．装具により立脚相を通じてロッカーファンクションをサポートできれば，パッセンジャーユニットを直立に保ったまま，下肢の倒立振り子の動きで重心が前方移動するという動きが達成されやすい[3]．

　また，短下肢装具は足関節底屈筋の活動低下に起因する膝折れに対しても使用できる．立脚中期における足関節底屈筋の働きは，下腿が急激に前方に倒れないようコントロールし，アンクルロッカーを機能させることである．足関節底屈筋が働かない場合，下腿が急激に前方へ倒れ，近位部がその動きに追従しないことで膝折れを生じる．このような問題に対し，背屈方向の動きを制限した装具を履くことにより下腿の急激な前傾をコ

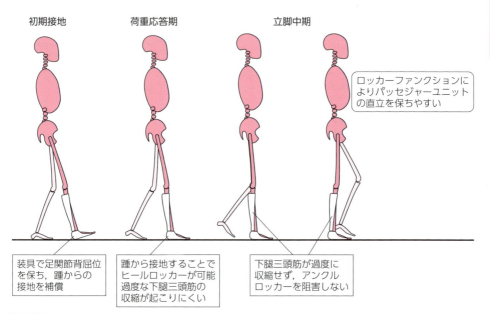

図5 装具によるロッカーファンクションの補助とパッセンジャーユニットの直立
踵から接地することで，ヒールロッカー・アンクルロッカーが機能しやすくなる．ロッカーファンクションにより重心の前方移動ができれば，パッセンジャーユニットは直立を保ちやすい．

ントロールし，膝折れを防ぐことができる場合がある．

遊脚相では，装具は足関節を背屈位に保持し，つま先離れをサポートする．

c 短下肢装具で改善できること，できないことを理解する

　ここまで，短下肢装具を用いることによる利点を述べたが，臨床場面では装具を装着しても過度な膝関節のロッキングが改善しない，体幹前傾が改善しない，麻痺側が振り出せないなど，狙った改善が得られないこともしばしば経験する．生活の中で装具をより効果的に使うためには，理学療法士は装具の限界も理解する必要がある．短下肢装具は基本的には足部に起因する歩行の障害を改善するものである，ということを理解しておくとよい．

　例として膝関節の過度なロッキングを取り上げる． 図3 のように膝関節の過度なロッキングが内反尖足に起因するものであれば， 図5 のように装具での修正が可能である．ところが 図6 のように股関節やパッセンジャーユニット側に問題がある場合はどうだろうか．股関節やパッセンジャーユニットの問題を短下肢装具だけでコントロールすることはできず，この場合は短下肢装具を履いても膝関節の過度なロッキングを改善することは難しい．膝折れに対する考え方も同様で，足関節底屈筋の活動低下に起因する膝折れは装具によって改善するが，股関節やパッセンジャーユニットなど近位部の機能低下に起因する膝折れは装具によって改善することは難しい．

　麻痺側の遊脚についても同様である．装具を履いてつま先を上げるだけで，つま先離

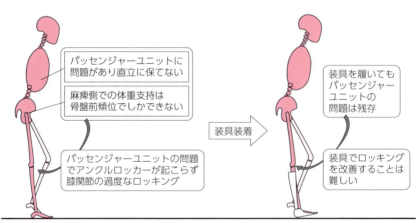

図6 パッセンジャーユニットが原因となる膝関節の過度なロッキングと装具
パッセンジャーユニットの問題が波及してアンクルロッカーが難しくなっていることに起因する膝関節の過度なロッキングに対して，装具を履いても，パッセンジャーユニットのアライメントは変えられない．したがって，装具でコントロールすることは難しい．

11 装具療法

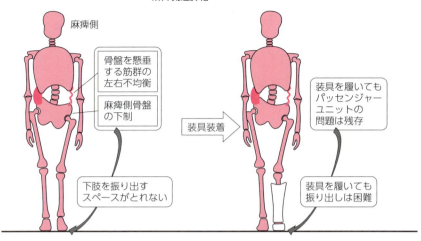

図7 パッセンジャーユニットが原因となるつま先離れの不良と装具
パッセンジャーユニットの問題が波及してつま先離れが難しくなっていることに対して，装具を履いてもパッセンジャーユニットのアライメントは変えられない．したがって，装具でつま先離れを改善することは難しい．

れが改善するとは限らない．図7のように下肢を振り出すことが難しい原因がパッセンジャーユニット側にある場合は，たとえつま先を上げても麻痺側を自分で振り出すことは難しい．

膝関節の過度なロッキング・膝折れ・つま先離れ不良など，目にみえている現象は同じでも，それを引き起こしている原因は様々である．その現象が足部から波及しているものであれば装具による改善は可能だが，股関節やパッセンジャーユニットから波及している部分は装具による改善は難しい．

d 立位場面での評価・練習を歩行につなげる

装具をより効果的に機能させるためには，身体機能側の問題をできるだけ足部に限局させることが重要である．神経生理学的にみても，近位部の筋は両側支配であり[4]，麻痺があっても練習次第で足部以外は患者が自分でコントロールできる可能性が高い．

身体機能の評価と練習については立位を課題にするとわかりやすい場合が多い．直立歩行を達成するためには，立位場面で①前額面上の支持基底面内では麻痺側・非麻痺側両方，矢状面上の支持基底面内では前後，どこにでも足圧中心を動かせる，②パッセンジャーユニットはどこに足圧中心を動かしても直立を保った状態にできる 図8 といった要素が必要である．立位で足圧中心を移動する練習を行う際に，パッセンジャーユニ

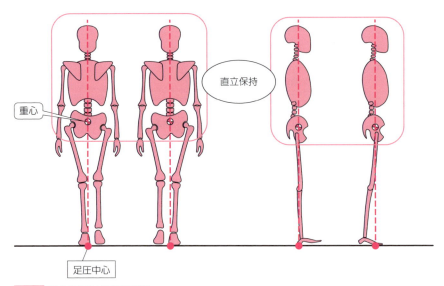

図8 直立歩行に必要な要素
直立歩行を達成するためには，圧中心を前額面・矢状面で足底の支持基底面のどこにでも動かせること，その際に直立を保っていることの両立が必要である．

ットが直立姿勢を保ったまま動かないことは，立位練習を歩行につなげる際に重要である．

このような考え方を基にし，実際の患者の身体機能と装具との関係を次のように評価できる．

①症例1

〈立位の評価〉足底面の接地を整えれば，ある程度麻痺側のどこにでも足圧中心を動かすことができ，かつパッセンジャーユニットが直立を保っていられる．膝関節の過度なロッキングを伴わない．

〈歩行の評価〉遊脚期で内反尖足となり，立脚相で足底全体での接地ができない．歩行の流れの中で，立脚相に膝関節の過度なロッキングや体幹前傾を伴う．

このような場合は，歩行の中で内反尖足が問題になっていると判断でき，短下肢装具を使用することで歩容の改善が期待できる．

②症例2

〈立位の評価〉足底面の接地を整えた状態で麻痺側へ荷重した際に，足圧中心が足部の外側後方にしか動かせず，必ず骨盤の前傾を伴う膝関節の過度なロッキングを生じる 図9 ．骨盤を後傾方向に誘導したり，足圧中心を前方へ誘導

11 装具療法

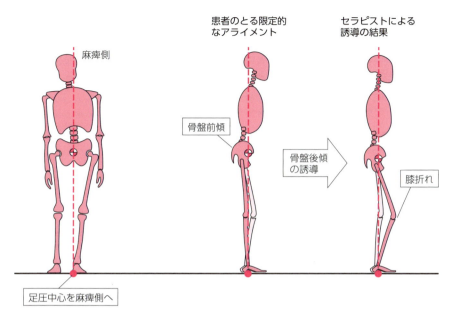

図9 限定的なアライメントでしか麻痺側に荷重できない例
下肢の伸展を保持したまま麻痺側へ圧中心を移動すると，必ず骨盤前傾・パッセンジャーユニットの前傾を伴う．セラピストが骨盤後傾方向へ誘導すると膝折れを生じる，といった症例では，歩行中の問題は内反尖足が中心ではないと評価できる．この場合は，歩容改善のためには，装具の使用よりも身体機能へのアプローチが重要となる．

すると必ず膝折れする，もしくは誘導に対する抵抗が強い．
〈歩行の評価〉立脚相で骨盤の前傾を伴う過度な膝関節のロッキングを生じる．前足部への荷重ができない．

　このような場合，麻痺側立脚相の問題は，限定的なアライメントでしか麻痺側で体重支持できないことであると評価できる．短下肢装具を用いてもこのアライメントを修正することは難しく，装具を使用することで歩容の改善はさほど期待できない．したがって，歩容を改善するためには，装具を使うことよりも，麻痺側に荷重した際に足圧中心を限定的な場所にしか動かせない理由，その時にパッセンジャーユニットを直立に保てない理由を評価し，直立を保ったまま足圧中心を動かせる範囲を増やす練習をすることが先決である．

　ここでは2例のみ示したが，歩行では，麻痺側・非麻痺側ともに踵から前足部まで足圧中心を動かせることが求められる．立位の中でどこまで足圧中心を動かせるか，その時にパッセンジャーユニットが直立を保っていられるかを細かく評価することで，歩容を装具によってコントロールできるかどうかをある程度判断し，練習することが可能で

ある．

　実際の臨床場面では，現象に対して問題となる部分が「足部だけ」あるいは「パッセンジャーユニットだけ」ということは少ない．その中で何に対して装具を使っているか，どの部分は装具を使っても改善が得られていないかを意識し，身体機能へのアプローチも常に行うことが，生活の中での装具の使用をより効果的にする．

3. 生活の中で装具を有効に使うための注意点

　患者が生活の中で装具を使うことは，セラピストが練習時間の中で治療用の道具として装具を使用することとは考え方が大きく異なる．練習の中でセラピストが装具を使用する理由は，機能的にみてセラピストが必要と評価しているからである．一方，生活の中で患者が装具を使う理由は，本質的には患者自らが必要と判断するからである．セラピストが必要と考えて処方した装具も，装具の重さ・大きさ・見た目・履きにくさなどに対する抵抗感や，装具の必要性を患者が感じていないなどの理由から使われなくなることもある[5]．身体機能面からみて必要と判断し処方した装具を，継続して患者自身が使えるようにすることもセラピストの役割である．以下に入院中・退院後を含め，生活の中で装具を有効に使うための注意点をあげる．

a 装具を使うことによる利点の理解を促す

　基本的には，装具を使うことによる利点があれば，患者の理解を促していくことが重要である．可能であれば，備品の装具などを継続的に試用し，利点を体感することが望ましい．また，病院という限られた範囲の中では内反尖足による問題をさほど患者自身が感じないが，屋外など不整地では歩行速度が不十分であったり，足底の接地が十分にできず歩行が不安定になるなどの問題が起こり，装具の利点を感じるということもある．入院中はできれば平地だけでなく，屋外歩行など退院後の生活で必要な場面で歩行を経験し，評価することが望ましい．

　装具を使う利点の中でも，歩きやすい・歩行速度が上がるといったことについては，患者にとって比較的体感・理解しやすいが，膝関節の過度なロッキング・内反尖足といった歩容の改善を目的とする場合は，体感・理解しづらいことがある．長期的にみた場合の変形・痛みの予防を含め，セラピストの視点で装具が必要と判断した場合，装具の使用目的を患者，もしくは患者家族に十分に指導する必要がある．

b 裸足での歩行も評価・練習し，装具を使用する場面を明確にする

　装具の使用によって歩行速度や歩容に改善がみられると，特に入院中は病院という広

い空間の中で移動するため「歩く時は装具が必要」と考えがちになる．ところが，短距離であれば，裸足でも歩容は理想的ではないが十分に安定した歩行ができる，といったことも少なくない．そのような場合には，屋外用の装具は必要だが，屋内用は不要という判断ができる．入院中から装具を使う場面・使わない場面を明確にし，それに合わせて入院生活や練習をすることは，生活の中で装具を使っていくうえで重要である．

c 装具を着脱することを考慮する

装具は基本的に履くための手順が通常の靴よりも多い．装具の中に動きが不十分な下肢を入れること，さらに上肢の使用が非麻痺側のみに限られていることを考えると，片麻痺者が装具を自ら履くことは，健常者が通常の靴を履く作業より数段難しい．

少しでも着脱しやすいような形状の装具を選択すること 図10 や，装具着脱の練習をすること，患者が自ら着脱することが難しい場合は家族への指導を行うことも，装具を継続して使用していくためには重要である．

足部の形状 　　　　　　　　　　　ベルクロの折り返しの向き

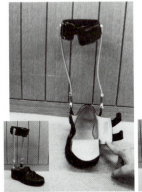
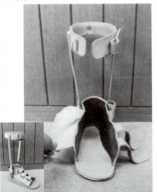
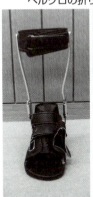
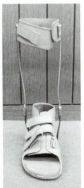

靴型　　　　　　　　　足部覆い型　　　　　　　外から内　　　内から外

図10 装具の着脱しやすさに関わる形状の違いの例
左は，足部の形状である．靴型では足部を後ろから前へ，覆い型では足部を前から後ろに入れる．着脱しやすさは患者によって異なるが，一般的には足部を入れる部分が全開口する覆い型の方が着脱の難易度は低い．
右は，左下肢用の装具だが，ベルクロの折り返しの向きが異なる．ベルクロの折り返しの作業のやりやすさ，ベルクロの引っ張りやすさは，患者によって異なるため，評価と形状の選択が必要である．
ここで例示した形状以外にも，装具の種類や着脱しやすくする工夫は様々にあるため，できる限り患者が履きやすい装具になるよう考えることが重要である．

d 機能が変化することを考慮する

　入院中に患者の機能に適合した装具を選択・処方したが，退院後に機能の変化があり装具が合わなくなってしまうことも少なくない．退院にあたり，実際に本人用の装具を作製する場合は，その時点の機能に合わせるだけでなく，その後どのような変化がありそうかをある程度予測する方がよい．特に，入院中はさほど高くなかった足関節底屈筋の緊張が退院後に亢進し，装具が合わなくなるという報告も散見される[6]．

　予測する判断材料としては

　①退院後に想定される歩行量：歩行量が多いと筋緊張が高まりやすい

　②筋緊張や足関節の可動性を保つ自主練習を適切に行えるか否か

　③感覚障害の有無：感覚障害が重度の場合は筋緊張が高まりやすい

　④身体認知機能障害の有無：身体認知機能障害があると自己での管理が行いにくい

　⑤入院中に屋外や不整地を歩行した時の患者の反応

などがある．退院後，筋緊張が高まることが予測される場合，その時点で適合している装具より矯正力の高い装具を処方することも考える．ただし，予測にも限界があるため，可能であれば退院後のフォローアップを行い，装具が身体機能と適合しなくなった時には，身体機能に適合した装具を作製することが望ましい．

❖文献

1) Perry J, Burnfield J. Gait Analysis: Normal and Pathological Function. 2nd ed. Thorofare: Slack Inc; 2010.

2) 日本義肢装具学会，編．下肢装具のバイオメカニクス―片麻痺歩行と装具の基礎力学．東京：医歯薬出版；1996.

3) 山本澄子，江原義弘，萩原章由，他．ボディダイナミクス入門―片麻痺者の歩行と短下肢装具．東京：医歯薬出版；2005.

4) 高草木　薫．大脳基底核による運動の制御．臨床神経学．2009; 49: 325-34.

5) 平野恵健，西尾大祐，池田　誠，他．在宅復帰した脳卒中患者の退院後の下肢装具の使用状況と移動能力の変化について－回復期リハビリテーション病棟での家族指導の効果－．日本義肢装具学会誌．2014; 30: 31-7.

6) 横島由紀，松葉好子，前野　豊，他．脳血管障害患者の退院後の下肢装具使用状況〜回復期リハビリテーション病棟退院後1年間のフォローアップから〜．第30回日本義肢装具学会抄録集．2014. p.136.

〈溝部朋文〉

IV 回復期の評価と治療

12 体力向上
体力向上の必要性を理解できるか

- ☑ 体力向上に対するフィジカルアセスメントを実施できる.
  - ・歩行能力評価や日常生活における身体活動量の評価が全身持久力の評価として簡便かつ有用であり,体力向上に対して有酸素運動トレーニングを行うことが勧められる.
  - ・サルコペニアやフレイルを有する患者に対しては体力評価に加えて,栄養状態の把握と栄養管理も必要である.
- ☑ 体力向上に対する運動負荷・内容を適切に選択できる.
- ☑ 栄養状態の把握と管理ができる.

「体力」は,筋力や敏捷性,持久力などから構成される「行動体力」と,免疫や体温調節,ストレスに対する抵抗力などから構成される「防衛体力」に分けられる.高齢者においては防衛体力の低下も虚弱(frailty,フレイル)に陥る要因となるが,本項の「体力」は行動体力の中でも「筋力や持久力」に絞って述べることとする.脳卒中は要介護状態に陥る要因の第1位とされており,発症後は運動麻痺や筋力低下,歩行障害をはじめ,心疾患や糖尿病などの合併症,さらに高齢者においてはサルコペニアやフレイルなど様々な要因が複雑に関連し,体力低下を助長していると考えられる.

1. 体力向上に向けた身体活動量の評価とトレーニング

脳卒中治療ガイドライン2015[1]では,体力低下に対するリハビリテーションの項で,脳卒中片麻痺患者はピーク酸素摂取量,乳酸性作業閾値,心拍酸素係数などは健常者と比較して低く,有酸素運動や下肢筋力強化が必要な点を述べている.全身持久性を評価する項目として,歩行可能な症例では10m歩行速度や6分間歩行試験[2],歩数計など

での身体活動量評価，歩行不能な例では立ち上がり動作回数[3]などを用いることができる．6分間歩行試験は歩行耐久性を評価しており，歩行前後のバイタルサイン変動，一定時間内の移動可能距離の確認を目的に用いられる．慢性期脳卒中患者の地域における移動能力には歩行速度や歩行耐久性が関与していることからも[4,5]，10 m歩行速度や6分間歩行試験は継続的かつ簡便に実施できる評価項目である．

運動内容は有酸素運動トレーニングとしてトレッドミル歩行や平地歩行，固定式自転車エルゴメーター 図1 などが使用されており，脳卒中後の患者に対して推奨される有酸素運動[6]を 表1 に示す．歩行トレーニングは心肺ストレスを引き出すのに十分な歩行速度の設定が難しいことや，エルゴメーターによる有酸素運動は歩行への交差性転移について不明な点があるなど，運動様式により長所と短所がある．しかし，有酸素運動トレーニングは脳卒中患者が歩くことのできる効率と，到達できる距離の両方に関与し，有効な体力向上の手段である．

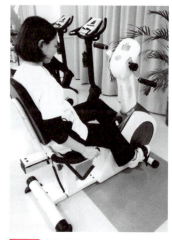

図1 自転車エルゴメーター

運動強度においては，心拍数の中でも予備心拍数（heart rate reserve: HRR）を参考にし，最大心拍数（220－年齢）から安静時心拍数の差を算出して活用する． 表1 の%HRRは運動強度（%）を表し，（運動時心拍数－安静時心拍数）÷（最大心拍数－安静時心拍数）×100の式で算出できる．しかし，脳卒中後の運動処方で複雑な問題となるのは，ベータ遮断薬，カルシウム拮抗薬の一部，抗アドレナリン薬などを服薬している患者の場合である．これら薬剤の服薬により運動時心拍数を減少させるか，運動開始と安定状態の活動時の心機能増進を鈍化させる作用をもつものがある．このような患者の場合は主観的運動強度（rating of perceived exertion: RPE）の評価で12~14の範囲に収まる運動強度を設定したり，収縮期血圧を使用した運動強度を設定する方法がある．血圧測定は運動開始最初の1週目は測定すべきであり，その後の2~4週間は任意の間隔で測定する必要がある．血圧や心拍数，その他バイタルサインによる運動中止の基準は様々であるが，日本リハビリテーション医学会診療ガイドラインの基準を参考にバイタルサインを確認する．

脳卒中後の歩行能力は低下していることが多いため，有酸素運動トレーニングを単独または他の多要素の運動プログラムの一部として行えば，より効率よく，より長距離を，より速い歩行速度で歩行できる．

12 体力向上

表1 脳卒中後の患者に対して推奨される有酸素運動（Refshauge K, et al. 科学的根拠に基づく理学療法—理論を実践に生かすヒント. 東京: エルゼビア・ジャパン; 2008. p.119-37[6])）

プログラムの構成	亜急性期		慢性期	
	導入	推奨	導入	推奨
頻度	週2回	週2〜3回	週2〜3回	週3〜4回
強度	40%HRR	>50%HRR	40〜50%HRR	
				RPE 12〜14
時間	最低15分	30分以上	最低20分	30〜45分
モード	インターバルトレーニング			連続的運動
	連続的運動			
種類	等速性自転車 トレッドミル	固定式自転車 トレッドミル 屋外歩行		左記に加え 下肢筋力強化運動
モニタリング	心電図, 心拍数, 血圧, RPEと自覚症状		心拍数, 血圧, RPE	

HRR（heart rate reserve）：予備心拍数（最高心拍数−安静時心拍数），最高心拍数は220−年齢
RPE（rating of perceived exertion）：主観的運動強度

Ⅳ
回復期の評価と治療

2. 栄養状態の把握と管理の必要性

　サルコペニアは「筋量と筋力の進行性かつ全身性の減少に特徴づけられる症候群で，身体機能障害，QOL低下，死のリスクを伴うもの」[7]と定義されている．アジア人のサルコペニア診断基準は，**図2**に示すように握力や歩行速度，筋肉量が含まれている[8]．加齢に伴う骨格筋量の減少により身体機能低下が生じ，活動性低下による慢性栄養障害からさらに虚弱状態に陥ることになる．この虚弱状態がフレイルと呼ばれる**図3**．Friedら[9]は体重減少や易疲労性，握力や歩行速度の低下，低活動のうち3つ以上当てはまる場合，フレイルと診断されるとしている．

　サルコペニアやフレイルに対して現時点で推奨される治療法は栄養管理と運動療法の2つである．**図3**に示すように，筋力低下や歩行速度低下を呈した患者は体力低下（活動性低下）の背景に慢性的な栄養障害があることから，栄養状態の把握を行う．厚生労働省は介護予防マニュアル（改訂版）で栄養改善における低栄養状態の指標について，①BMI（<18.5〜20），②体重減少率（3〜6カ月で≧5〜10%の体重減少），③血清アルブミン値（≦3.5 g/dL）の3つをあげている[10]．栄養に関してはビタミンDの補充および高蛋白食が推奨され，日本人高齢者の平均蛋白質摂取量は0.8 g/kg/日程度とされているが，サルコペニアがある場合には1.5 g/kg/日程度の蛋白摂取が必要とされる．脳卒中高齢者の場合，嚥下障害や歯科的問題，味の好みや食思不良により通常の食事摂取が困難な場合があり，栄養補助食品の使用も検討すべきである．

　体力が低下している患者の場合，レジスタンストレーニング施行上留意すべき点は，

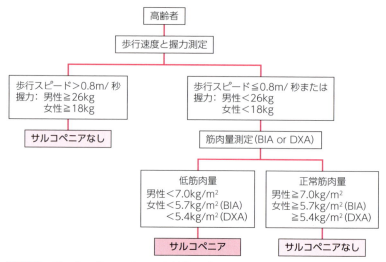

図2 アジア人のサルコペニア診断基準 (Chen LK, et al. J Am Med Dir Assoc. 2014; 15: 95-101[8])

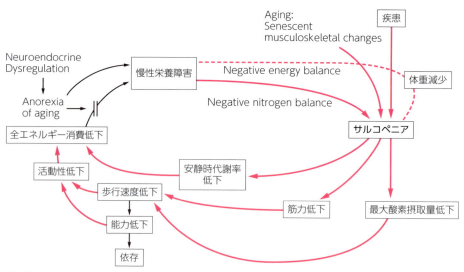

図3 サルコペニアとフレイル (Fied LP, et al. J Gerontol A Biol Sci Med Sci. 2001; 56: M146-56[9])

栄養や代謝の状態に見合った負荷量となるよう注意することである．栄養状態が低下した患者の筋蛋白産生能は低下しているため，適切な栄養介入により飢餓状態が是正され次第，運動療法を開始するべきである．

3. 退院に向けた指導

　退院後の生活は，入院中にケアスタッフが介助していたことを自分でやらなければならないこともあり，退院後の生活には体力が必要なこと（病棟生活で必要な体力＜退院後の自宅生活で必要な体力）は患者本人に説明していく必要がある．この点は外出・外泊練習時に介助者に手伝ってもらった項目や自分でできた項目を整理して情報共有するとよい．また，退院後の運動習慣の減少は生活活動レベルを低下させてしまう危険性があるため，入院中にできるだけ自主トレーニングの習慣を定着させるよう取り組むことを勧める．歩行可能な症例は立位・歩行に関する自主トレーニングを中心に，車いす移動可能な症例は臥位・座位・立位の自主トレーニングを中心に実施頻度や回数を決定する．また退院後のリハビリサービスの頻度・内容をケアマネージャーに提案することも入院中のアプローチを継続する視点から重要である．

　また退院後の体力低下は栄養障害の影響もあるため，入院中の栄養管理（摂取量・偏食の有無）と退院後の栄養指導（家族指導や配食サービスの利用など）も管理栄養士や医師，看護師とともに進めていく．

❖文献

1) 日本脳卒中学会脳卒中治療ガイドライン委員会，編．脳卒中治療ガイドライン．東京：協和企画；2015．p.313-4.
2) 千住秀明，髻谷　満．歩行負荷テストー6MWT と SWT－．呼吸．2006; 25: 284-8.
3) 増田幸泰，西田裕介，黒澤和生．脳卒中片麻痺者における 30 秒椅子立ち上がりテストと歩行能力の関係．理学療法科学．2004; 19: 69-73.
4) 田代英之，井所拓哉，星　文彦．慢性期脳卒中者の地域における移動能力と歩行機能および身体活動の関係．理学療法学．2014; 41: 131-7.
5) 及川真人，久保　晃．地域在住脳卒中片麻痺者の歩行能力と生活空間の関係．理学療法科学．2015; 30: 183-6.
6) Refshauge K, Ada L, Ellis E（潮見泰蔵，監訳）．科学的根拠に基づく理学療法－理論を実践に生かすヒント．東京：エルゼビア・ジャパン；2008. p.119-37.
7) Cruz-Jentoft AJ, Baeyens JP, Bauer JM, et al. Sarcopenia: European consensus on definition and diagnosis: Report of the European Working Group on Sarcopenia in Older People. Age Ageing. 2010; 39: 412-23.
8) Chen LK, Liu LK, Woo J, et al. Sarcopenia in Asia: consensus report of the Asian working group for sarcopenia. J Am Med Dir Assoc. 2014; 15: 95-101.
9) Fried LP, Tangen CM, Walston J, et al. Frailty in older adults: evidence for a phenotype. J Gerontol A Biol Sci Med Sci. 2001; 56: M146-56.
10) 厚生労働省ホームページ．介護予防マニュアル（改訂版）第 4 章 栄養改善マニュアル 資料 4-2. http://www.mhlw.go.jp/topics/2009/05/tp0501-1.html（平成 29 年 1 月 31 日閲覧）

〈中村　学〉

Ⅳ 回復期の評価と治療

13 24時間マネジメント
リハビリテーションの効果を高めるために介入時間以外もマネジメントできるか

- ☑ ベッド上，ベッド周囲の環境調整ができる．
- ☑ 日常的に使用する車いすが調整できる．
- ☑ 病棟練習，セルフエクササイズを設定できる．
- ☑ 専門職種間で情報が共有できる．

　回復期における脳卒中患者に対するリハビリテーションの介入時間は1日の上限が定められている．つまり，現行の医療制度において直接的な介入は常に時間的な制約が生じている．したがって，回復期の理学療法士はリハビリテーションの効果をさらに高めるために，介入時間以外の24時間の入院生活をマネジメントする視点が必要になると考える．入院生活の24時間は理学療法士に限らず複数の専門職種が関わりをもつことによって成立しており，夜間など時間帯によっては理学療法士による対応は難しくなる．また，入院中の脳卒中患者が抱える問題は流動的であり多岐にわたるため，理学療法士以外の専門職種が主体的に解決に取り組んでいる問題であることも多い．回復期の理学療法士は脳卒中患者の入院生活24時間を見渡して，介入時間の直接的な問題に限らず，専門職種のチームの一員として問題解決に取り組むことでリハビリテーションの効果をさらに高めることが期待されている．本項では，当院での取り組みを中心に具体例を述べていく．

1. 環境調整

　ベッド上の環境調整としてポジショニングは麻痺側上下肢や腰背部などの疼痛を予防・軽減し，リハビリテーションを円滑に進めていくために重要である．理学療法士が行うポジショニングの詳細については他項に譲るが，回復期の理学療法士としては介入

■13 24時間マネジメント

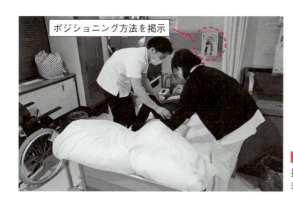

図1 ポジショニング
掲示したポジショニング方法を
看護師と確認しながら実施.

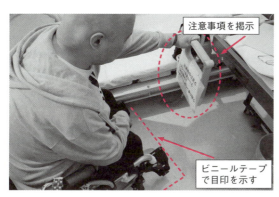

図2 移乗動作

時間以外であっても適切なポジショニングが行われるように調整しなければならない.
たとえば,適当なポジショニング方法についてベッドサイドに明示したうえで,担当看護師と詳細な方法について確認することは有用であろう 図1 .担当看護師にはその他の病棟看護師への周知を依頼し,ついで適切なポジショニングが行えているか担当作業療法士などと協働しモニタリングしていく.すべての課程は数日で終了するものではなく継続的な関わりを要するが,一定の入院期間が見込まれる回復期病棟であるからこそ,24時間の中で過ごす時間の長くなるベッド上での問題は早期に解決しておきたい.

　PT室において自立している動作であっても,病棟では監視や介助を要しているということはよく経験する.いわゆる介入中の"できるADL"と介入時間以外の"しているADL"の乖離についても環境調整が役立つだろう.軽度の注意障害によって移乗動作に口頭指示が必要であった症例では,ベッド周囲の環境調整として移乗時に目に留まりやすい介助バーの位置に注意事項を掲載し,車いすの停車位置をビニールテープで示した 図2 .これらの環境調整によってブレーキのかけ忘れとフットレストの上げ忘れが抑制され,バラツキのあったベッドと車いすの距離が一定となり,移乗動作が自立に至っ

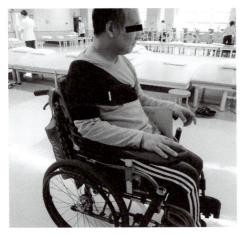

図3 シーティング後の車いす座位

た.病棟生活の中心となるベッド周囲では複数の基本動作が求められ,その環境調整は理学療法士の担う部分が大きい.

　回復期病棟入院中の脳卒中患者にとって車いすを使用して椅子座位となる時間や車いすを駆動して移動する時間はベッド上で臥床している時間よりさらに長くなるだろう.近年は各部品の角度や車輪の位置などが固定されているレディーメイドの車いすばかりではなく,車輪の取り付け位置やアームサポートの高さなどを簡単に変更できるモジュラー式の車いすが増え,理学療法士による調整が容易に行えるようになってきている.脳卒中患者が標準型の自走用車いすを使用して車いすを駆動する場合,非麻痺側上下肢を使用するため前額面上での姿勢の非対称性が問題となることが多い.特に麻痺側肩関節は牽引による機械的応力と重力により持続的なアライメント不良に陥り,疼痛が発生することがあるため[1],その管理には十分に注意を払う必要がある.**図3**は上肢の麻痺が重度で日常的に麻痺側肩関節の痛みを訴えていた症例の車いす座位である.モジュラー式車いすのバックサポート調整機能を利用し,骨盤を前傾方向へ誘導することによって胸・腰椎屈曲に伴う過度な肩甲骨外転を抑制した.また,コンフォートアームサポート(株式会社フロンティア)とアームスリング(ダイヤ工業株式会社)を使用し,麻痺側肩関節を牽引する上肢の重みの軽減を図ったことによって,麻痺側肩関節に生じていた疼痛は軽減した.日常的に使用している車いすの調整によって機能レベルの問題である麻痺側肩関節の疼痛が軽減し,入院生活における非麻痺側を使用してのADL動作全般が容易となった症例であった**図4**.

　当院では理学療法士が注意事項などを事前に説明し,看護師によって立ち上がり練習や歩行練習などを行う時間を設けている.病室からトイレや食堂へ歩いて移動するなど,病棟の看護師が立ち会うことでより実生活に近い条件での練習が可能となる.また,入

13 24時間マネジメント

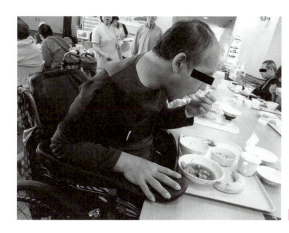

図4 食事の様子

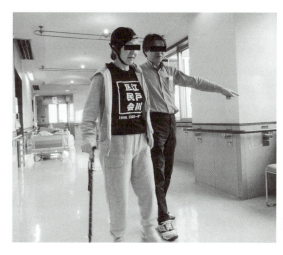

図5 家族と歩行練習を行っている様子

院中に脳卒中患者が接するのは病院スタッフに限らない．たとえば，家族の来院が頻回に望める場合などは家族への介助指導を行っている．練習前に血圧や体調を確認する，練習を行う時間帯の限定，歩く距離を定めるなど，理学療法士が練習を行う条件の設定や，介助が安全に行えているかを確認してから入院生活に取り入れている 図5 ．また，入院の経過とともに他者の介助が必要でなくなった練習については，セルフエクササイズとして患者自身に管理を依頼している．患者と相談の上，練習の回数や距離などを設定し，練習日記などで日々の到達度を確認しながら進めていくことで，患者自身の自発的な取り組みを促していく．

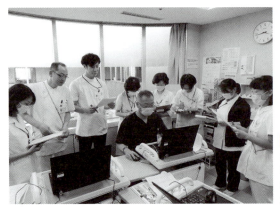

図6 NST 回診の様子
左から，言語聴覚士，摂食・嚥下障害看護認定看護師，理学療法士，歯科衛生士，薬剤師，管理栄養士，作業療法士，病棟看護師．中央に医師．

2. 情報共有

　24 時間の入院生活中に脳卒中患者が抱えているすべての問題を理学療法士だけで把握することは困難である．そこで，回復期の理学療法士は他の専門職種と協働して脳卒中患者の多岐にわたる問題について情報を共有する必要がある．当院では，低栄養を呈している患者や経管栄養中の患者を対象に嚥下や摂食の方針を協議する栄養サポートチーム（nutrition support team：NST）回診 図6 ，尿道留置カテーテル使用中で下部尿路機能障害が予測される患者，もしくは抜去後に下部尿路機能障害を有する患者を対象に排尿ケアチームが病棟看護師と協働して下部尿路機能の評価，包括的排尿ケアの計画策定，実施，評価を行う排尿ケア回診，褥瘡保有者もしくはリスクの高い患者を対象に褥瘡対策チームが主治医および病棟看護師らと協働して褥瘡の状態および関連要因の評価，治療およびケアの計画策定，実施，計画を行う褥瘡回診，病棟での ADL について課題となっている動作や安静度の変更などを協議する ADL 回診が設けられ多職種が参加している．それぞれの回診には理学療法士も出席し協議に加わっている．また，各回診で取り上げられた議題は回診に出席した担当者によって理学療法士間での情報共有を図っている．回診で協議される問題は専門的な内容になるほど理学療法士以外の専門職種が主体的に解決に取り組んでいることも多い．しかし，たとえ理学療法の直接的な介入の対象とならなくとも，協議して得られた情報によって新たに介入すべき問題点を見出すきっかけとなることをよく経験する．また，理学療法士としての立場からも，摂食の効率を上げるための車いすシーティング，皮膚にストレスの掛からない移乗方法の提案，病棟スタッフへのトイレ動作の介助指導など専門職種のチームの一員として問題解決に向けて積極的に介入することで，入院生活全体を包括したリハビリテーションの効果をさらに高めることが期待できると考える．

3. おわりに

　本項では回復期の理学療法士が脳卒中患者の 24 時間をマネジメントするためのコンピテンスをあげ具体例を示した．先に述べたように時間的な制約の中にある直接的なリハビリテーションのみでは脳卒中患者が解決を望むすべての問題を解消することは難しい．理学療法室に限定された介入に終始するのではなく，患者を取りまく専門職種のチームの一員としてリハビリテーションの効果をさらに高めるための役割が回復期の理学療法士には期待されている．

❖文献

1) 吉尾雅春. 脳卒中患者の痛みと理学療法. In: 吉尾雅春, 他編. 脳卒中理学療法の理論と技術. 2 版. 東京: メジカルビュー社; 2016. p.323-38.

〈廣澤全紀〉

V

維持期（生活期）の評価と治療

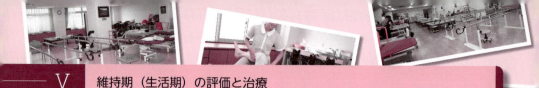

V 維持期（生活期）の評価と治療

1 維持期脳卒中理学療法のポイント

1. 維持期における脳卒中の特徴

　一般的に，脳卒中発症から概ね6カ月経過した時期を維持期（または生活期）と称することが多い．この時期になると，全身状態は安定し，厳密な全身状態や生命の管理は不要となる．また，脳神経系の可塑的変化や神経学的機能改善を期待することは難しくなり，運動麻痺などの神経症状の程度は概ねプラトーとなることが多い．

2. 維持期における治療方針

　急性期や回復期のリハビリテーションで獲得した運動機能（筋力や関節可動域，歩行能力など）の維持改善を図ることが基本的な治療方針である．同時に，国際生活機能分類に示される「活動と参加」に該当する様々な活動を行えるように支援することが重要である．その際，対象者や介護者がもつ意見や希望を十分に考慮すること，ならびに，理学療法士が単独で介入して解決できない課題については，介護者や他職種，地域の人々などが連携して取り組むことが肝要となる．

3. 維持期における治療目標

　すべての対象者に共通する治療目標は，運動機能の維持改善を図ること，ならびに，個々の対象者の能力や希望に応じた「活動と参加」を支援し，その実現に向けた治療介入，環境整備を図ることである．また，再発予防のための疾病管理や自己管理を促すことも重要である．
　日中の大部分をベッド上で過ごすような重症例では，基本的日常生活活動動作の自立や介助量の軽減，褥瘡や肺炎の予防が主たる治療目標となる．また，自宅内，または，自

宅外での歩行が可能な中等度から軽症の症例では，基本的日常生活活動動作や手段的日常生活活動動作の自立，自宅内外での活動範囲の拡大が主たる治療目標となる．

4. 維持期における脳卒中理学療法実施上の注意点

維持期にある対象者は，急性期と比較すると全身状態は比較的安定している．しかし，医療職の監視や管理が乏しくなり，食事，睡眠，服薬など，全身状態に影響を与える要因の管理が不十分になることが多い．また，糖尿病や心疾患などの疾患を合併する者も多く，再発や合併症の管理も重要となる．そのため，維持期脳卒中患者に対する理学療法の実施にあたっては，理学療法を行う前後での全身状態の確認とともに，理学療法を行う以外の日常生活における食事や服薬など全身状態に影響を与える要因にも配慮が必要である．仮にそれらの要因に問題があれば，介護者や他職種と協同し，チームで問題解決にあたる必要がある．

5. 維持期におけるコンピテンス

第1に，運動機能の維持改善を図るために適切な運動処方を行う能力が求められる．第2に，対象者や介護者が抱えている生活上の問題や希望を引き出し，それを実行可能な形で実生活に反映させる能力が求められる．第3に，対象者や介護者，他職種などと良好な人間関係を築き，共通の目標達成のために他者と協同する対人コミュニケーション能力が求められる．

〈齋藤崇志，平野康之〉

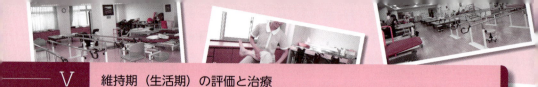

V 維持期（生活期）の評価と治療

2 症例提示

在宅脳卒中患者が自宅生活で抱える問題の具体例を紹介する．

1．症例提示

症例：A さん，57 歳，男性，身長 178 cm，体重 64 kg，要介護 3
疾患名：被殻出血後左片麻痺，高血圧症
現病歴：タクシーに乗車中に左手足の脱力が出現．救急搬送され，被殻出血の診断を受け開頭血腫除去術施行．その後，回復期リハビリテーション病院を経て自宅退院され，訪問リハビリテーション開始．
家族・住環境：妻（主介護者）と 2 人暮らし．妻は就労のため日中不在．浴室は 2 階にあり，13 段の階段あり（手すりなし）．
利用中の介護保険サービス：訪問看護，通所介護，福祉用具貸与（介護用ベッド，車いす）
理学療法評価：
- Brunnstrom Recovery Stage：上肢Ⅱ，手指Ⅲ，下肢Ⅱ
- Modified Ashworth Scale：肘関節 3，手関節 4，足関節 2
- 感覚検査：表在感覚・深部感覚ともに脱失
- Manual Muscle Test：非麻痺側の上下肢は 5 レベル
- 基本動作能力：
    起き上がりと座位保持は自立
    立位保持は手すりを利用すれば，短下肢装具を使わなくても自立
    ベッド⇔車いすの移乗動作は自立
- 移動能力：4 点杖と金属支柱付き短下肢装具を用いて軽介助〜監視で 20〜30 m 歩行可能．自宅内の車いす移動は自立
- Barthel Index：70 点（入浴・移動・階段昇降・更衣で減点）

2. 生活上の問題点

a | 自宅内での転倒

　ベッドから車いすへの移乗の際，ベッドから立ち上がろうとして足が滑り，ベッドから転落．転倒の原因は，低めの高さに設定された介護用ベッドから努力性に立ち上がろうとした際，麻痺側下肢の筋緊張が亢進し，靴下を履いていた麻痺側下肢が滑ったことに起因すると考えられた．移乗動作を行う時は，短下肢装具は未使用であり，両足とも靴下を着用していた．

b | 入浴について

　Aさんは，入浴をデイサービスで行い，自宅では入浴しないという設定で自宅退院された．しかし，Aさんから「自宅でシャワー浴がしたい」という希望があった．Aさんの希望を実現するためには，階段を上って2階に上がる必要がある．また，濡れた浴室内を，装具を着用して安全に歩行する必要がある．

c | 自宅近所で開催される「餅つき大会への参加」について

　Aさんの近隣の公園（自宅から約100m）で，例年，餅つき大会が開催されていた．Aさんは，脳卒中発症前，町内会の役員として運営に携わっていた．Aさんから，「餅つき大会に行きたい」という希望があった．
　訪問リハビリテーションの際に，試しに公園内を歩いてみた．公園は，芝生と砂利に覆われた不整地であり，Aさんは筋緊張が亢進し，歩行が困難であった．Aさんと相談の結果，公園内の歩行や実際に餅つきを行うことは断念したが，自宅から公園までは介助歩行を行い，車いすで公園内を移動し，町内会の人々と会話を交わすことを新たな目標とした．

〈齋藤崇志，平野康之〉

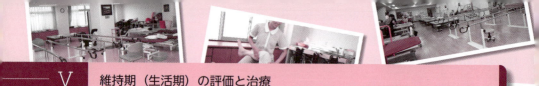

V 維持期（生活期）の評価と治療

3 フィジカルアセスメント
生活期の現場で収取できる情報から対象者の変化を予見できるか

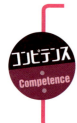

- ☑ 対象者の観察を日常的に行うことができる．
- ☑ 対象者の変化を察知し身体機能の悪化を予防できる．
- ☑ 受診の必要性を判断し迅速に医療につなげることができる．
- ☑ 筋緊張亢進の原因と対応を理解し二次的な機能障害の発生を予防できる．
- ☑ 補装具の適応を判断し疼痛の発生や歩行機能の低下を予防できる．

1. 生活期のリハビリテーションの効果

　脳卒中診療ガイドライン2015によれば，回復期リハビリテーション終了後の慢性期脳卒中患者に対して，筋力，体力，歩行能力などを維持・向上させ，社会参加促進，QOLの改善を図ることが強く勧められている．また，その手段として，訪問リハビリテーションや外来リハビリテーション，地域リハビリテーションなど，その適応を考慮し実施することが強く勧められている[1]．現在，「急性期・回復期のリハビリテーションは医療保険で，生活期のリハビリテーションは介護保険でみる」という形が主流となりつつある．ガイドラインの示す内容は，介護保険によるリハビリテーションの重要性を指し示すものであり，介護保険の掲げる「リハビリテーション前置」を推進させる根拠となり得るものであるが，生活期の脳卒中片麻痺者に対するリハビリテーションの効果に関する報告は依然として少ない．

2. 生活期の脳卒中片麻痺者へのリハビリテーションとリスク管理

　慢性期片麻痺患者において，下肢筋力増強練習や歩行練習が麻痺側下肢の筋力向上[2]

V 維持期（生活期）の評価と治療

3 フィジカルアセスメント

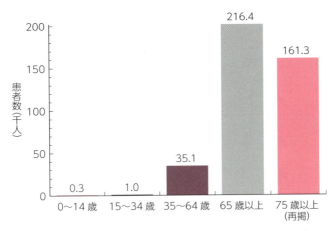

図1 年齢階級別脳血管疾患推計患者数（2014年）
（文献8をもとに作図）

や歩行関連指標[3-5]の改善を可能とし，有酸素運動，下肢筋力増強，ホームプログラムの組み合わせが，筋力，体力，歩行の速度を向上させるとの報告がある[6]．また，最大歩行速度が活動範囲の広狭に影響するとの報告もあり[7]，生活期片麻痺者の活動を維持・向上させるためには，身体機能の維持・改善を目的としたリハビリテーションの実施が望まれる．

a リスク管理の意義

2014年の厚生労働省報告によると，脳血管疾患罹患者数は，75歳以上で161万3千人となり，全患者数の65％を占める[8]．また，65歳以上に範囲を拡大すると，その占有率は86％となる 図1．つまり，脳血管疾患罹患者の多くが高齢者ということになる．また，脳卒中は脳に限局した血管病変であるが，血管病変の存在は，全身に波及しており，動脈硬化，高血圧，心不全，糖尿病，腎疾患などの全身性血管病変を合併している，もしくは合併する可能性が非常に高い．このように，生活期の脳卒中患者には高齢者特有の身体的特徴や転倒リスク，合併症そのもののリスクが存在している．

b 年齢や合併症から現れる症状と身体的変化

本項では，加齢による身体変化，また，生活期の脳卒中片麻痺者において，合併しやすいと思われる慢性呼吸障害，慢性心不全，糖尿病に限定して，身体や運動に及ぼす影響を中心に述べる．

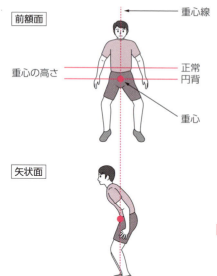

図2 高齢者の姿勢特徴（円背姿勢）
・バランスを保つために，上肢は外転位（または腰背部で手を組む）．
・膝関節を軽度屈曲位に保ち重心を低く保つ．
・骨盤後傾，股関節外旋，O脚となりやすい．

①高齢者の身体的特徴

　加齢に伴い，筋力の低下や脊柱の変形が生じることで，円背が生じ，いわゆる前かがみの姿勢をとるようになる．そのために，前後のバランスを保つ目的で，腕を後ろに引く，腰に手を当てるといった代償的な対応をとるようになる．この姿勢変化がさらに進むと，膝関節を屈曲させ重心を下げることで，さらなる安定を図るような戦略をとる．臀部は後ろに引け，股関節は外旋位となる 図2 ．股関節外旋位は，膝を外側へシフトさせ，toe out の状態となる．この状態で荷重を続けると，膝関節には内反モーメントが発生し，膝関節の変形（変形性膝関節症）を助長しかねない．また，足部は固定を高めるために，足関節背屈筋や底屈筋が同時活動し，バランス能力や敏捷性の低下を惹起する．結果として，転倒のリスクが非常に高くなる．

②慢性呼吸障害

　呼吸器障害には緊急の治療を必要とする急性呼吸障害と，その後，長期の経過をたどる慢性呼吸障害があるが，生活期では慢性呼吸障害を有する患者が理学療法の対象となることが多い．慢性閉塞性肺疾患（chronic obstructive pulmonary disease: COPD）はその代表例である．COPDは末梢の気道閉塞に伴う呼気の気流制限によって，労作時の呼吸困難が生じる疾患であり，ADLやQOLの障害が現れる．COPDは労作時の呼吸困難が主症状であるため，安静によるデコンディショニング（筋力低下，持久力低下など）が生じ，ADLがさらに障害されるという悪循環を生みやすい．また，呼吸困難に

伴うパニック状態が出現することもあり，呼吸状態の確認や対処方法の指導などが必要になる．

③慢性心不全

慢性心不全は，慢性の心筋障害により心臓のポンプ機能が低下し，末梢主要臓器の酸素需要量に見合うだけの血流量を絶対的に，また相対的に拍出できない状態であり，肺，体静脈系または両系にうっ血をきたし，日常生活に障害を生じた病態と定義される．ポンプ機能自体が低下し，必要な血液が拍出できない状態であるため，運動負荷量を高く設定する，もしくは難易度が高く，努力性の高い動作を遂行すると，心臓は拍出回数を高めることで対応することになり，心臓への負担が増し疲弊する．また，心臓へ戻る血液量が減るために，一回拍出量も相対的に減少する．したがって，拍出回数を増やしても，血液量が十分に確保できない，いわゆる「から打ち」の状態となるため，非常に効率が悪くなる．全身の筋は，酸素不足のため活動量が減少し，活動範囲も狭小化する．活動範囲の狭小化は不動を招き，筋力低下，持久力低下などの身体機能低下を引き起こす．結果，さらに活動量が低下する負のスパイラルを形成することになる．

④糖尿病

糖尿病は，インスリン分泌障害もしくはインスリン抵抗性亢進に伴い，細胞に糖が正常に取り込めなくなり，慢性の高血糖となる疾患である．2012年の国民健康・栄養調査によれば，糖尿病有病者は約950万人，糖尿病予備軍は1100万人と推計されている[9]．糖尿病は初期には無症状であるが，症状が進行すると，重篤な合併症が出現することがある 図3．また，糖尿病患者は，自己管理能力の不足，運動量や実施のタイミ

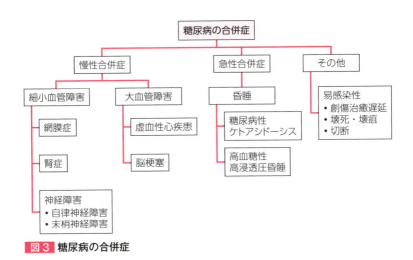

図3 糖尿病の合併症

ングによって低血糖を生じる場合がある．低血糖は進行すると，頭痛，異常行動，意識障害など，中枢神経に影響を及ぼすため，注意が必要である．生活期のリハビリテーション場面では，限られた時間内で運動を求められる場合が多く，食事前後に十分な時間の確保が困難となることがある．また，血糖の自己管理が不十分な対象者も多く，低血糖は生じやすい症状の1つである．

3. リスク管理とフィジカルアセスメント

a 生活期の現場で収集できる情報

病態や進行度は，画像検査，検体検査（尿，血液などの検体を採取し検査するもの），生理機能検査（身体の器官の生理的反応，機能をグラフ化，画像化して診断する検査）表1 などの結果から特定ができるが，これらはすべて医療機関で収集できる情報になる．生活期のリハビリテーションの現場は，主として施設や在宅になる．このような場面では，医療機関と違い収集できる情報は限られる 表2 ．必要とあれば主治医に情報提供を求めることもできるが，詳細な情報を得ることが困難となる場合もある．

情報収集に際して，聴取は対象者本人に限らず，家族，ケアマネジャー，関連他職種からも得るように心がけると漏れが少なくなる．また，訪問リハビリテーションの現場

表1 臨床検査の種類

検体検査	生理機能検査
・一般検査（尿，便） ・血液学的検査 ・生化学的検査 ・免疫血清学的検査 ・微生物学的検査 ・輸血・臓器移植 　関連検査 ・遺伝子検査 ・病理学的検査	・心電図検査 ・心音図検査 ・脳波検査 ・筋電図検査 ・基礎代謝検査 ・呼吸機能検査 ・血圧脈波検査 ・熱画像検査， 　サーモグラフィー検査 ・眼心電図検査 ・重心動揺計検査 ・超音波検査，エコー検査 ・磁気共鳴画像検査（MRI検査） ・眼底写真検査 ・毛細血管抵抗検査 ・経皮的血液ガス分圧検査 ・聴力検査

表2 在宅・施設で収集できる情報

・病歴
・既往歴
・日常の様子（活動量，疲労度）
・服薬状況
・摂食・飲水状況
・排泄回数
・顔色
・体温
・血圧
・脈拍（心拍数・不整の有無）
　＊心拍数は聴診
・呼吸状態（回数，パターン）
・酸素飽和度
　（パルスオキシメータを携行）

❸ フィジカルアセスメント

では医師や看護師が同行しているわけではないので，異変を感じた際は，早めにかかりつけ医に相談し，重篤な状態であれば，救急車を要請するなどの対応が求められる．

b フィジカルアセスメントとは

フィジカルアセスメントは「身体診察技法」ともいわれ，問診，打診，視診，触診などを通して，実際に患者の身体に触れながら，症状の把握や異常の早期発見を行うことである．疾患ごとに特徴的な症状 表3 を把握したうえで行うと，効率よく評価ができる．在宅では検査データを基に対象者の状態を把握することは難しく，日ごろからフィジカルアセスメントを意識して行うことで，身体状況の確認，異常の早期発見が可能となり，重症化の予防につながる．また，運動の可否の決定やプログラム設定の一助になる．

対象者の状態確認は，顔を合わせたその時から始まる．顔色や顔つきから大まかな見当をつける．また，挨拶への応答の早さや場所，日時などの見当識の確認などから覚度や注意を確認することができる．歩行が自立している場合には，足どりを注意深く観察する．生活期のリハビリテーションの対象者は，高齢であることが多く，日によって移動能力に差があることがよくある．転倒リスクの大小を判断するためにも，歩行状態の観察は必須であるといえる．歩幅や足の出し方，方向転換時のたどたどしさ，立位，歩行時の姿勢反射障害などが観察できる場合にはパーキンソン症候群の出現を疑う．この症状は内科的治療によって症状の改善が可能な場合があるため，受診を促すことが多い．体温，四肢の冷感，湿感，チアノーゼ，浮腫を確認するため，視診のため衣服をまくり体に触れながら確認をする．急変につながる何かしらの変化をみつけることができるかもしれない．また，食事量，飲水量の確認や，排尿回数とおおまかな量，体重の変化に関しても質問や確認を行う．対象者の中には多剤を服用していることが多く，その作用や副作用，効果の持続性を確認するためにも，服薬状態の確認も必要となる．複数の医療機関を受診している対象者等は，似た効用の薬剤を重複して処方されていることがある．たとえば，降圧薬の作用が強すぎることで著しい低血圧を呈することもあるため，アセスメントの結果を主治医に報告し，対応を依頼することがよくある．

表3 疾患ごとにみられる特徴的な症状

COPD	労作時の呼吸困難，慢性的な咳嗽・痰，努力性呼吸，筋力低下，痩せ，胸郭柔軟性低下，ばち指，樽状胸郭（重症例），起座呼吸，チアノーゼ，など
心不全	労作時の息切れ，脈拍数の増加，全身的なむくみ，尿量の減少，短期間での体重増加，頚動脈怒張（右心不全），起坐呼吸，チアノーゼ，など
糖尿病	口渇感，多飲多尿，倦怠感，痩せ，両下腿のむくみ，手足の痛み・しびれ，皮膚病変，足部潰瘍，など

Ⅴ 維持期（生活期）の評価と治療

症例1　80歳代男性　通所リハビリテーション利用

• 脳幹梗塞（右片麻痺）心房細動

　労作時の息切れを訴え，呼吸器科受診．拘束性換気障害および気管支炎の診断で，気管支拡張薬を処方される．

　　体温：36.8℃

　　血圧：111/60

　　脈拍：95

　　顔色：やや土気色

　　日常の様子：数m歩くだけで息切れ，起居動作でも息切れ

　　酸素飽和度：安静時SpO$_2$は98〜99%，歩行時SpO$_2$は92〜94%に低下，休憩後は改善

　　その他：咳，痰がらみなし，呼吸困難感なし（臥位，座位変化なし），努力性呼吸なし

　受診後も労作時の息切れに変化なく，入浴時の息切れも出現．症状が急激に出現し，呼吸状態の悪化がないことから，心機能の低下を疑った．循環器科受診の結果，高度の大動脈弁狭窄と心房細動による心不全と診断．両側胸水の貯留も認め，専門病院を紹介，入院となった．入院後ペースメーカーが留置された．

症例2　70歳代男性　通所リハビリテーション利用

• 脳出血（右片麻痺，失語症）

　通所リハビリテーション利用時，理学療法士が腹部膨満と両下肢の高度の浮腫を発見．

　　体温：36.4℃

　　血圧：129/77

　　脈拍：84

　　顔色：変化なし

　　体重：2週間で4kg増加

　　尿量：少ない（家族から聴取）

　　日常の様子：車いすを日常的に使用．運動量が少ない．失語症のため自らコミュニケーションをとることがない．

　急遽，循環器科を受診．導尿するも10mL．画像検査の結果，多量の腹水，胸水が認められ，肺水腫の状態．完全左脚ブロックあり．低心機能による心不全と診断．外来治療が開始された．

3 フィジカルアセスメント

脳卒中後遺症者の評価は，身体機能障害（運動麻痺，感覚障害，認知機能障害，高次脳機能障害など）や活動制限（ADL，IADLなど）に偏りがちになる．しかし，ヒトが生命活動を維持するためには，呼吸・循環系が機能しなければならない．対象者が高齢な場合，身体対応能が低く，急激な状態変化が生じてしまう可能性が高くなる．生活期においてフィジカルアセスメントを行う意義は非常に大きい．

血圧や脈拍の測定は，介護保険事業所においても日常業務として行われている．血圧，脈拍，呼吸数の変化は急変の前兆として現れることがある．そのため基準となる日常生活時の数値を事前に確認しておくことが重要である．日常の数値が高いものが高値を示す場合と，低いものが高値を示す場合ではその意味が大きく異なる．対象が高齢で体力の低下が著しい場合などは測定前の行動にも影響される．数分の安静を保った後に測定することで安静時の数値を測定することができる．また，精神的な緊張から異常値を示す場合もあるため，対象者の個性を把握しておくことも重要である．運動時は通常脈拍や血圧が上昇するが，心機能が低下している場合は一回拍出量が低下するため，脈拍が上昇しているにもかかわらず血圧が低下する場合があるので注意が必要となる．運動中に体調の変化を疑うような場合は，血圧や脈拍をすぐに測定する習慣をつけておくとよい．

c | 片麻痺のフィジカルアセスメント

生活期の脳卒中片麻痺者によくみられる身体的特徴と，そのフィジカルアセスメントについて以下に述べる．

①浮腫

1) 浮腫の評価

上肢に関しては，肩手症候群に代表されるように，神経原性炎症に伴う浮腫が出現することがあるが，片麻痺者は，麻痺側上下肢の不動に伴い，一側の遠位関節に浮腫が出現することがよくある．関節部の浮腫と不動は，関節可動域の低下につながる恐れがあるため，自己介助運動など関節機能の維持・管理に努める必要がある．

浮腫の評価には以下のような方法がある．

　　　①周径の計測
　　　②浮腫の範囲を表記
　　　③くぼみ回復時間（pit recovery time: PRT）　表4

2) 下腿浮腫

下腿浮腫には一側性のものと，両側性のものがある．両側性の下腿浮腫を生じる疾患の約80％は心疾患と肺疾患によるものであり[10]，表4 を参考に問診，身体所見の有無を確認する必要がある．また，片側性の浮腫 表5 の中にも，緊急性を要するものもあ

維持期（生活期）の評価と治療
V

表4	くぼみ回復時間（pit recovery time: PRT）の評価方法

1本の指で浮腫部分を5秒間圧迫し，その圧迫を解除して圧痕が元に戻るまでの時間を計測する．
1+：30秒以内
2+：30〜60秒
4+：90秒以上

（表4，5：亀田メディカルセンターリハビリテーション科リハビリテーション室，編. リハビリテーションリスク管理ハンドブック. 1版. 東京：メジカルビュー社；2010. p.126-8[11]）

表5 片側性下腿浮腫の鑑別

急性（3日以内）	慢性
・深部静脈血栓症[*1] ・蜂窩織炎 ・痛風	・下肢静脈機能不全 ・下肢麻痺 ・血栓性静脈炎 ・リンパ管閉塞 ・反射性交感性ジストロフィー

[*1] 深部静脈血栓症（deep vein thrombosis：DVT）：DVTは，遊離した血栓が肺塞栓を起こす可能性があり緊急性の高い疾患である．DVTを疑わせる所見としては，急速に発生した片側性の浮腫，下腿周囲径で左右差が3cm以上あることである．また，Homans徴候（膝を軽く押さえ，足関節を背屈させると，腓腹部に疼痛を生じる）が出現するが，DVTに対する感度，特異度は決して高くはなく，徴候がなくともDVTを否定することはできない．

る．片側性の浮腫の中でも最も注意しなければならない原因疾患は深部静脈血栓症（DVT）である．DVTの場合，遊離した血栓が肺塞栓を起こし突然死を引き起こす場合があるため注意が必要となる．

　下腿浮腫は，原因疾患の他にも，体位や姿勢に起因するものもあるため，普段の生活状況を把握し，本人・家族や，関連他職種に生活指導（浮腫発生のメカニズム，良肢位の指導，運動の必要性など）を行うことも理学療法士の重要な役割の1つである．

②筋緊張

1）筋緊張の亢進

　筋緊張の亢進（hypertonus）は，錐体路障害によって起こるものと錐体外路障害によって起こるものに分けられる．一般に脳卒中，脊髄損傷などでみられ他動的に伸張すると急激に抵抗を感じるものを痙縮（spasticity），パーキンソン病などでみられ他動的に伸張すると常に抵抗を感じるものを固縮（rigidity）という．

　痙縮は上位運動ニューロンの障害によって起こり，筋の素早い伸張に対して速度依存性に出現する筋緊張の亢進で，伸張反射の亢進を伴っている．生活期の片麻痺者によくみられる筋粘弾性の変化（筋萎縮や短縮）は痙縮の非反射性の要素である．筋粘弾性の変化は運動により予防が可能となる．運動が痙縮の二次的予防の手段となり得る．

2）筋緊張の評価

　筋緊張の評価は，安静時や動作時の筋の緊張から評価する．安静時には，背臥位，座位，立位などの安静肢位で視診，触診を用いて評価する．次に，被動性検査によって，他動運動時の緊張を評価する．被動性検査の客観的評価には，アシュワーススケール変法（Modified Ashworth Scale: MAS）**表6**がよく用いられる．

3 フィジカルアセスメント

表6 Modified Ashworth Scale（MAS）（吉尾雅春，森岡　周，編．神経理学療法学〔標準理学療法学 専門分野〕．1版．東京: 医学書院; 2013. p.52-6）

0	筋緊張に増加なし
1	軽度の筋緊張の増加あり．患部の屈曲または伸展運動をすると，引っ掛かりとその消失，あるいは可動域の終わりに若干の抵抗がある
1+	軽度の筋緊張の増加あり，引っ掛かりが明らかで，可動域の1/2以下の範囲で若干の抵抗がある
2	さらにはっきりとした筋緊張の増加がほぼ全可動域を通して認められるが，患部は容易に動かすことができる
3	かなりの筋緊張の増加があり，他動運動は困難である
4	患部は固まっていて，屈曲あるいは伸展できない

3）生活期の片麻痺者にみられる筋緊張亢進に基づく問題

　生活期の片麻痺者は，長年の経過に伴い，廃用による筋萎縮や短縮の結果，筋緊張が亢進しやすい状態にあることが多い．また，非麻痺側を代償的に使用し続けることによって，左右非対称的な運動が定着し，麻痺側の機能低下が生じる．すると，動作自体が努力的になり，動作時の筋緊張亢進が生じやすくなる．筋緊張が亢進した状態が続くと，その周辺関節には可動域制限が生じることになる．ADL維持のためにも，異常筋緊張に対して，理学療法士として関わる意義は大きい．

　また，筋緊張の亢進は，痛みや発熱，精神的緊張などでも生じることがある．胼胝や関節の変形など外観的な問題がないか，感染症が疑われるような症状がないか，糖尿病による末梢神経障害がないか，精神症状がないかなどを判断する必要がある．

　筋緊張の亢進に対して，温熱療法，電気療法，振動療法に加えて，運動療法の併用が勧められるが，脳卒中片麻痺者で痙縮による変形が歩行や日常生活の妨げとなっている時に，ボツリヌス療法，5％フェノールでの神経ブロックを行うことが勧められている[1]．ボツリヌス療法は医師が施行するが，理学療法士は，筋緊張の亢進が痙縮によるものなのか，動作時の筋緊張によるものなのかを判断し，痙縮によるものであれば，MASなどの評価結果と共に，ADLへの影響度を示す必要がある．筋緊張はジャンプ動作などの着地の衝撃や歩行時の衝撃緩衝に必要な機能となる．筋緊張を低下させることで動作に影響を及ぼすこともある．著者らは，尖足の治療を目的に下腿三頭筋にボトックスが施注された後に，下肢の振り出しが困難となり，躓きが頻回にみられるようになった症例を経験している．症例は背屈遊動式の短下肢装具（AFO）を使用していた．下腿三頭筋の筋緊張が低下したことで，立脚後期の筋活動が低下し，蹴り出し（push off）が機能しなくなったことが一因であると思われる．

症例3 40歳代女性　通所リハビリテーション利用
- 被殻出血（右片麻痺）
 運動麻痺が重度，プラスチック短下肢装具（PAFO）を使用し杖歩行レベル.
  運動麻痺：下肢 Br-stage Ⅲ
  筋緊張：MAS1+，動作時筋緊張が亢進
  関節可動域：左足背屈 10°
  その他：足関節は PAFO により，安静時の矯正可能，歩行時は矯正困難 図4

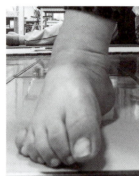
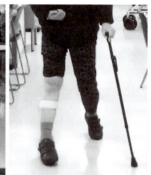

図4

　重度の痙縮は認めず，他動的な関節運動が可能であったが，動作時筋緊張の亢進から ADL に影響を及ぼしていた．そのため，AFO を矯正力の強い，金属支柱付短下肢装具（MAFO）に変更した 図5 ．

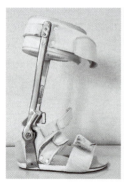
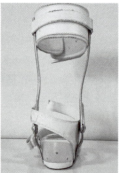
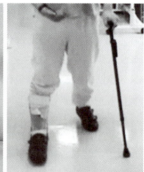

図5

③下肢装具の適合

　維持期に在宅で過ごす片麻痺者は下肢装具 図6 を使用している者が少なくない．下肢装具には耐用年数があり，種類により異なるが概ね3年以内になる 表7 ．片麻痺者

3 フィジカルアセスメント

①股装具

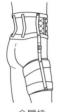
金属枠

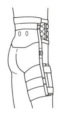
硬性

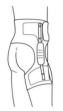
軟性

②長下肢装具（KAFO）

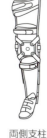
両側支柱

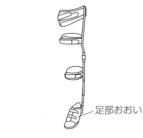
片側支柱　足部おおい　　硬性　足底板

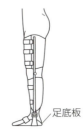

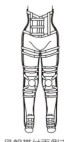
骨盤帯付両側支柱

③膝装具

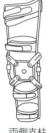
両側支柱

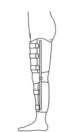
硬性

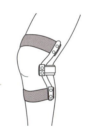
スウェーデン式

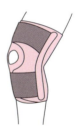
軟性（支柱なし）

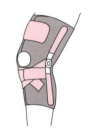
軟性（支柱付）

④短下肢装具（AFO）

両側支柱

片側支柱

鋼線支柱

S型支柱

板ばね式

硬性支柱なし（シューホン）

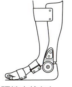
硬性支柱なし（遊動継手）

硬性支柱付

軟性

図6　主な下肢装具の種類

V　維持期（生活期）の評価と治療

表7 主な下肢装具の耐用年数

名称	型式	耐用年数
股装具	金属枠	3
	硬性	3
	軟性	2
長下肢装具		3
膝装具	両側支柱	3
	硬性	3
	スウェーデン式	2
	軟性	2
短下肢装具	両側支柱	3
	片側支柱	3
	S型支柱	3
	鋼線支柱	3
	板ばね式	3
	硬性	3
	軟性	2

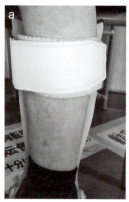
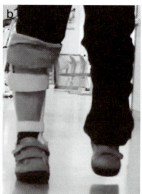
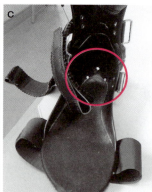

図7 装具が適合していない例
a： PAFO 下腿部に隙間．装具を絞ることで改善が可能．修理までは必要とならない可能性が高い．
b： PAFO 継手付近にも隙間が目立つ．装具内で足内反が生じている．足部の幅や側壁の高さ長さを調節することは難しく，バンドの起始や追加も検討する必要があり再作製となる．
c： AFO の踵部に埃．装具内で踵部が浮いていると埃がたまることがある．

3 フィジカルアセスメント

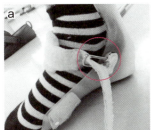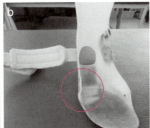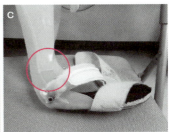

図8 装具の破損が生じた例
a: 留め具の変形.
b: ベルトの破断.
c: 亀裂. プラスチック AFO は割れが生じる前に「白い線」が出現する.

　は発症後の長年の経過の中で，活動範囲の狭小化や活動量の低下により生じる廃用性の筋萎縮，中枢性要因に伴う筋萎縮が混在する[11, 12]．また，対象者が後期高齢者になると加齢や虚弱状態に伴う筋量の減少が加わる．したがって，身体構造の変化などで装具が適合しなくなる可能性がある **図7**．また，不動や内科的疾患に伴う下腿の浮腫も下肢装具の不適合の原因となる．「装具がきつい」といった理由のみで装具の幅を広げる，または，再作製すると，浮腫の治療に伴う周径の改善によって，再び不適合となる可能性があるため，症状をかかりつけ医やケアマネジャーに報告することや，本人・家族に伝えることで受診を促すことが優先される．いずれにせよ，装具を装着することができないほど症状が重症化する前にアセスメントを行うことが望まれる．

　歩行機能や身体組成とのミスマッチであれば，予測を立て，余裕をもって申請に望むことも可能であるが，突然発生してしまう破損，特に使用が不可能となるほどの状態 **図8** になってしまうと，この期間が対象者の活動性や行動範囲を狭小化し，廃用をきたしてしまう恐れがある．身体の状態や動作のみを観察するのではなく，補装具の状態確認も常に行われることが望ましい．

4. 生活期のリハビリテーションの役割

　在院日数は短縮化の傾向にあり，生活期のリハビリテーションの役割は「維持・改善」ではなく，「改善・維持」ともいえる状況である．また，高齢のリハビリテーション対象者が多く，対象者の多病性といった問題も存在する．したがって，地域リハビリテーションを担う理学療法士には，今後，病気や身体機能・活動の「改善・維持」に加えて「予防」に向けた活動が求められる．そのためにも，限られた情報から対象者の問題を予測するフィジカルアセスメントの重要性はますます高まるものと思われる．

症例4　50歳代女性　通所リハビリテーション利用
- 被殻出血（左片麻痺）

麻痺側V趾MP関節部の疼痛の訴え，PAFOを使用し杖歩行自立レベル．

運動麻痺：下肢 Br-stage Ⅲ～Ⅳ

筋緊張：MAS1＋～2，動作時筋緊張亢進

関節可動域：麻痺側足関節背屈5°

疼痛：荷重時痛（胼胝）

その他：PAFO作成から3年，麻痺側下腿後面筋萎縮あり，PAFOと下腿の隙間が目立つ 図9

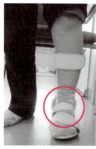
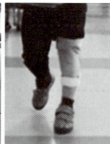
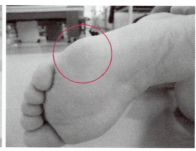

図9

筋緊張の亢進とPAFOのフィッティングの悪化から，足部が内反したまま荷重を繰り返したことで胼胝が形成され，荷重痛が発生した．下腿筋へのボトックスの施注とPAFOの再作成により疼痛が消失し，麻痺側下肢への荷重時間が延長したことで歩幅，歩行速度が改善した 図10．

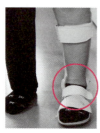
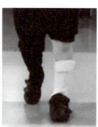

図10

3 フィジカルアセスメント

❖文献

1) 日本脳卒中学会脳卒中ガイドライン委員会, 編. 脳卒中治療ガイドライン 2015. 1 版. 東京: 協和企画; 2015. p.288-91.

2) Ada L, Dorsch S, Canning CG. Strengthening interventions increase strength and improve activity after stroke: a systematic review. Aust J Physiother. 2006; 52: 241-8.

3) Dean CM, Richards CL, Malouin F. Task-related circuit training improves performance of locomotor tasks in chronic stroke: a randomized, controlled pilot trial. Arch Phys Med Rehabil. 2000; 81: 409-17.

4) Marigold DS, Eng JJ, Dawson AS, et al. Exercise leads to faster postural reflexes, improved balance and mobility, and fewer falls in older persons with chronic stroke. J Am Geriatr Soc. 2005; 53: 416-23.

5) Salbach NM, Mayo NE, Robichaud-Ekstrand S, et al. The effect of a task oriented walking intervention on improving balance self-efficacy poststroke: a randomized, controlled trial. J Am Geriatr Soc. 2005; 53: 576-82.

6) Teixeira-Salmela LF, Olney SJ, Nadeau S, et al. Muscle strengthening and physical conditioning to reduce impairment and disability in chronic stoke survivors. Arch Phys Med Rehabil. 1999; 80: 1211-8.

7) 佐直信彦, 中村隆一, 細川　徹. 在宅脳卒中患者の生活動作と歩行機能の関連. リハビリテーション医学. 1991; 28: 541-7.

8) 厚生労働省ホームページ. 平成 26 年 (2014)患者調査の概況. http://www.mhlw.go.jp/toukei/saikin/hw/kanja/14/index.html（2016 年 12 月 6 日閲覧）

9) 厚生労働省ホームページ. 平成 24 年（2012）国民健康・栄養調査の結果. http://www.mhlw.go.jp/stf/houdou/0000032074.html（2016 年 12 月 9 日閲覧）

10) 阿部浩明, 大畑光司, 編. 脳卒中片麻痺者に対する歩行リハビリテーション. 1 版. 東京: メジカルビュー社; 2016. p.141-60.

11) 亀田メディカルセンターリハビリテーション科リハビリテーション室, 編. リハビリテーションリスク管理ハンドブック. 1 版. 東京: メジカルビュー社; 2010. p.126-8.

12) 蜂須賀研二, 奈良聡一郎, 緒方　甫. 脳卒中片麻痺の筋萎縮. リハビリテーション医学. 1998; 35: 496-501.

13) 大川弥生, 上田　敏. 脳卒中片麻痺者の廃用性筋委縮に関する研究:「健側」の筋力低下について. リハビリテーション医学. 1988; 25: 143-7.

〈芝崎　淳〉

V
維持期（生活期）の評価と治療

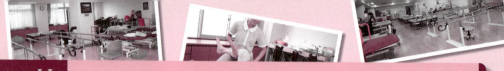

V 維持期（生活期）の評価と治療

4 精神機能の評価
生活期脳卒中後遺症者の精神・知能障害を評価できるか

- ☑ うつ病を理解し治療計画や目標設定に活かすことができる．
- ☑ 認知機能検査の種類と評価領域を理解できる．
- ☑ MMSEの評価項目と対応する認知領域を理解できる．

1. 脳卒中後の精神・知能障害

　脳卒中治療ガイドライン2015によると，脳卒中後は，失語・失行・失認・半側空間無視・注意障害・記憶障害・遂行機能障害・情緒行動障害（うつ状態を含む）などの認知障害の有無とその内容，程度を評価することが勧められている[1]．また，認知障害の有無や程度をスクリーニングし，その情報を家族に伝えることにより，家族の介護負担は軽減する傾向にある[2]ともいわれており，理学療法士の直接的な診療行為以外でも，患者・家族のADL・QOLの維持・向上に貢献する可能性がある．また，地域生活をベースにしたリハビリテーションの介入は，機能障害の悪化を軽減し，ADL・APDLの向上を促すことはもちろん[3-5]，抑うつ気分の改善，社会参加促進，QOLの改善に効果があると報告されており[6]，従来のリハビリテーションが精神機能の改善に効果があることが示されている．しかし，より効果を得るためには，個々の患者の障害やニードに応じたリハビリテーションアプローチが必要とされており，治療者による曖昧な主観的評価ではなく，確実性をもった客観的評価の実施が望まれるところである．

4 精神機能の評価

2. 脳卒中後の精神障害—うつ—

a うつ発生のメカニズム

　脳卒中後遺症者の中でもうつを発症する割合は高く，有病率は11～72％とされている[7]．うつの有病率は，脳卒中の発症後1年以内が最も多く，その後いったん減少するが，2～3年後には再び上昇するといわれており[8]，地域でのリハビリテーションが行われる生活期において，かなりの頻度でうつを合併する脳卒中後遺症者が存在することになる．

b 精神障害—うつ—の種類

　うつを定義すると，気力や意欲などが関係する気分障害，食欲不振，睡眠障害をはじめとした身体症状が数日以上（通常2週間以上）続いている状態とされている[8]．うつは「精神疾患の分類と診断の手引（第5版）」（Diagnostic and Statistical Manual of Mental Disorders, Fifth Edition: DSM-5）の診断基準に基づき，大うつ病と小うつ病に大別される．4つの急性期とリハビリテーション病棟研究を混ぜた，急性期脳卒中で調査された357例の患者における2年間の追跡データに基づくと，追跡期間の2年間の間に44.5％の患者が大うつ病，65.4％の患者が小うつ病を発症したと報告されており[7]，脳卒中後遺症者では小うつ病の発症率が高い．しかし，小うつ病の経過は数カ月から2年以上続くとされており，大うつ病に発展して悪化する例も存在する．

c 精神障害—うつ—の評価

　うつ病の診断には，うつ病評価尺度のカットオフ得点ではなく，構造化あるいは半構造化精神医学面接 **表1** とうつ病の診断基準（DSM-5）を用いることが勧められているが[7]，理学療法士が臨床で，精神障害の有無や程度を判断することに用いるのであれば，スクリーニング目的でうつ病評価尺度を用いることは可能である．評価は，質問紙を使用し行われる（うつ自己評価スケール: self-rating depression scale〔SDS〕）．代表的

表1 面接法の定義

構造化面接	あらかじめ設定された仮説に沿って，事前に質問すべき項目を決めておき，仮説の妥当性を検証するためのデータを統計的に収集することを目的に行う
半構造化面接	あらかじめ仮説を設定し，質問項目も決めておくが，会話の流れに応じ，質問の変更や追加を行い，自由な反応を引き出すもの

な SDS として，Beck depression inventory，Hamilton depression rating scale (HAM-D)，Zung self-rating depression scale があげられ，理学療法診療ガイドライン 2011 において，推奨グレード A とされている[10]．Aben ら[11] は，発症から 1 カ月が経過した，初発脳卒中片麻痺者 202 例のうつ病診断のための SDS の信頼性と妥当性を評価した．結果，最良の SDS は感度が 78.1%，特異度が 74.6% である HAM-D であった．HAM-D には，初版であり，質問項目が 17 項目の HAM-D17 と，その後質問が追加され，21 項目となった HAM-D21 があり，この 2 つがよく使用されているうえに，面接ガイドラインも存在する．しかし，項目数の多さから，評価に時間を要するため，利便性は高くはないとされる．一方，日本脳卒中学会が作成した，脳卒中うつスケール（JSS-D）　表2　は質問項目が 7 項目であり，HAM-D との相関関係も報告されていることから，臨床現場では活用しやすいものとなっている．重森[12] は，HAM-D と JSS-D を併用することで，適切な評価に結び付きやすいと述べている．うつ病評価尺度の得点は，運動障害が軽度の患者と重度の患者の間に有意な差がみられず，うつ病の重症度と ADL 障害の重症度に有意な相関が認められている[7]．また，うつ病群と非うつ病群とでは，脳卒中発症から 2 年経過した時点で，ADL 能力に差が認められ，うつ病群で ADL の回復が不良であることが示されている[7]．しかしながら，ADL の回復に影響する因子は多数存在するため，社会・環境因子も含め慎重に評価を進める必要がある．

d　うつと理学療法

脳卒中後に運動療法を行った群と行わなかった群を比較すると，運動療法を行った群の方が重度のうつが少なかったとの報告がある[13]．うつ病は，脳卒中発症後しばらくしてから発症する場合や，小うつ病から大うつ病に発展して悪化する場合がある．中途発症や病状の悪化は，患者の心理的側面への影響が考えられる．運動療法は，患者の心理に作用し，うつ病の発症や悪化を防ぐ効果があることが予測できる．また，自宅退院後の理学療法の継続やレジャー教育プログラムがうつの改善に効果があることが示されており[6,14,15]，孤独を避け楽しみながら運動を継続する手段の提供も，検討する必要がある．

》3.　脳卒中後の知能障害

a　知能障害発生のメカニズム

脳卒中後の知能障害は脳血管性認知症として現れ，主要血管，小血管での梗塞，出血，低灌流が原因で出現する．責任病巣は多様であり，病巣に応じた症状が出現する　表3．本項は，脳卒中後遺症者に対する臨床評価をまとめたものであるため，知能障害を，以

4 精神機能の評価

表2 脳卒中うつスケール（JSS-D）（日本脳卒中学会 脳卒中ガイドライン委員会，編. 脳卒中治療ガイドライン 2015. 1版. 東京: 協和企画; 2015[1]）

1. 気分	
A. 気分爽快やうつ気分はなく，普通に見える	□ A = −0.98
B. 気分がふさいでいる様子がある	□ B = −0.54
C. 気分が沈む，寂しい，悲しいという明らかな訴えや素振りがある	□ C = 1.52
2. 罪責感，絶望感，悲観的考え，自殺念慮	
A. 特に自分を責める気持ちはなく，将来に希望がある	□ A = −2.32
B. 自分は価値がない人間だと思い，将来に希望をなくしている	□ B = −0.88
C. 明らかな罪責感をもつ（過去に過ちをした，罪深い行為をしたなどと考える）ないしは死にたいという気持ちをもつ	□ C = 3.19
3. 日常活動（仕事，趣味，娯楽）への興味，楽しみ	
A. 仕事ないしは趣味・娯楽に対して，生き生きと取り組める	□ A = −1.17
B. 仕事ないしは趣味・娯楽に対して，気乗りがしない	□ B = −0.94
C. 仕事ないしは趣味・娯楽に対して完全に興味を喪失し，活動に取り組まない	□ C = 2.11
4. 精神運動抑制または思考制止	
A. 十分な活気があり自発的な会話や活動が普通にできる	□ A = −0.84
B. やや生気や意欲にかけ，集中力も鈍い	□ B = −0.53
C. 全く無気力で，ぼんやりしている	□ C = 1.37
5. 不安・焦燥	
A. 不安感やいらいら感はない	□ A = −1.11
B. 不安感やいらいら感が認められる	□ B = −0.64
C. いらいら感をコントロールできず，落ち着きない動作・行動がしばしばみられる	□ C = 2.47
6. 睡眠障害	
A. よく眠れる	□ A = −1.83
B. よく眠れない（入眠障害，熟眠障害ないしは早朝覚醒）	□ B = −0.64
C. 夜間の不穏（せん妄を含む）がある	□ C = 2.47
※付加情報: Bを選択した場合，以下のうち認められるものに○をする．複数選択可. 入眠障害（　　）途中覚醒・熟眠障害（　　）早朝覚醒（　　）	
7. 表情	
A. 表情は豊かで，明るい	□ A = −0.52
B. 表情が乏しく，暗い	□ B = −0.79
C. 不適切な感情表現（情動失禁など）がある	□ C = 1.31
TOTAL = [　　　]	
CONSTANT +9.50	
TOTAL SCORE = [　　　]	

V

維持期（生活期）の評価と治療

表3 認知機能障害とおおまかな責任病巣

皮質	障害皮質次第で失行，失語，注意・実行機能障害 中大脳動脈上肢の病変がないと麻痺は低頻度
皮質下	前頭・基底核病変で多い：注意・実行機能障害が多い 他に，巣症状，仮性球麻痺，歩行障害，神経因性膀胱など

降，認知機能障害と表現する．

b 認知機能障害の評価

　認知機能評価に用いられる神経心理検査は，用いる検査によって評価する認知機能が異なり，多種多様な検査があるため，目的と対象者に合わせて評価方法を選択することが必要である．臨床で用いられることの多い評価方法を **表4** に示す[16]．神経心理検査は，病院などの臨床現場で専門家によって実施されており，評価方法が複雑で，誤った採点をしてしまうことも多く，経験を積んだものが十分に時間をかけて行う必要がある．リハビリテーションを行う際は，神経心理検査の結果を基に対象者の認知機能を把握し，その特徴を理解したうえで実施することが望ましい．また，関連職種や家族と情報共有を行ううえでのよい判断材料となり，ADL や IADL への貢献度は高いものと思われる．

表4 神経心理検査の例

評価している認知機能領域	評価方法
全体的認知機能	ADAS-cog, MMSE
遂行機能（注意，処理，抑制，短期記憶など）	FAB, TMT-A, TMT-B, Digit Symbol Substitution Test, Stroop Test, Digit Span, Wisconsin Card Sorting Test
言語機能	Verbal Fluency, Boston Naming Test
視空間認識	Clock Drawing Test, Rey Osterrieth complex figure の模写， ADAS-cog の構成課題（改尺度）
記憶	Rey Auditory Learning Test, Rey Osterrieth complex figure, Wechsler Memory Scale-Revised（logical memory, visual memory, figure memory など）

c 認知機能と MMSE

　生活期の対象者に対して，従来から行われている各領域の認知機能検査を行うことは，時間的にも，人員的にも困難な場合が多い．したがって，全体的認知機能検査を行い，失点項目から，どの領域の認知機能に障害が生じているか判断することが現実的である．

4 精神機能の評価

表5 MMSE 検査票 (Folstein MF, et al. J Psychiatr Res. 1975; 12: 189-98[19])

内容	教示	回答	得点
見当識 (時間) (まず時間 を隠す)	今年は何年ですか. (元号, 西暦など言わない) 今の季節は何ですか. (腕時計を見ないでお願いします) 今, 何時くらいですか. (±1時間までを正解とする) 今日は何月何日ですか. (±1日までを正解とする)	年 月 日	/1 /1 /1 /1 /1
見当識 (場所)	ここは都道府県で言うと, どこですか. ここは何市ですか. ここは何病院ですか. ここは何階ですか. ここは何地方ですか. たとえば東北地方.		/1 /1 /1 /1 /1
3単語 記銘	今から, いくつかの単語を言いますので覚えておいてください. (短期間に2回行う場合は他の組み合わせから) 検者は1秒に一言ずつ. 被検者に繰り返させ, 3語全て言うまで繰り返し, 要した回数を記録. 後でまた聞くので覚えておいてください. (強調) (①〜④のどの系列を行ったかを○で囲んで明記すること) ①桜 猫 電車 　②梅 犬 自転車 ③テレビ うどん 太陽 　④山 テニス 新聞		 /3
Serial7	100から7ずつ引き算をして下さい. 被検者の理解が悪い場合は 再度「100から7ずつ引き算をしてください」と伝える. 途中で7を引くことを忘れても, 教えてはいけない. 再度上記指示を繰り返す. 最初の回答から連続的に正答した部分まで得点を与える. 93　86　79　72　65		 /5
復唱	今から読む文章を語尾まで正確に繰り返してください. 「みんなで, 力を合わせて綱を引きます.」		/1
3段階 命令	大小の紙2枚を被検者の前におく. 今から私が言う通りに紙を折ってください. ①小さいほうの紙をとって ②それを半分に折って ③大きいほうの紙の下に入れてください. (①②③を続けて読む)		/3
図形模写	次の図形を描いてください. 交点が正しい, 2つの五角形が書かれていれば正解とする.		/1
書字作文	何か文章を書いてください. 検者が文章を提示してはいけない. 被検者自らが文章を考え出せなければ 得点は与えられない. 漢字の間違いは誤答としない.		/1
読字理解	これを読んでこの通りにしてください. → 「目を閉じなさい」 「これを読んでこの通りにしてください.」と指示し読むだけで何もしない 場合は, 再度「この通りにしてください.」と指示. これで正答すれば1点. この提示でも目を閉じない場合は0点とする.		/1
物品呼称	(時計を見せながら) これは何ですか. (鉛筆を見せながら) これは何ですか.		/2
遅延再生	先ほど, いくつかの単語を覚えていただいたのですが, それは何でしたか. 「3つの単語を言ってください」と言うように単語数を言ってはいけない.		/3
		合計	/30

355

表6 MMSEで評価できる認知機能

質問内容	対応する認知機能
時間・場所	失見当識（全般性注意障害）
3単語記銘	全般性注意障害
Serial7	注意・計算障害
復唱	復唱障害（言語機能）
3段階命令	聴覚性理解障害
図形模写	構成障害
書字作文	書字障害（言語機能）
読字理解	読みの障害（言語機能）
物品呼称	呼称障害（言語機能）
遅延再生	言語性記憶障害

また，検査の結果をもとに，症状に応じたプログラムを考案することで，効果的な理学療法の実施も可能となる．

　現在，介護保険領域のリハビリテーション実施計画書には，MMSE（mini-mental state examination: MMSE）**表5** の結果を記載するように求められている．一般的に，MMSEの得点は認知症のカットオフ値として用いられることが多い．しかし，MMSEは全体的認知機能検査の1つであり，障害されている認知機能を把握する目的でも使用が可能である．**表6** に，MMSEの下位項目と，対応して評価可能となる認知機能を示す[17]．

　評価に際して，視力，聴力，理解力，感覚障害，運動麻痺が影響を及ぼす可能性があるため事前の把握が必要となる．情動の病的変化は，それ自体が高次脳機能障害の症状として出現しうると同時に，検査成績にも影響するため注意が必要である[17]．うつ状態では認知機能検査が軽度低下することが知られている[18]．一方で，高次脳機能障害を自覚して，反応性にうつ状態など情動の変化をきたすこともある．

　評価は，原則として，静かな環境で行うことが望ましい．テストに集中できるか否かで結果が異なる可能性があるからである．したがって，全般性の注意障害が著しい患者においてはテストの実施が困難となるケースもある．全般性注意障害に関する検査としては，Digit span（数唱）やTapping span（視覚性スパン）がよく用いられる．Digit spanとTapping spanがともに低下している場合には全般性注意障害を疑う．Digit spanだけの低下は失語症などで，Tapping spanだけの低下では視空間認知障害でも観察される．

　テストの内容から自尊心を傷つけられると感じてしまう対象者や，認知機能障害を有することを否定する対象者などは，テストの実施を嫌がるケースもある．頑なにテストを施行しようとすることで対象者と療法士との信頼関係を損なう場合もあるため，柔軟

な対応も求められる.「先生（医師）からの依頼ですので，テストを行わせてください」や「制度上必要なテストですので行わせてください」など，テストの必要性を訴えかけるような問いかけなどを行い，納得してもらうような手段をとる場合もある．テスト項目に関しても，たとえば，復唱のテストでは，「聴力のテストを行います」，3段階命令では，「手の動きを確認します」，物品呼称では，「（意図的に遠くから見せて）視力をみます」など，認知機能を検査されているといった感覚をもたれないように工夫することも一つの手である．患者が高齢で，もともと難聴があるような場合は，高い音が聞こえにくくなる．早口の会話が聞き取りにくくなる．言葉を聞き分けられなくなるなどの特徴があるため，配慮が必要である．復唱の文章を 表5 に示すものとは別の文章に置き換えるなどの工夫も必要となる．この場合は，文章が4文節以上であることが望ましい．また，教育歴や生活習慣などから，明らかに字を書くことができないような患者では，書字作文を行わずに，始めから総得点を29点にして実施することも検討する．MMSEを認知症のスクリーニングとして用いる場合，24点以上を正常，23点以下を認知症としている[19].

d | 認知機能障害と理学療法

認知機能障害に対する理学療法の効果はいくつか報告されているが，件数が少なく報告結果にもばらつきがある．そのため運動介入の効果を結論付けることは難しい．しかし，認知機能障害の存在を把握することで，対象者の障害イメージを想起しやすくなることはもちろん，対応の仕方や情報交換が円滑に行えるなどのメリットが存在することは確かである．理学療法士は自身の主観的評価に頼るのではなく，適切な評価バッテリーを使用し，客観的評価の結果をもとに治療に活かすことが望まれる．

❖文献

1) 日本脳卒中学会脳卒中ガイドライン委員会，編．脳卒中治療ガイドライン2015. 1版．東京：協和企画；2015. p.288-91.
2) McKinney M, Blake H, Treece KA, et al. Evaluation of cognitive assessment in stroke rehabilitation. Clin Rehabil. 2002; 16: 129-36.
3) Outpatient Service Trialists. Therapy-based rehabilitation services for stroke patients at home. Cochrane Datebase Syst Rev. 2003; 1: CD002925.
4) Pang MY, Eng JJ, Dawson AS, et al. A community-based fitness and mobility exercise program for older adults with chronic stroke: a randomized, controlled trial. J Am Geriatr Soc. 2005; 53: 1667-74.
5) Legg L, Langhorne P; Outpatient Service Trialist. Rehabilitation therapy services for stroke patients living at home: systematic review of randomized trials. Lancet. 2004; 363: 352-6.
6) Graven C, Brock K, Hill K, et al. Are rehabilitation and/or care co-ordination interventions delivered in the community effective in reducing depression, facilitating participation and improv-

ing quality of life after stroke? Disabil Rehabil. 2011; 33: 1501-20.

7）ロバート・G・ロビンソン．脳卒中における臨床神経精神医学．2版．東京：星和書店；2013. p.55-63.

8）Gainotti G, Azzoni A, Razzano C, et al. The post-stroke depression rating scale: A test specifically devised to investigate affective disorders of stroke patients. J Clin Exp. 1997; 19: 340-56.

9）DSM-5 精神疾患の分類と診断の手引．東京：医学書院；2014.

10）社団法人日本理学療法士協会ガイドライン特別委員会 理学療法診療ガイドライン部会．理学療法診療ガイドライン 第1版（2011）．2011.

11）Aben I, Verhey F, Lousberg R, et al. Validity of the beck depression inventory, hospital anxiety and depression scale, SCL-90, and hamilton depression rating scale as screening instruments for depression in stroke patients. Phychosomatics. 2002; 43: 386-93.

12）吉尾雅春，森岡　周，編．神経理学療法学．1版．東京：医学書院；2013. p.165-9.

13）Lai SM, Studenski S, Richards L, et al. Therapeutic exercise and depressive symptoms after stroke. J Am Griatr Soc. 2006; 54: 240-7.

14）Chaiyawat P, Kulkantrakorn K. Randomized controlled trial of home rehabilitation for patients with ischemic stroke： impact upon disability and elderly depression. Psychogeriatrics. 2012; 12: 193-9.

15）Desrosiers J, Noreau L, Rochette A, et al. Effect of a home leisure education program after stroke: a randomized controlled trial. Arch Phys Med Rehabil. 2007; 88: 1095-100.

16）阿部浩明，編．高次脳機能障害に対する理学療法．1版．東京：文光堂；2016. p.199-236.

17）鈴木匡子．高次脳機能障害の診方．臨床神経学．2009; 49: 83-9.

18）Ganguli M, Du Y, Dodge HH, et al. Depressive symptoms and cognitive decline in late life: a prospective epidemiological study. Arch Gen Psychiatry. 2006; 63: 153-60.

19）Folstein MF, Folstein SE, McHugh PR. "Mini-mental state". A practical method for grading the cognitive state of patients for the clinician. J Psychiatr Res. 1975; 12: 189-98.

〈芝崎　淳〉

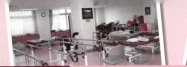
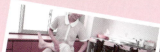
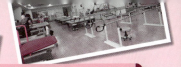

V 維持期（生活期）の評価と治療

5 生活環境の評価
在宅脳卒中患者が安全に在宅生活を送るための評価ができるか

- ☑ 在宅脳卒中患者の転倒リスクを評価することができる．
- ☑ 在宅脳卒中患者の環境適応の状況を評価することができる．
- ☑ 在宅脳卒中患者が安全に生活を送るための支援・介入を行うことができる．

1. 生活環境評価の目的

　生活環境評価を実施する目的は個々の脳卒中患者によって異なるが，「転倒リスク」と「動作遂行時の環境適応」の詳細について評価することが主たる目的である．脳卒中患者は，非脳卒中患者と比較して，転倒頻度が高い[1]．また，脳卒中患者が抱える基本的日常生活活動（basic activity of daily living: BADL）や手段的日常生活活動（instrumental activities of daily living: IADL）の動作障害は，運動障害や高次脳機能障害といった心身機能の状態と生活環境の不適合の結果として生じていることが多く，その動作の効率や安全性が低下していることが多い．よって，理学療法士（physical therapist: PT）は，脳卒中患者の転倒や動作障害が発生している原因を心身機能と生活環境の両面から評価し，治療的介入と環境整備を行うことが必要である．

2. 生活環境評価と介入の実際

a 転倒リスク

　脳卒中患者の転倒は自宅内が多く，特に歩行や方向転換，移乗動作時に生じている 表1．したがって，転倒リスクについて評価を行う際にはこれらの動作に着目し，運動機能および生活環境に関連する問題点を明らかにしなければならない．問題点を明確

表1 脳卒中の有無による転倒場所と転倒時の活動内容の比較
（文献1のデータに基づき作成）

	脳卒中患者（n＝80）	非脳卒中患者（n＝90）
総転倒回数	109回	70回
転倒場所		
自宅内	58.7%	31.4%
屋外	23.9%	51.4%
転倒時の動作		
歩行	23.9%	47.1%
方向転換	18.3%	8.6%
移乗動作	16.5%	4.3%
立位	13.8%	7.1%
しゃがみ動作	10.1%	2.9%

表2 転倒予防のための問診のポイント

問診内容	ポイント
1. 過去の転倒経験	・躓き，滑り，尻もちなど，転倒した（または，転倒しそうになった）状況（いつ，どこで，何をしていた時，どのように）
2. 主な生活の場	・日中主に過ごす場所（居間，寝室，その他），過ごし方，過ごす時間帯など
3. 主な生活動線	・主に過ごす場所からの移動経路（トイレや寝室，玄関など） ・動線上の整理整頓状況（段差の有無，家具の配置，その他の障害物の有無など） ・移動時の安全性（照明の有無，床面の滑り，手すりの有無など）
4. 頻度の高い活動	・BADL動作やIADL動作（炊事，家事，階段昇降，買い物など） ・趣味活動（園芸，散歩，老人会の集まりなど） ・頻度の高い活動（新聞を取りに行く，お経をあげるなど）
5. その他	・内服薬（種類，量，副作用），低血圧，一過性脳虚血発作，低血糖症状，不整脈などの有無

にするためには，予め転倒に関する系統だった問診を行い，過去の転倒状況や現在の生活状況などの情報収集を行うことが基本となる **表2**．

　特に脳卒中患者が転倒しやすい4つの動作（歩行・立位，方向転換，移乗動作，しゃがみ動作）については自宅内空間（廊下・居室，寝室，トイレ，玄関）ごとにポイントを絞って，評価するとよい **表3**．

　介入にあたっては「生活環境への介入」と「対象者への介入」に大別して進める．「生活環境への介入」では，転倒につながる可能性のある障害物や生活動線など，簡単に除去（改善）できるものであれば，それを実施する．また，段差やスペースなどの簡単に除去（改善）できないものであれば，手すりの設置や住宅改修など新たに環境を整備す

5 生活環境の評価

表3 生活環境のチェックポイント

	歩行・立位	方向転換	移乗動作	しゃがみ動作
廊下・居室	・障害物（段差，電気コード，カーペットの端のめくれなど）の有無 ・床の滑りやすさ	・ドアの開閉時の方向転換 ・生活動線上，90°以上の急激な方向転換が必要な箇所 ・体をねじる，背伸びをする動作（トイレの水栓レバーやペーパーホルダー，食器棚に手を伸ばす動作など） 右片麻痺の方は使いにくい水栓レバー	・椅子の安定性（回転する座椅子，軽い椅子，滑りやすい椅子など）	・床の落下物（錠剤，小銭など）を拾う動作の安定性 ・装具や靴，靴下の着脱時の安定性
寝室	・起床直後の歩行や立位の安定性（布団利用の場合，布団からの立ち上がり動作）		・ベッドの縁の柔らかさや滑りやすさ ・ベッド付近の床の滑りやすさ	・足の爪切り時の安定性 ・布団利用の場合，しゃがみながら布団に寝る動作の安定性
玄関	・上がり框の昇降を行う時の安定性 ・靴や装具の着脱時の安定性		・車いすへの移乗時の十分なスペースの有無	・床からの立ち座りにおける中腰姿勢の安定性
トイレ	・下衣の上げ下げ，清拭動作の安定性 ・水栓レバーに手を伸ばした際の安定性		・便座への移乗時の十分なスペースの有無 ・トイレマットなどの滑りやすさ	

る．「対象者への介入」では，対象者の心身機能に適応し，より安全に実施可能な新しい動作方法の獲得を目指す．また，筋力やバランス能力などの運動機能向上により，目的動作の安定化を図る．転倒は緊急性の高い課題である場合が多いため，実際の臨床では，「生活環境への介入」が優先的に実施される傾向にある．

b 動作遂行時の環境適応

BADL や IADL は単に実施できていればよいというわけではなく，心身機能の状態と生活環境を詳細に評価し，その動作遂行にあたって，効率よく，安全に行えているかを評価すること（動作遂行時の環境適応）が重要である．動作遂行時の環境適応について評価を行う際には，対象者が実際に生活している環境で，かつ実際の生活と同じ方法で目的とする動作を実施してもらい，その様子を観察し，アセスメントを行うことが必須である．

また，これらの問題点を明確にするためには，経験則ではなく BADL 動作や IADL 動作能力に関する各種の評価指標[2-4]を用い，客観的に評価することが望ましい．また，対象者が内部障害系の疾患などを合併する場合は，介助の必要性や困難感の有無のみなら

表4 原因分析と介入方法の検討の例（近所のスーパーで買い物をする動作について）

下位動作	遂行困難な原因	介入方法
①玄関の上がり框の降段	・筋力，バランス能力低下 ・段差昇降スキルの不足	対象者の機能改善 ・筋力トレーニング ・段差昇降練習
②外階段の降段	・筋力，バランス能力低下 ・階段昇降スキルの不足 ・手すりの未設置	新たな生活環境の整備 ・手すりの設置
③スーパーまでの歩行	・筋力，バランス能力低下 ・心肺持久力低下 ・応用歩行能力の低下	対象者の機能改善 ・筋力トレーニング ・杖での歩行練習
④買い物かごを持ち店内歩行	・筋力，バランス能力低下 ・上肢の運動障害	新しい動作方法の獲得 ・買い物カートを押しながらの歩行練習
⑤レジでの支払い	・上肢の運動障害 ・高次脳機能障害	新たな生活環境の整備 ・電子マネーの利用
⑥品物を袋に詰める	・上肢の運動障害	新しい動作方法の獲得 ・片手で品物をビニール袋と肩掛けバッグに入れる練習
⑦荷物を持って家までの歩行	・筋力，バランス能力低下 ・心肺持久力低下 ・応用歩行能力の低下	新しい動作方法の獲得 ・肩掛けバッグを背負った状態での歩行練習

ず，動作実施中の心拍血圧反応や心電図変化，不整脈，疲労感など，全身状態に及ぼす影響も評価し，PT の介入の必要性を確認する必要がある．

　介入にあたっては，実施しようとする目的動作の詳細な分析が必要である．表4 は「近所のスーパーで買い物ができるようになる」を目的動作とした際の原因分析と介入方法の例である．目的動作は，下位動作が連なって構成されるため，まずは目的動作をいくつかの下位動作に分け，その下位動作の遂行の可否について評価する．その際，目的動作を行う実際の場所，ルートなどに沿って対象者に実施してもらい，動作の安定性や問題点の有無を評価し，介入方法を検討していく．

　動作遂行時の環境適応を支援する上で PT が注意すべきことは，安易な「生活環境への介入」を行うのではなく，「対象者への介入」により動作障害が改善する可能性を十分に検討することである．PT は解剖学や運動学に基づいた安全で効率のよい動作方法を指導することができる専門職であり，動作障害が生じている動作について「より安全で効率的に実施する方法」を検討し，対象者に助言や提案を行うことができる．また，PT は対象者の運動機能の改善を通して目的動作の改善を図ることや，生活動作の予後予測に精通した専門職であり，生活動作の可否を判断するための客観的な基準値に関する知

5 生活環境の評価

表5 生活動作の自立を判断するための運動機能検査の基準値

生活動作	運動機能	基準値
歩行[a] 病院内における歩行動作	① TUG（快適歩行） ② TUG（最速歩行） ③麻痺側への最大荷重率[d] ④ FBS	①≦21.6秒（感度100%，特異度94.4%） ②≦15.6秒（感度100%，特異度94.4%） ③≧0.70（感度91.3%，特異度88.9%） ④≧45.5点（感度87.0%，特異度100%）
立ち上がり動作[b] 高さ40cmの椅子から上肢を用いずに立ち上がる動作	非麻痺側の等尺性膝伸展筋力体重比	≧0.40kgf/kg （80%以上の対象者で動作が自立）
階段昇降動作[b] 8段分の階段を手すりを用いずに昇降する動作	非麻痺側の等尺性膝伸展筋力体重比	≧0.45kgf/kg （59%以上の対象者で動作が自立）
床からの立ち上がり動作[b] 台などを用いることなく床から立ち上がる動作	非麻痺側の等尺性膝伸展筋力体重比	≧0.45kgf/kg （62%以上の対象者で動作が自立）
トイレ動作[c] 下衣の上げ下げ，便座への移乗，お尻を拭く動作	FBSの3項目（閉脚立位・片脚立位・閉眼立位）の合計点（12点満点）	≧9点（感度70%，特異度83%）

TUG: Timed Up and Go test, FBS: Functional Balance Scale
a) 北地 雄, 他. 理学療法学. 2011; 38: 481-8.
b) 川渕正敬, 他. 高知リハ学院紀. 2010; 12: 29-33.
c) 佐藤惇史, 他. 東北理療. 2014; 26: 62-6.
d) 立位で麻痺側下肢に荷重できる最大荷重量（kg）を体重計を用いて測定し，その値を体重（kg）で除した値

見**表5**[5-7]を参考にして，運動機能を改善することで目的動作を遂行できるようになる可能性について評価し，運動処方を行うことができる．PTは「対象者への介入」により動作障害が改善する可能性を十分に検討し，「生活環境への介入」と「対象者への介入」を適切に併用するように心がけることが肝要である．

❖文献

1) Simpson LA, Miller WC, Eng JJ. Effect of stroke on fall rate, location and predictors: a prospective comparison of older adults with and without stroke. PLoS One. 2011; 6: e19431.

2) 牧迫飛雄馬, 阿部 勉, 島田裕之, 他. 要介護者のためのBedside Mobility Scaleの開発―信頼性および妥当性の検討―. 理学療法学. 2008; 35: 81-8.

3) Saito T, Izawa KP, Omori Y, et al. Functional Independence and Difficulty Scale: Instrument development and validity evaluation. Geriatr Gerontol Int. 2016; 16: 1127-37.

4) 古谷野亘, 柴田 博, 中里克治, 他. 地域老人における活動能力の測定―老研式活動能力指標の開発―. 日公衛誌. 1987; 34: 109-14.

5) 北地 雄, 原 辰也, 佐藤優史, 他. 回復期リハビリテーション病棟に入院中の脳血管疾患後片麻痺を対象とした歩行自立判断のためのパフォーマンステストのカットオフ値. 理学療法学. 2011; 38: 481-8.

6) 川渕正敬, 山崎裕司, 瀧下あゆみ, 他. 脳卒中片麻痺者の非麻痺側膝伸展筋力と移動動作の関連. 高知リハ学院紀. 2010; 12: 29-33.
7) 佐藤惇史, 藤田貴昭, 守 よしえ, 他. 脳卒中患者におけるトイレ動作自立に関する簡便な判断指標の検討. 東北理療. 2014; 26: 62-6.

〈齋藤崇志, 平野康之〉

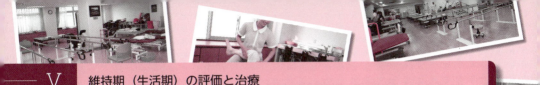

V 維持期(生活期)の評価と治療

6 起居移動動作練習
生活期脳卒中後遺症者の起居移動動作練習を工夫できるか

- ☑ 起居移動動作のメカニズムを理解できる.
- ☑ 生活期脳卒中後遺症者の起居移動動作を観察し問題点を抽出できる.
- ☑ 抽出された問題点をもとに起居移動動作練習を計画し実施できる.
- ☑ 起居移動動作練習を行う時に対象者や環境に合わせて工夫ができる.

1. 生活期脳卒中片麻痺者と日常生活動作(ADL)

　重度の運動麻痺や半側空間無視などを残し,自然回復が期待できない場合でも,長期のリハビリテーションの介入により ADL が改善する例の報告[1]や,地域生活をベースにしたリハビリテーションの介入は,障害の悪化を軽減し,ADL,日常生活関連動作(APDL)能力の向上を促すことが期待できる[2-4]とされている.また,ADL の改善には,練習の量や頻度の増加が有効であるという報告や[5-7],実際の動作を繰り返し練習する課題反復トレーニングが ADL の改善に有効であるとの報告がされている[8].Jørgensen らは,初発脳卒中片麻痺者の神経学的回復と ADL の回復を 6 カ月追跡した結果,重度の後遺症を呈する片麻痺者は,神経学的回復がプラトーに達した 7 週間後にADL スコアがプラトーに達したと報告している[9].すなわち麻痺が重度の片麻痺者は,身体機能の回復が不十分であっても,その後のリハビリテーションによって ADL の回復が可能であることを示唆している.これは,主に代償動作の獲得によるものである.理学療法士は,患者の機能をできるだけ回復させ,活動を高め,社会参加(復帰)を可能とすることが求められるが,残存能力や環境因子にも着目することで,機能回復の不足を補うことができる.生活期であっても機能回復が可能なケースは多く存在するが,機能回復が望めないケースでも,ADL の改善を目的としたリハビリテーションを実施することができる.

2. 生活期片麻痺者の起居移動動作

a 起居移動動作

　起居移動動作は，「起居動作」と「移動動作」に大別できる．「起居動作」は，寝返り，起き上がり動作，ベッド上の移動，ベッド・椅子などからの立ち上がり動作，マット・畳・布団などからの立ち上がり動作，立位からマット・畳・布団などへ座る動作の総称である．本邦のリハビリテーションの領域では，布団やベッド，畳や床の上で，臥位から立位まで姿勢を変換する諸動作を起居動作と呼称していることが多い．「移動動作」は，歩行，階段昇降，車いす移乗，車いす駆動などの総称である．いずれも，ADLを遂行するための手段としての意義を持つ．

①起き上がり

　ヒトが日常生活を送る場合，臥位から座位・立位への姿勢の変換は不可欠であり，その初動が「起き上がり」になる．起き上がり動作は，効率性だけを考えれば，頭部・上肢・体幹（head, arm, trunk: HAT）の質量中心（center of mass: COM）の移動をできるだけ最小限に抑える戦略をとるため，直線的な起き上がりが行われる．しかし，片麻痺者では上下肢に運動麻痺が生じているため，麻痺側上肢が後方に残りやすい．このままの状態で起き上がりを継続すると，麻痺側の肩は後方に回転し，起き上がりが困難となる可能性がある[10]．したがって，麻痺側上肢を体幹の前に位置させ，動作の阻害因子とならないように注意する必要がある．以上から，片麻痺者の多くは，側臥位からの起き上がりと肘立ち位（on elbow）を経由した起き上がりを行うことが多い．

　側臥位からの起き上がりでは，ベッドを使用した場合，下位側である非麻痺側肩関節の外転・伸展と肘関節の伸展によって体幹を持ち上げ，手の位置を近づけることで横座位から端座位へと移行する．また，体幹を持ち上げる以前や中途から両下肢をベッドから下垂させ，カウンターウエイトとして利用する場合もある．この時，床面に対する頸部の側屈角が小さいほど，上位側体幹の側屈が生じにくいため，下位側上肢の負担が増す．

　On elbowからの起き上がりでは，on elbowとなる側の肩関節を外転させ（健常者では20～35°[11]）体幹を前屈，回旋させて行うが，高齢者や片麻痺者では，この外転角を大きくさせ，体幹回旋の要素をより取り入れて起き上がることが多い．体幹近位筋の神経支配は両側性であり，運動麻痺の影響が少ないともいわれている[12-14]．また，体幹機能検査（trunk control test: TCT）の総得点が起き上がりの可否を左右するとの報告もあり[15]，体幹の前屈を起き上がりのトレーニングに積極的に取り入れる意義は大きい．On elbowからの起き上がりを行う場合，臨床では，非麻痺側手で手すりを把持し，上

肢の固定に利用することがある．上肢の屈曲筋群が強く活動することで，麻痺側上肢への連合反応の出現を危惧する声もあるが，側臥位から非麻痺側上肢を使用して努力的に体幹を持ち上げるよりも，効率的に動作が遂行できる場合がある．ただし，身体がベッド柵に接近してしまうほど上肢で強く引き付けてしまうと，体幹の屈曲・回旋が阻害されてしまうため注意が必要である．

②立ち上がり

　椅子や車いすからの立ち上がりは，日常生活を行う上で非常に重要な動作の1つである．立ち上がることができなければ，移乗することや歩行することが不可能となる．片麻痺者の多くは，立ち上がりの際に，非麻痺側下肢を有意に使用する．Brunt らは立ち上がり時の足部の位置を変化させ，下肢の筋電量を計測しているが，通常の立ち上がり時の足部位置と比較して，後方に引いた下肢の筋電量は減少し，前方に位置した下肢の筋電量は増加したと報告している[16]．多くの理学療法士は，立ち上がりの際に，足部の位置を臀部に近づけ，重心（center of gravity: COG）の移動距離を短くすることで立ち上がり動作の難易度を下げるという発想は持ち合わせているが，下肢を引いた方が，下肢筋の負担が減るという点で立ち上がり動作の難易度を下げる効果があるということに関して考えが及ばないことがあるかもしれない．以上のことから考えると，片麻痺者が非麻痺側下肢を引いて立ち上がるという戦略は，非麻痺側下肢の負担軽減や動作の難易度を下げるといった観点から，優れた方策かもしれない．しかし，立ち上がり動作を下肢筋力強化などのトレーニングの一環として捉えた場合には，実施方法を熟考する必要があるといえよう．

　足部の位置から立ち上がり動作を考えたが，COG を臀部から両足部に移動させるという観点からは，体幹の動きも重要となってくる．一般に，動作速度や効率性を優先させる場合には，体幹の前傾量は少なくなる．体幹の前傾量が少ないほど，COG の移動量が少なくなるためである．しかし，このような動作を行う場合には，体幹や下肢の伸展筋力が必要になる．高齢者や片麻痺者のように身体機能が低下している場合には，下肢伸展筋力を補う目的で，体幹の前傾量を増やす，体幹の伸展筋力を補う目的で，上肢の力を利用するなどの代償的な戦略がとられる．どちらも安全に動作を完了する目的では有効な手段となる．しかし，あくまで対象者のレベルを見極め，それ相応の運動量を確保した方法を教示しなければ，廃用や誤用につながる恐れがあるため注意が必要である．

　床からの立ち上がりは，和式生活を送るうえで必須項目となる．近年，生活様式は欧米化し，和室を有さない家庭も増えていると思う．しかし，床からの立ち上がりは，和式生活以外の場面でも必要となることがある．本邦では，地域在住高齢者の 13.7 ～ 19.4 ％に 1 年に 1 回以上の転倒経験があるとされている[17-20]．片麻痺者ともなれば，この確率はさらに上がる可能性がある．転倒を経験した際に，「立つのに 1 時間かかった」「這

って電話口に行って助けを呼んだ」あるいは，「家族が帰ってくるまで3～4時間床の上に寝ていた」などの声が聞かれることがある．つまり，和式生活でなくとも，床からの立ち上がりは必要な動作であり，退院後あるいは在宅生活を送るうえで，動作練習や実施方法を検討することは理学療法士の重要な役割となる．

③移乗・移動

　移乗動作を遂行するためには，座位や立位で動作を遂行することが可能なバランス能力が必要となる．たとえば，車いす移乗の場面では，アームサポートやベッドの柵に手を伸ばす動作が必要となる．そのため，リーチ距離が長いと立位であれば足を1歩踏み出すような動作も必要となるかもしれない．バランス能力を評価し，トレーニングや環境因子の調整を考慮する必要がある．

　移動は，車いす駆動と歩行の2つに大別される．車いす駆動に関しては，体とのフィッティングが重要になる 図1 ．車いすのバックサポートは多くがたわんだ形状であるため，長時間の座位の結果，頚部前屈位，骨盤後傾位，肩甲骨が外転位となり，円背姿勢を助長しかねない．駆動時は，上肢でハンドリムを押し出す動作が，左右非対称的な姿勢を強め，頭頚部，肩の疼痛を誘発する可能性があるため注意が必要である．上肢，体幹のストレッチを指導するだけでも効果的であると思われる．

　生活期の片麻痺者への集中的な下肢筋力強化や歩行練習は歩行能力を改善させ[21,22]，患側下肢集中訓練（歩行および歩行に関連する課題指向的サーキット訓練）を行うと歩行距離，歩行速度およびTimed Up-and-Go Testで改善が認められる[23]．下肢機能や歩行の改善には実際の動作を繰り返しトレーニングする課題反復トレーニングが有効であるとされているが[24]，練習量を確保することが重要となる．そのため，下肢装具（ankle foot orthosis: AFO）や歩行補助具の有無，練習環境やトレーニングの難易度の違

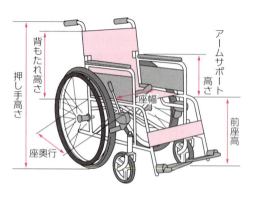

図1 車いすのサイズ調整

・座幅
　臀部の両側面に掌が入る程度のゆとり
・前座高
　下腿長に+5cm程度で起立しやすくなる
・背もたれ（バックサポート）
　自走が可能な場合は肩甲骨下端部が触れるくらいの高さ
・座奥行き（シートの奥行）
　膝窩から臀部後端の+5～7cm程度
　＊長い場合：すべり座位になる
　＊短い場合：圧が大きく血行障害や褥瘡の原因となる
・アームサポート高
　肘90°屈曲位の高さに1～3cm加える

いで歩容や疲労度に変化が現れるか確認する必要がある．

b 生活期の片麻痺者にみられる起居移動動作の特徴と問題

　生活期の片麻痺者は，痙縮の悪化や廃用に伴い，関節可動域が制限されることがよくある．このような場合，いわゆる教科書的な起居移動動作パターンの実施が困難となる．また，残存機能のみを使用した非対称的な動作パターンの継続が，麻痺側上下肢の筋力低下を引き起こすこともある．図2 は非麻痺側優位の立ち上がりが習慣化した生活期の片麻痺例である．非麻痺側を優位に使用している様子が確認できる．図3 は椅子に腰かける直前の座り動作時の画像だが，麻痺側の下肢は外側に倒れ，座り動作の制御に

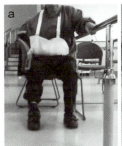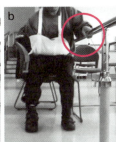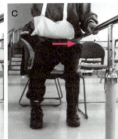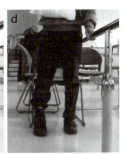

図2 非麻痺側上下肢を優位に使用した立ち上がり動作時の画像
起立時の画像．a が開始姿勢，d が終了姿勢となる．b をみると，左手で手すりを引っ張る様子がうかがえる．また，c では体幹を手すりに引き寄せるように左下肢優位で立ち上がっている．

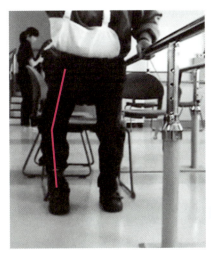

図3 座り動作時の画像
着座時の画像．臀部が右に引け，麻痺側股関節は外旋が強い．足底の内側は床から離れ，荷重量はかなり少ない．

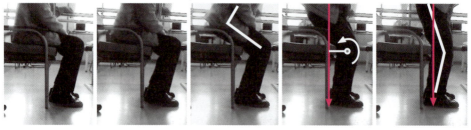

図4 骨盤の前傾が不足している立ち上がり動作の画像
離臀のタイミングが早く，重心が両足底上に移動する前に伸展相が始まっている．
立位は屈曲姿勢となっている．

は関与していないようにみえる．

　高齢者や既往に腰椎症，慢性的な腰痛症を有する片麻痺者では，骨盤の前後傾の可動域が低下しやすい．車いすを長期にわたり使用している場合や活動量の低い片麻痺者でも骨盤の可動域低下が生じやすい．立ち上がり動作では屈曲相で骨盤を前傾させ，COGを前方へ移動させる必要があるが，可動域制限により骨盤前傾が不足した場合，伸展相でCOGからの垂線は膝関節軸の後方を通るようになるため，膝関節には屈曲モーメントが発生し，立ち上がり時の膝関節伸展筋の負担が増すことになる．また，立位に移行した後も，COGからの垂線が足部後方に落ちやすく，姿勢を保持する目的で，立位が屈曲姿勢となりやすい **図4**．

　関節可動域の制限や動作時筋緊張が亢進している片麻痺例では，床からの立ち上がり動作に難渋することが多い．床からの立ち上がりは，長座位，胡座位，横座位，片膝立ち位などの姿勢を経由するため，股関節や膝関節の十分な可動域が必要になるためである．しかし，運動麻痺が軽度で，下肢関節可動域が確保されていても床上での起居動作の経験が少ない場合，自力での立ち上がりが困難となるケースが少なくない．発症前とは運動パターンが異なるため，新たな運動学習が必要となる．また，麻痺が重度で，下肢関節可動域に制限がある場合には，介助下でも立ち上がることが困難となる場合もある **図5**．

　移乗では，回転動作が必要となる．そのため，多くの片麻痺者は手すりやベッド柵，車いすのアームサポートなどを身体の支持に利用する．しかし，**図6**のように非麻痺側上肢の支持がないと立位保持ができないような場合は，上肢をリーチに用いることができずに，回転動作が困難となる．

　生活期の片麻痺者の歩行は筋緊張亢進の影響を受けることが多い．入院中のリハビリテーションが終了した時点ではさほど目立たなくとも，生活期での長い経過に伴い，確保されていた可動域の減少や，残存筋力の低下が出現し，知らず知らずに効率を追求するあまり，残存機能のみを使用して繰り返される非対称的な動作パターンが麻痺側下肢

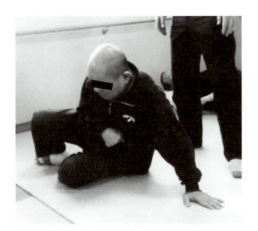

図5 下肢関節可動域制限がある片麻痺者の床上座位

起き上がったのちに横座位をとろうとするが，麻痺側（右）股関節の可動域制限のため身動きがとれなくなる．膝関節は，この姿勢ではこれ以上の伸展ができない．

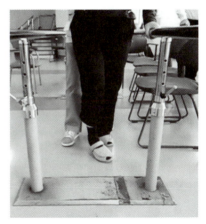

図6 非麻痺側上肢を姿勢保持に使用した片麻痺者の立位

立位を保持した時に，麻痺側下肢への荷重がほとんどできないため，非麻痺側手を手すりから離すことができない．

の動作時筋緊張の亢進をきたしてしまう場合がある[25]．筋緊張の亢進は関節の変形や可動域の低下を引き起こすことが多い．さらに，歩行パターンに影響を及ぼし，非効率的な歩行へと変化する可能性がある．歩行能力の維持，改善のために，歩行トレーニングを継続的に実施する意義は高いと思われる．

c 生活期片麻痺者の起居移動動作練習

本項では，生活期片麻痺者の「起き上がり」「椅子からの立ち上がり」「床からの立ち上がり」「移乗」を取り上げる．「歩行」に関しては，情報量が膨大となるため，歩行トレーニングの専門書を参考にしていただきたい．

①起き上がり

起き上がりは，背臥位からの起き上がりと側臥位からの起き上がりに大別される．著者らは，動作を阻害するような下肢の筋短縮や関節可動域制限，脊柱の可動域制限，運動を制限せざるを得ない医学的問題がない限り，トレーニングとして背臥位からの起き上がりを選択することが多い．その理由として，近位筋は両側性支配であるため，脳卒中後遺症としての運動麻痺の影響を受けにくいことがあげられる．その他，ベッド上の生活を考えた場合，長座位をとることで，ベッドからの転落のリスクを避けながら活動

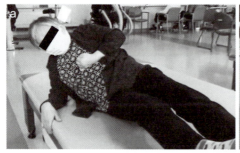 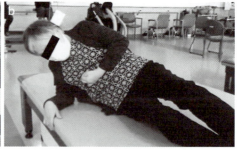

図7 起き上がり練習前後の画像
a：練習前．麻痺側上肢の引き付けに頼った起き上がりのため，体幹を固定させ，両下肢が浮いてしまっている．
b：練習後．頸部・体幹の前屈，回旋を誘導のもと反復練習したのちの起き上がり．On elbow をとることが容易となり，両下肢の浮上もみられなくなった．

性を高めることができること，ベッド上で麻痺側，非麻痺側のいずれの側にも端座位を容易にとれること，床からの立ち上がりを行う場合に有用であることも要因としてあげられる．背臥位からの起き上がりは，直線的に起き上がる場合と，on elbow を経由する場合に分けられる．若年者であれば直線的な起き上がりも可能かもしれないが，対象が高齢である場合や運動麻痺が重度である場合は，on elbow を経由する起き上がりを選択することが多い．On elbow を経由する場合，外転させた非麻痺側の上肢は，何も把持せずに起き上がることができれば理想的かもしれないが，麻痺側上肢が後方に残りやすい片麻痺者にとっては難題である．練習の段階付けを考慮する必要があると思われる．導入として，麻痺側手でベッド端を把持し，体幹の COM の移動方向を学習する形で起き上がりを行ってみる．この時，麻痺側手は前腕を固定させる目的で使用する．体幹を引き起こすように非麻痺側上肢を使用してしまうと，体幹を一枚板のように固定し，腰背部の筋まで強く収縮させてしまうことがある[26]．また，麻痺側上肢の外転角を大きくし，体幹の回旋を多く取り入れ，半側臥位を経由するような起き上がりを行うこともある 図7 ．以上のような方法で起き上がりが可能となってきた後に，上肢の固定を外す．上肢の外転角を小さくするなど，運動性と速度性を両立させた方法に挑戦する．On elbow が可能となれば，長座位への移行は比較的容易になる．

②椅子からの立ち上がり

　立ち上がりは，手すりを使用すると，非麻痺側上下肢に依存し，左右非対称性を強めてしまうことがある．そのような場合は，テーブルなどを前方に配置して立ち上がりを行うことがある．また，骨盤が後傾位で立ち上がりが困難な場合は，座面を高くして骨盤前傾が生じやすい環境下で動作練習を行うこともある．

6 起居移動動作練習

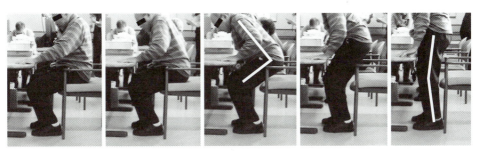

図8 立ち上がり練習後の画像（図4と同一症例）
体幹の前傾が勢いよく現れている．頭部は足尖端を越え，下肢伸展と体幹伸展が同調している．立位では屈曲姿勢が改善している．座面を高くするためにパッドを挿入している．

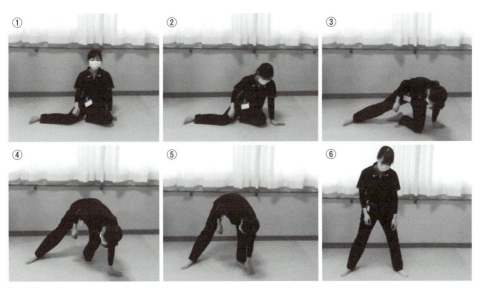

図9 麻痺側下肢を伸展・外転位で立ち上がる様子

　テーブルの使用では，身体の前方に支持物が位置するようになり，体幹を勢いよく前傾させることが可能となる．手を付く位置によっては，麻痺側下肢への荷重量を調整することも可能となる．加えて上肢の伸展力を利用しやすくなるために起立が容易となることが多い．また，立位の屈曲姿勢が改善することがある．立ち上がり動作の様子を **図8** に示す（ **図4** と同一症例）．

③床からの立ち上がり

　床からの立ち上がりは，非麻痺側上下肢を優位に使用することで安全かつ効率的に動

Ⅴ 維持期（生活期）の評価と治療

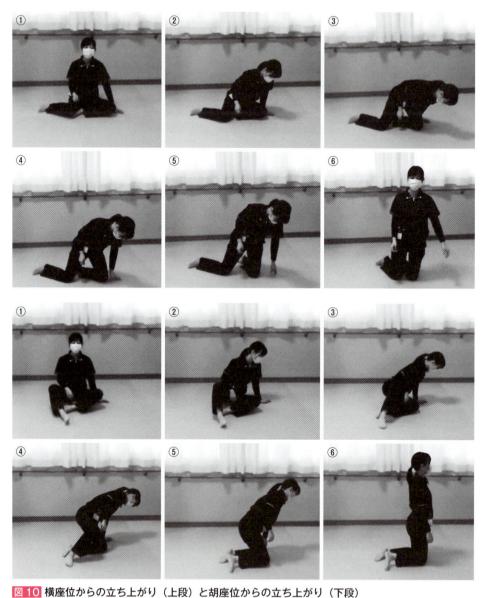

図10 横座位からの立ち上がり（上段）と胡座位からの立ち上がり（下段）
股関節に内旋制限がある場合は下段のように胡座位から膝立ち位へと移行する．膝立ち位から上肢の支持なしで立ち上がるのは難しく，椅子やテーブルを支えに立ち上がることが多い．

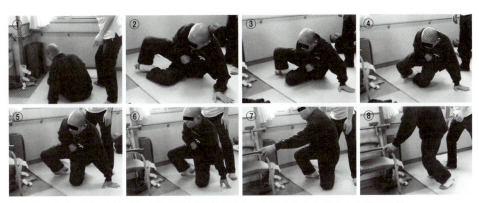

図11 動作時筋緊張が亢進し下肢可動域制限が目立つ症例の床からの立ち上がり動作
右上下肢の運動麻痺は重度で，動作時の筋緊張が亢進しやすい．ハムストリングスは短縮しており，床上の座位は胡座位に近い．両膝立ち位は麻痺側下肢で支持できず，非麻痺側での片膝立ち位を経由して立ち上がる．非麻痺側上肢での支持が必要なため，椅子などの支持物が必要．

作の遂行が可能となる．麻痺側下肢は外転・伸展させ荷重量を減らし，非麻痺側上肢を床につくことで支持基底面（base of support: BOS）を広げながら，主に非麻痺側下肢の伸展力を利用して立ち上がる 図9．しかし，このようなパターンは，麻痺側の股関節や膝関節に伸展制限が存在する場合や動作時筋緊張の亢進が著しい場合は，実行が困難となる．その場合，長座位から非麻痺側に体を回転させるように膝立ち位に移行するか 図10，長座位から非麻痺側の片膝立ち位に移行することがある 図11．膝立ち位になると，上肢を床につき支持に利用することは困難となるため，台や椅子などの支持物を準備する必要がある．そのため，支持物まで近づくためにいざり動作を獲得する必要が出てくる．

④移乗

　ベッドから車いすへの移乗の場合，端座位で車いすとの距離を調整する目的で，臀部の位置を前後左右に移す必要がある．また，車いすのアームサポートを支持として利用する場合は，体幹を前傾させながら上肢でリーチする動きが必要となる．いずれの動きも足部への荷重が求められるため，移乗動作は立ち上がり動作の練習と並行して行うのが効率よく効果的であるといえる．

　一方，車いすからベッドやトイレへの移乗では，車いす駆動とブレーキやフットサポートなどの操作が必要となる．これらの動作は，実環境で繰り返し行うことが効果的であるが，注意障害，半側空間無視，身体失認などの障害を有する場合は，障害の程度によっては効果が出にくいことも考えられる．また，生活期では，即時的な効果を求められることも多い．そのため，ブレーキやフットサポートにテープなどで印をつける，立

ち上がりと同時に自動的にブレーキがかかる車いすや，フットサポートに荷重すると下降し床に接する機能をもつ車いすを使用するなど，道具や環境からも動作の遂行を支持する方策を検討する必要がある．

d 生活環境の活用方法と注意点

手すりは起居移動動作練習でよく用いられる．その目的は，後遺症として出現した機能低下の代償である．しかし，手すりは形状的に，強く握る，引っ張る，といった使い方をすることが多い．この場合，動作の遂行をかえって阻害してしまう場合がある．たとえば，起立動作では手すりを握った上肢の固定力を高める目的で，強く筋を同時収縮させる場合がある．すると，体幹の前傾が妨げられるため，COGの前方移動が不十分となり，上肢で牽引するように立ち上がるようになる．また，片麻痺の場合は，非麻痺側上下肢を優位に使用するために，左右非対称的な動作となりやすい．このような動作の継続は，動作時筋緊張の亢進や廃用性の筋力低下などの異常を引き起こす原因となる可能性がある．しかし，対象者が動作を何とか完了させようと工夫した末にたどり着いた結果ともいえる．したがって，対象者自身が問題に気付き修正することはかなり難しい．

起立動作時に手すりを強く引く，上肢の屈曲の要素を減らそうと考えた場合，第一選択として，肘掛け付の椅子を用いることがある．肘掛けは上肢による伸展力を利用できるほかに，COGの前方移動を補助することが可能となる．体幹の前傾を力強く行える場合は，前方にテーブルや椅子を置くことで脚伸展のみを代償させ起立が可能となる．家具や環境との位置関係や使い方を対象者自身が自ら変化させることよりも，療法士が難易度を考慮したうえで設定した環境下で練習を行い，次第に機能・能力の向上を図ることが現実的であるといえる．また，改善が不可能であった場合でも，どのようにすれば動作が完了できるのかを療法士が判断し，対象者や家族に動作手順の指導を行うことが望ましい．

3. 生活期片麻痺者の起居移動動作練習のポイント

在宅では入院中のリハビリテーションとは異なり，動作獲得まで手厚いサポートがあるわけではない．そのため，対象者個人や家族に頼らざるを得なくなる．また，起居移動動作は個々人の体格，身体機能，生活環境によって様々なパターンをとる．ゼロからの動作練習を行うよりも，対象者の動作をベースに修正を加えていく方が効率よく動作の再獲得が可能になると思われる．もちろん危険な動作やあまりにも非効率的な動作を行っている場合には，理由を示しながら大規模な修正を行う必要もある．生活期は，対象者の動作を詳細に観察しながら，様々な手段の提示や練習方法の教示が可能となる柔

6 起居移動動作練習

軟な発想が求められるステージであるといえる.

❖文献

1) Dam M, Tonin P, Casson S, et al. The effects of long-term rehabilitation therapy on poststroke hemiplegic patients. Stroke. 1993; 24: 1186-91.

2) Outpatient Service Trialists. Therapy-based rehabilitation services for stroke patients at home. Cochrane Database Syst Rev. 2003; 1: CD002925.

3) Pang MY, Eng JJ, Dawson AS, et al. A community-based fitness and mobility exercise program for older adults with chronic stroke: a randomized, controlled trial. J Am Geriatr Soc. 2005; 53: 1667-74.

4) Legg L, Langhorne P; Outpatient Service Trialists. Rehabilitation therapy services for stroke patients living at home: systematic review of randomized trials. Lancet. 2004; 363: 352-6.

5) The Glasgow Augmented Physiotherapy Study group. Can augmented physiotherapy input enhance recovery of mobility after stroke? A randomized controlled trial. Clin Rehabil. 2004; 18: 529-37.

6) Sonoda S, Saitoh E, Nagai S, et al. Full-time integrated treatment program, a new system for stroke rehabilitation in Japan: comparison with conventional rehabilitation. Am J Phys Med Rehabil. 2004; 83: 88-93.

7) Chen CC, Heinemann AW, Granger CV, et al. Functional gains and therapy intensity during subacute rehabilitation: a study of 20 facilities. Arch Phys Med Rehabil. 2002; 83: 1514-23.

8) 日本脳卒中学会脳卒中ガイドライン委員会, 編. 脳卒中治療ガイドライン 2015. 1 版. 東京: 協和企画; 2015. p.288-91.

9) Jørgensen HS, Nakayama H, Raaschou HO, et al. Outcome and time course of recovery in stroke. Part II. Arch Phys Med Rehabil. 1995; 76: 406-12.

10) 冨田昌夫, 佐藤房郎, 星 昌博, 他. 片麻痺の起き上がり－障害部位別動作パターンとの力学的比較. 理学療法学. 1993; 20: 472-81.

11) 金子純一朗, 黒澤和生, 谷 浩明, 他. 起き上がり動作に関する上肢の動作開始位置の検討. 理学療法学. 2000; 27: 157-61.

12) Carr LJ, Harrison LM, Stephens JA. Evidence for bilateral innervation of certain homologous motoneurone pools in man. J Physiol. 1994; 475: 217-27.

13) 小竹伴照, 土肥信之. CT 像による脳血管片麻痺患者の体幹および下肢筋の検討. リハビリテーション医学. 1991; 28: 607-12.

14) Ferbert A, Caramia D, Priori A, et al. Cortical projection on erector spinae muscles in man as assessed by focal trans cranial magnetic stimulation. Electroencephalogr Clin Neurophysiol. 1992; 85: 382-7.

15) 八谷瑞紀, 村田 伸, 大田尾 浩, 他. 脳卒中片麻痺患者の起き上がり動作能力と身体機能との関連. 理学療法科学. 2009; 24: 593-7.

16) Brunt D, Greenberg B, Wankadia S, et al. The effect of foot placement on sit to stand in healthy young subjects and patients with hemiplegia. Arch Phys Med Rehabil. 2002; 83: 924-9.

17) 江藤真紀. 地域在住高齢者における転倒既往と視覚刺激下の姿勢制御能との関連. 日老医誌. 2005; 42: 106-11.

18) Aoyagi K, Ross PD, Davis JW, et al. Falls among community-dwelling elderly in Japan. J Bone Miner Res. 1998; 13: 1468-74.

19) Yasumura S, Haga H, Niino N. Circumstances of injurious falls leading to medical care among

elderly people living a rural community. Arch Gerontol Geriatr. 1996; 23: 95-109.

20) Yasumura S, Haga H, Nagai H, et al. Rate of falls and the correlate among elderly people living in an urban community in Japan. Age Ageing. 1994; 23: 323-7.

21) Ada L, Dorsch S, Canning CG. Strengthening interventions increase strength and improve activity after stroke: a systematic review. Aust J Physiother. 2006; 52: 241-8.

22) Dean CM, Richards CL, Malouin F. Task-related circuit training improves performance of locomotor tasks in chronic stroke: a randomized, controlled pilot trial. Arch Phys Med Rehabil. 2000; 81: 409-17.

23) Wevers L, van de Port I, Vermue M, et al. Efects of task-oriented circuitbclass training on walking competency after stroke: a systematic review. Stroke. 2009; 40: 2450-9.

24) French B, Thomas L, Leathley M, et al. Dose repetitive task training improve functional activity after stroke? A Cochrane systematic review and meta-analysis. J Rehabil Med. 2010; 42: 9-14.

25) 芝崎　淳，阿部浩明，渡邉高志．病期別にみた脳卒中片麻痺者の歩行改善に向けて―生活期から―．理学療法学．2014; 41: 567-72.

26) 鈴木敏明，他監修．The Center of the Body ―体幹機能の謎を探る―．5 版．東京：アイペック；2013. p.259-98.

〈芝崎　淳〉

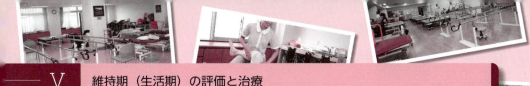

V 維持期（生活期）の評価と治療

7 介護者への指導
活動支援と介護負担の軽減に向けて指導できるか

- ☑ 介護者に向けた生活面への助言により，要介護者の活動的な生活を促すことができる．
- ☑ 介助方法の指導を通して，介護負担を軽減させることができる．

1. 生活面への助言

　要介護状態にある脳卒中患者の心身機能を維持するには，不活動による廃用症候群を予防する必要がある．住宅構造など環境的不利の多い在宅生活において，要介護者が活動的に過ごすには，家族などの介護者による活動支援が重要である．理学療法士は，介護者に向けて主に生活面への助言を通して要介護者の活動的な生活を促す．以下，介護者へ向けて実施すべき生活面への助言の要点を示す．

a 座位時間の確保

　活動的な生活には，日中の臥床時間を短縮し座位で過ごす時間を確保する必要がある．要介護者の1日の総臥位時間を把握した上で，介護者に向けて長時間の臥床による廃用症候群のリスクと座位の心身機能への効果について説明し，必要性の理解を促す．
　要介護者の体力に見合った1日を通したスケジュールの設定，座位で安楽かつ活動的に過ごすためのシーティング，座位時に残存機能を活かし活動的に過ごすためのセルフケアや趣味活動，役割など多方面への助言を行う．

b 立位・歩行での活動

下肢機能の維持に向けて，手すりの設置など安全に動作ができる環境を整備したうえで，排泄時の下衣操作や移乗など生活の中に立つ機会を取り入れるよう提案する．歩行が困難であり車いすで移動している場合においても，居室内や家屋内など機会を限定するなどの工夫により生活になるべく歩く機会を取り入れるよう工夫する．

c 生活空間の拡大[1]

生活空間の拡がりにより身体活動量は増加しやすい．介護状況に応じてベッド上からベッド周囲，家屋内，庭先，近所など生活空間を拡大していくよう助言し，合わせて出向いた先でのセルフケアやIADL，移動の介助方法を指導する．自立や家族との外出が制限されている場合には，通所や短期入所サービスなどの活用を提案するのも生活空間の拡大には有効である．

2. 介助方法の指導[2]

慣れない介護者による介助は精神的・身体的にも負担が大きく，限界を超えれば在宅生活の継続は困難となる．要介護者の在宅生活の継続に向けて介護者の負担を軽減すべく要介護者本人と介護者の状態に適した介助方法を指導する必要がある．適切な介助により安全で安楽な活動が可能となれば活動的に生活することができ，介護負担の軽減のみではなく対象者の心身機能の維持にもつながる．以下に指導にあたっての要点を示す．

a 介護状況の把握

介護状況を確認し指導が必要な動作を把握する．実際の生活の場において実施状況を確認すると課題が明確になりやすい．指導が必要な動作については要介護者の残存能力を引き出すべく過介助とならないよう，対象者の麻痺や高次脳機能障害，残存機能，基本動作能力などの心身機能を把握し，見合った方法を選択するよう留意する．併せて介護者の介護に携われる時間，年齢や体型，健康状態など，負担感やニーズや，住居構造，家具の配置，福祉用具などの物理的環境も把握する．

b 介助方法の指導

要介護者の能力を引き出すには，介護者のペースで行わずなるべく自力で動いてもらう必要がある．動作を開始する前にこれから何をするのかを説明し，開始時には要介護

7 介護者への指導

者と介護者が動きのタイミングを合わせる．要介護者自身に声をかけてもらい介護者が
それに合わせるのもよい．一度に大きな重心移動は介助者の負担が大きく，不安により
自力での動作も引き出しにくいため，段階的な方法を提案する．介護者の身体的負担を
軽減するために持ち上げ動作や摩擦を軽減するための福祉用具の使用方法，介護者の支
持基底面，重心の高さや介護者との距離などの力学的工夫も助言する．

c｜モニタリング

生活が経過すると活動状況や生活範囲が変化し，新たな課題が発生するため生活や介
護状況のモニタリングが必須である．訪問理学療法では介助場面の確認が容易であるが，
通所系サービスにおいても送迎やサービス担当者会議などに居宅を訪問する機会を逃さ
ず介護状況を確認・把握し必要に応じて介助方法や量を修正する．

3. 事例紹介

介護者への指導の実際について事例を通じて紹介する．

a｜事例紹介

介護者Aさんへの指導．脳梗塞により左不全麻痺を呈した夫を在宅にて介護している．
持ち家に夫と2人暮らし．退院後16日目より介護負担軽減とADL能力の改善を目的
に訪問理学療法が週2回の頻度で開始された．

b｜介護状況の把握

初回訪問時に生活と介護状況を確認したところ，夫は左不全麻痺と非麻痺部位の筋力
低下の影響から端座位への起き上がりとベッド・車いす間の移乗に重度の介助が必要で
あった．また，Aさんは退院前に介護方法についての指導を受けていたものの，自宅に
導入された介護ベッドと車いすの使用方法とその機能を活かした介助方法を習得できて
いなかったため，自宅ではうまく介助できず，夫は日中の大半をベッドに寝て過ごして
いた．

c｜生活面への助言

離床機会と活動範囲の拡大を目的に車いすへの離床をAさんに提案したが，「ベッド
から起きて車いすへ移るまでの介助に不安があるし，今は安全に生活できているので現

維持期（生活期）の評価と治療

V

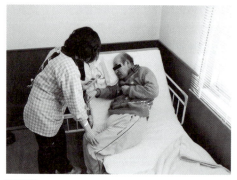
図1 ギャッチアップ機能を使用した起き上がり

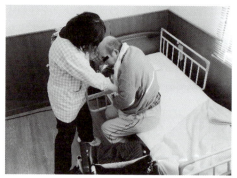
図2 アームレストを外した座位での移乗

状のままでよい」と車いすへの離床には消極的な返答であった．しかし，車いすへの離床と活動範囲の拡大により得られる心身機能への効果や，夫が病前より好きであった愛犬と交流できることや，訪問時に安全な介助方法を指導することを説明したところ，移乗介助の練習を希望するようになった．

d 介助方法の指導

2回目の訪問理学療法時よりAさんと集中的に練習を実施した．ベッドからの起き上がりでは介護ベッドのギャッチアップ機能を活用する方法 図1 ，移乗ではベッドと車いすの高さを揃え，車いすのアームレストを取り外して行う座位での移乗 図2 を指導した．まずは理学療法士が介助の見本を示し，自立支援に向けた介助のポイントを説明した．言葉による説明では修正が困難であったため，動画を撮影し視覚的にフィードバックすることで，安全な介助を身に着けることができた．訪問開始から4回目で自信を得たことから，Aさんの介助での車いす乗車が開始された．

その後，家屋の出入りの介助練習に移行し，愛犬との交流が再開されたことで，夫婦ともに活動意欲が高まり，車いすで過ごす時間と活動範囲が拡大した．

e モニタリングと修正

車いすへの離床や訪問理学療法，通所介護での運動や歩行練習など身体活動が徐々に増加するとともに身体機能が改善し，練習時には起き上がりや安全な立位保持が自力で可能となった．そのため小さなギャッチアップ角からの起き上がりと移乗時に立位となる残存機能を活用する方法をAさんに指導し，自立度を高める方向で介助方法を変更した．

7 介護者への指導

　訪問開始6カ月の時点で自宅にて日中の大半の時間を車いす上で過ごされ，庭先の愛犬との交流は日々の日課となり，Aさんからも「今度は夫と車に乗って外出したい」との意欲的な発言をきくことができた．

❖**文献**

1）森川真也．生活空間の短期的変化と予測因子の抽出．理学療法学．2015; 42: 494-502.
2）牧田光代，金谷さとみ，編．地域理学療法学．東京：医学書院；2012. p.159-85.

〈高橋秀介，金谷さとみ〉

V

維持期（生活期）の評価と治療

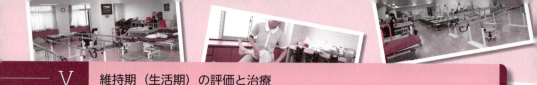

Ⅴ 維持期（生活期）の評価と治療

8 外出支援
外出に向けた指導ができるか

- ☑ 「身体機能面」，「心理面」，「社会・環境面」への支援により外出機会を拡大させることができる．
- ☑ 屋外活動が安全に行えるように指導することができる．

1. 理学療法士が行う外出支援

　日常生活における活動範囲が家屋内に限定され，外出することのない状態を「閉じこもり」と呼ぶ．閉じこもりによる活動範囲の狭小化は，身体活動量を減少させ，廃用症候群を招き，要介護状態を悪化させやすいハイリスクな状態である 図1 [1]．在宅生活期

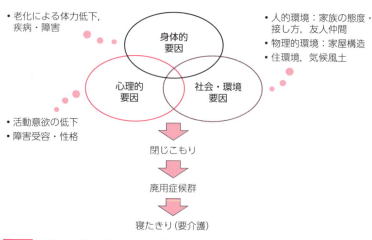

図1 閉じこもりと要介護リスク[1]

に関わる理学療法士は，対象者の生活機能を維持すべく「身体機能面」，「心理面」，「社会・環境面」の3つの側面から支援しながら外出機会の拡大を図る．

a 身体機能面

　麻痺などの改善が難しい在宅生活期の脳卒中患者であっても，動作の習熟により外出能力の向上が見込める．外出にむけた運動や練習を直接提供するだけではなく，家族との外出や介護サービスでの送迎などをよい練習機会とできるよう，更衣，靴の着脱，玄関の出入り，敷地外・自動車までの移動などの外出活動を適切な方法で支援・介助できるよう指導にあたる．また，通所サービス滞在時や訪問サービスにおいて，屋外歩行練習などの外出動作の練習プログラムを組み込めるよう，サービス間での調整を図る．

b 心理面

　対象者や介護者が外出の必要性を理解していないために消極的なことも多い．対象者・介護者の希望やニーズ，興味・関心などを聴取しながら，それに沿って外出による身体活動，対人交流，余暇活動などの有効性を説明すると必要性の理解が促されやすい．外出について不安が生じている場合には，外出に向けた練習や介護者への助言，活用できる介護サービスなど具体的な支援計画について説明し，対象者や家族と共に検討することで，軽減を図る．

c 社会・環境面

　外出の自立，介助量の軽減を図るために物的，人的，社会的環境を整備する．対象者が要介護認定を受けている場合には，手すりの取り付けや段差の解消，扉の取り換えなどの住宅改修費の支給や福祉用具貸与により物的環境を整備することができる．ただし，住宅改修費に関しては支給限度額があること，賃貸住宅や共用スペース，敷地外では実施できないこともあり，福祉用具に関しても屋外で使用ができない品目もあるので確認が必要である．対象者の外出に付き添う家族など介護者に向けては，安全かつ自立を支援できる介助方法，福祉用具の使用方法などの指導を行う．

2. 屋外活動の指導

　外出時に行う主な屋外活動についての指導の要点を示す．

a 歩行

　屋内では安定して歩行できる対象者でも，環境の異なる屋外では困難を伴うことも多い．安全な歩行の獲得に向けては，砂利道や砂地などの不整地や段差，坂道や道路端の左右傾斜，横断歩道や対人回避などの様々な場面を想定しながら，実際の屋外にて練習する．また，安全に歩行できるよう補助具を検討するが，特に麻痺側下肢の足クリアランスや足部安定性の確保に向けて短下肢装具の適応を十分に考慮する．介護者に向けて，基本的にはバランスを崩しやすい麻痺側の後側方の支えやすい位置での介助を指導する．

b 階段

　手すりが設置されていないことも想定して，杖などの手持ちの補助具にて行えるよう指導する．手すりが麻痺側のみに設置されている場合には，手すりに身体の正面を向けた斜め向きでの昇段や，後ろ向きでの降段などの工夫により自立が可能となる場合もある 図2 ．介護者に向けては転落を防止するために，昇降ともに下段に位置するよう指導する．

c 障害物をまたぐ

　障害物に十分に近づいたうえで杖を前方につき，麻痺側下肢から乗り越え，次に非麻痺側の障害物を乗り越えるよう指導する．

d 乗用車の乗降

　非麻痺側から乗車し麻痺側から降車する．乗車時はドア上のアシストグリップもしくはヘッドレストをつかみ，非麻痺側の足から先に車内にステップしつつ着座することで乗り込みやすい．降車時はドア方向に身体を移動し，麻痺側下肢・非麻痺側下肢の順に外に降ろすよう指導する 図3 ．

e 車いすの介助方法

　屋外において車いす移動を介助する際の要点を示す．対象者が恐怖心を抱かないよう，事前に車いすが後方に傾くことなどを伝える配慮が必要である．

①段差の昇降

　昇段の際は段差に正対して近づく．対象者が不安や恐怖心を抱かないよう体が傾く旨

8 外出支援

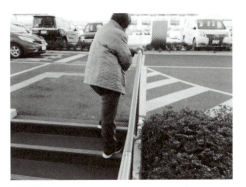

図2 麻痺側に手すりがある場合の階段
昇段では，手すり方向に身体を向け手→非麻痺側足→麻痺側足の順に昇る．
降段では，後ろ向きになり，麻痺側足→非麻痺側足→手の順に降りる．

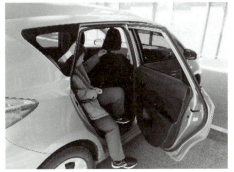

図3 乗用車の乗降
乗車時は非麻痺側の足→着座→麻痺側の足の順に乗り込む．
降車時は身体をドア方向に移動し，麻痺側下肢→非麻痺側下肢の順に降ろす．

を説明し，ティッピングレバーを踏みながらグリップを押し下げてキャスターを上げる．前進してキャスターを上段に降ろし後輪を押し上げ段差を上がる．降段の際は後ろ向きとなり後輪を下ろす．キャスターを上げて後進しキャスターを下ろす．

②坂道の昇降

下る際は対象者の転落を防止するために車いすを後ろ向きとし，グリップをしっかりと握りながら体で支えるように下りる．介護者は後方への転倒や障害物にぶつからないよう注意しながら進むよう注意する．坂を上る際は，介護者の負担を軽減するために介護者の足を前後に広げながら身体を前方に傾け，体重を利用しながら押し上げる．

③溝の乗り越え

キャスターが溝に挟まらないようキャスターを上げ，溝に対して正対して進む．後輪が溝の手前まで位置するようにさらに進み，キャスターをゆっくりと下ろす．溝を通過する際は揺れを少なくするためにグリップを持ち上げ，後輪を浮かしながら通過する．

④不整地

舗装されていない道路や砂利道などを通過する際は，キャスターがはまり込みやすいため，キャスターを上げて走行する．

V 維持期（生活期）の評価と治療

3. 事例提示

外出支援の実際について事例を通じて紹介する．

a 事例紹介

60歳代の女性．脳出血を発症し回復期リハビリテーション病院を退院した後，在宅で夫と2人暮らし．退院4週間後より通所リハビリテーションが開始となった．開始前に自宅を訪問し外出状況を確認した．中等度の右不全麻痺が残るものの，家屋内での歩行やセルフケアは自立していた．退院2日後に夫の付き添いで外出しようとした際に，敷地内の不整地と段差で転倒しそうになり，自動車への乗車がうまく行えなかった経験から，本人・夫ともに外出に不安を覚え家屋内だけで過ごしていた．

b 外出支援

外出についての主訴や希望を聴取したところ，本人からは「散歩したいが外に出るのは不安」，夫からは「自動車で外出したいけれども，うまく付き添える自信がない」との希望と訴えが聞かれた．本人と夫に向けて閉じこもりのリスクや外出のメリット，環境調整や練習による動作の習熟により今後安全に外出できる見込みがあることなどを説明し，まずは通所リハビリテーションサービス利用の外出から開始し，徐々に拡大していった．

不整地での歩行安定に向けて短下肢装具を作成し，段差には手すりを設置し，自動車乗降の介助方法と量を送迎スタッフに助言・指導した．通所中には理学療法士との運動・練習の他に介護スタッフと屋外歩行練習を行う機会を設け，月に6日利用する短期入所生活介護においても，歩行練習を実施できるよう情報提供と連携を図った．

経過とともに外出動作の介助量が軽減したため夫に介助方法を改めて指導し，自動車での外出が可能となった．外出についての希望を再度聴取したところ「近所を歩きたい」という希望が聞かれたため，敷地外歩行の練習を開始し，10カ月後には近所の親戚宅まで外出することができた．

❖文献

1) 介護予防マニュアル改訂委員会．介護予防マニュアル改訂版 平成24年3月 第6章 閉じこもり予防・支援マニュアル．p.97．http://www.mhlw.go.jp/topics/2009/05/dl/tp0501-1_07.pdf（2016年12月12日閲覧）

〈高橋秀介，金谷さとみ〉

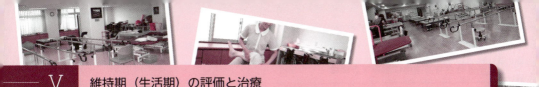

V 維持期（生活期）の評価と治療

9 社会資源の活用
どのような資源があり，誰に相談すればよいか

- ☑ 脳卒中後患者が利用できる社会資源を理解し，提案できる．
- ☑ 社会資源利用に際し，必要な手続きを理解し，アドバイスができる．
- ☑ 社会資源利用に関わる専門職を把握し，相談できる．

　維持期脳卒中者が利用可能な社会資源について，"社会資源"の定義を「利用者のニーズを充足し，問題を解決するために動員されるあらゆる人的物的資源を総称したもの」[1]として求めると家族による支援などを含め，様々な事物が対象となる．本項では我々理学療法士が関連する維持期脳卒中患者に対し提供できるサービスや，対象者が求める障害罹患後の社会生活復帰や生活や活動の充足のために利用できる制度やそれに基づくサービスについて述べる．これらの制度の患者・利用者への適用においては，相談の窓口や制度運用のための調整や手続き，サービスの提供など様々な専門職種が関わっている 表1 [2]ため，制度やサービスについて理解し，患者や利用者に適した制度やサービスが受けられるよう専門職種のスタッフと情報交換や相談を行いながら，対象者のマネジメントを行っていく必要がある．

1. 介護保険制度

　脳卒中急性期・回復期リハビリテーション終了後，社会資源の利用を望む対象者の多くが利用する制度であり，対象者は① 65 歳以上の要介護者・要支援者，② 40 歳以上 65 歳未満の医療保険加入者の要介護者・要支援者で特定疾病に該当する者であり，脳血管疾患はこの特定疾病に含まれるため，40 歳以上の脳卒中罹患後の患者で生活上の支援や介護が必要と認められた者のすべてが対象となる．

　我々理学療法士が回復期リハビリテーション終了後の維持期脳卒中後患者に提供でき

表1 社会資源適用に関連する職種

名称	内容	所属・配置
医療ソーシャルワーカー	患者家族の生活や療養上の問題や社会復帰・社会参加などの相談・支援を行う	病院，介護老人保健施設，診療所
介護支援専門員	介護保険制度で要支援・要介護者や家族を支援する	居宅介護支援事業所，地域包括支援センター
相談支援専門員	障害者などの動産に応じ必要な支援を行うほか，サービス利用のための計画作成を行う	基幹相談支援センター，相談支援事業所
社会福祉士	障害者や高齢者などの相談・支援を担うソーシャルワーカーとして生活の問題に関わる相談支援を行う	指定介護老人福祉施設，障害者施設，地域包括支援センター，地域生活定着支援センターなど
精神保健福祉士	精神保健福祉分野のソーシャルワーカーとして精神障害者の生活上や療養上の問題について，相談・支援を行う	精神科病院，精神保健福祉センター，保健所，福祉事務所（保健福祉センター），地域生活定着支援センター，生活支援施設
介護福祉士	心身の状況に応じた介護を行い，介護者を含めて指導を行う	老人保健福祉施設，障害者施設など
訪問介護員	障害者や高齢者の家庭を訪問して家事や介護を行う	ホームヘルパーを派遣する事業所
福祉住環境コーディネーター	高齢者や障害者が住みやすい住宅改修プランや福祉用具の提案を行う	介護事業者，福祉機器販売業者，建築・設計事業者など
保健師	住民の健康管理，疾病予防，保健指導を行う	市区町村，保健センター，保健所，地域包括支援センターなど
臨床心理士	カウンセリングや心理検査を行う	病院，精神科クリニック，学校，保健センター，保健所，児童相談所，会社など
民生委員・児童委員	地域住民の福祉のために関係機関を結ぶ	各地域
福祉活動専門員	地域の福祉課題の把握，課題解決に向けた取り組み，ボランティア活動の支援を行う	市区町村社会福祉協議会
コミュニティソーシャルワーカー	様々な福祉課題を抱える人について地域で支援を行う	社会福祉協議会など

るリハビリテーション（理学療法）サービスは，介護保険下で行われる通所リハビリテーションや訪問リハビリテーションとなる．介護保険制度は単に介護を要する高齢者の身の回りの世話をするということを超えて，高齢者の自立を支援することを理念としている．リハビリテーションサービスの提供のほかに介護保険下で利用できるサービスの

9 社会資源の活用

表2 高齢者が受けられるサービス（介護保険制度に基づくものを中心として）

サービス	内容	介護予防サービス	介護サービス
訪問介護 （ホームヘルプ）	訪問介護員（ホームヘルパー）が在宅に訪問して行う介護や家事などの日常生活上のケア	△	○
訪問看護	看護師などが在宅を訪問して行う療養上のケアまたは必要な診療の補助を行う	○	○
定期巡回・随時対応型訪問介護看護	訪問介護や訪問看護を，定期巡回または必要時に受ける		○
訪問入浴介護	在宅に浴槽を持ち込み入浴を行う	○	○
訪問リハビリテーション	理学療法士・作業療法士・言語聴覚士が在宅でリハビリテーションを行う	○	○
居宅療養管理指導	医師・歯科医師・薬剤師・管理栄養士などが訪問して療養生活に必要な助言を行う	○	○
福祉用具貸与	日常生活がより行いやすくなるよう，車いすやベッドなどの福祉用具のレンタルを受ける	△*	○
福祉用具購入費	入浴や排泄の際に使う福祉用具購入に払い戻しを行う	○	○
日常生活用具	より安全に暮らしやすくなるように用具を借りたり，受け取る（65歳以上の一人暮らしや寝たきりの対象者）	要支援・要介護認定と無関係	
住宅改修費	手すりの取り付けや段差の解消などの住宅改修に払い戻しを行う	○	○
高齢者の生活支援	自立した生活を維持するための介護予防として，日常生活に密着した様々なサービス（対象は介護予防や生活支援を必要とする高齢者）	要支援・要介護認定と無関係	

*要支援・要介護1の対象者は一部対象外の用具があり

うち，リハビリテーション（理学療法）と関連が強いものとしては，福祉用具の貸与や販売，住宅改修費などがあげられ，どのような用具利用や改修費負担に適用可能か把握したうえで様々なアドバイスが行えるとよい．

介護保険制度で提供されるサービスには様々なもの **表2**[2)]があり，介護保険下でのリハビリテーション提供に際し，利用者からのニーズの聴取や生活状況の評価から機能や生活動作，参加活動の維持や改善に有用と思われるサービスの利用について，担当者会議などで提案・検討できるとよい．介護（予防）サービスの利用にはサービス担当者会議の後，サービス計画が作成され，対象者や家族の同意の後，サービスが提供される．この時，サービスに関する計画を立て，必要なサービスを受けられるようにサービス事

Ⅴ　維持期（生活期）の評価と治療

業者を手配するのが介護支援専門員（ケアマネジャー）である．介護（予防）サービス利用者にとって，サービス利用に関する窓口がケアマネジャーとなる．このため，維持期脳卒中患者で介護（予防）サービス利用者と関わる中で，利用者からの情報収集や評価，理学療法サービスの中で得られた情報などについてはケアマネジャーと情報交換を密に行う必要がある．病院入院中の患者や在宅生活中で外来受診・リハビリテーション加療を受けた患者から在宅（復帰後）生活について，相談を受けた際には所属している病院や施設に勤務する社会福祉士（ソーシャルワーカー）などに相談を行い，患者との相談や地域の相談窓口との連絡を提案する．地域の相談窓口となるのが，地域包括支援センターであり，高齢者や家族の総合相談窓口となる．市区町村が運営しており，主任介護支援専門員（主任ケアマネジャー），保健師，社会福祉士などが勤務しており，①生活・介護などの総合相談，②介護予防サービス計画の作成，サービス利用の連絡調整，③高齢者被虐待者の権利擁護，成年後見制度の手続きや活用の支援，④福祉・介護・医療など関係機関との連携，ケアマネジャーへの助言，などに関する相談が可能である．他にも介護予防教室，地域住民の啓発活動などを行っており，利用者の社会参加に関わる情報を得られる場合もある．各自治体などによって，活動内容が若干異なることもあるため，利用者が居住する地域のセンターの情報収集や問い合わせを行い，利用者へのアドバイスのための情報とするとよい．

2. 障害者福祉制度

　障害者（発達障害や難病を含む）が利用する福祉サービスは障害者総合支援法に基づいて提供される．対象者は視覚・聴覚・平衡機能・身体機能障害や身体欠損などを有する身体障害者や高次脳機能障害を含む精神障害を有するものなどが含まれ，脳卒中後患者で身体機能や高次脳機能障害が残存しているものも，障害が認定された場合に対象者となる．サービスの内容としては介護サービス，訓練等サービス，補装具費用負担，地域生活支援事業などがあげられる．障害児や比較的若年者も対象となっており，就労支援などのサービスも含まれる．

　障害福祉サービスの流れとしては，利用者は市区町村指定特定・一般相談支援事業所の相談支援専門員に相談を行い，アセスメントやニーズの聞き取りが行われる．障害者福祉サービス利用の希望があった場合には利用者（もしくは相談支援専門員が代行）が特定相談支援事業所に申請書の提出を行い，市区町村により障害支援区分の認定が行われる．障害区分の認定などがされた後，サービス等利用計画案などの作成が行われ，市区町村に提出後，支給が決定され，障害者手帳が給付される．

　サービスは対象者の地域生活・社会活動復帰に向けたサービスが中心となっている．具体的な内容として，介護サービスとして身体・生活介護や家事援助，短期入所や施設入所支援などがある．訓練等サービスとしては自立訓練（機能訓練・生活訓練），就労移

行支援，グループホームなどがあり，対象となる若年年齢層の就労・社会活動復帰に必要なサービスも提供される．また，支給対象者の費用負担上限額が設定され，入所施設や介護施設利用する際の減免や補装具費用や日常生活具の費用負担額の上限設定もされる．費用負担の軽減措置として，高額障害者福祉サービス等給付や食費・光熱水費の軽減措置もなされる．この他に各自治体によって若干異なるが，手帳給付を受けた利用者に対して，各種手当や税の免除，交通機関利用料金の助成や割引などが設定されている．

障害者福祉制度においては身体機能障害者に対してのみではなく，高次脳機能障害者も対象となる．身体障害者に給付される身体障害者手帳に対し，精神障害者保険福祉手帳が給付され，利用できるサービスの内容も異なる．障害者総合支援法に基づく支援には，都道府県が行う専門的な相談支援事業として「高次脳機能障害者支援普及事業」が実施され，高次脳機能センターなど支援拠点機関が設置されている．在宅復帰した対象者で高次脳機能障害を理由に社会活動復帰の阻害となっている対象者やこれから社会活動復帰を考える対象者は利用を検討し，機関施設の担当者との相談や支援を受けながら，復帰や参加につなげていくことが検討できる．

3. 障害福祉制度と介護保険制度について

対象となる障害者が65歳以上である場合や45歳以上で特定疾病に該当する場合は障害者福祉制度よりも介護保険が優先して適用される．そのため，該当する対象者は介護保険制度の認定申請を行い，要介護認定を受ける必要があり，ヘルパーの利用や通所サービス，福祉用具貸与など介護保険の対象となる在宅サービスは介護保険から給付されることとなる．ただし，生活保護受給者の場合は40～65歳で特定疾病に該当する対象者であっても，障害福祉サービスが優先される．ただし，画一的に介護保険サービスへの切り替えが求められるわけではなく，個々のケースに応じ，市町村の判断により決定がなされることとなる．サービスの切り替えなどにより費用負担やサービス内容の違い，通所や入所サービスなどの場合は利用する他の対象者の年齢層の違いなどがあげられる．このため，切り替えの対象となった場合は負担や提供されるサービスの変化，環境や関わる他者の変化によって，生じる生活やモチベーションの変化について，細かな情報収集とフォローが必要である．

4. その他の社会資源

上記した国や自治体が主導の社会資源やサービスの他に民間の企業や団体が行っている支援事業などが多く存在する．特に就労支援や運転復帰支援，外出や他者交流の場となる社会活動への復帰の支援については民間の企業などと協業で行っている場合もあり，対象となる患者にとって高い満足度が得られる場合も少なくない．

本項にあげた維持期脳卒中者が利用できる社会資源は各制度や事業に基づくサービスの基本的な部分のごく一部でしかない．対象者のニーズの充足を果たせるように，利用できるサービスや支援事業などについての情報収集を対象者・家族，所属する施設の他職種や，対象者の担当となる相談員，市区町村障害者生活支援担当部署の担当者などと共に協業して行い，対象者への有益な情報提供と支援受給のサポートを行っていく必要がある．

❖文献

1) 小西加保留，伊賀陽子，藤平輝明．社会資源の活用方法と留意点．治療．2006: 88; 2995-9.
2) 村上須賀子，佐々木哲二郎，奥村晴彦，編．医療福祉総合ガイドブック 2015 年度版．東京: 医学書院; 2015. p.77-220.
3) 公益社団法人日本医療社会福祉協会，編．相談・支援のための福祉・医療制度 活用ハンドブック．改訂版．東京: 新日本法規; 2016. p.163-306.
4) 梶原幸信．脳卒中を取り巻く社会保障制度—リハに関連する医療保険・介護保険制度を中心に—．作業療法ジャーナル．2014: 48; 549-54.

〈万治淳史〉

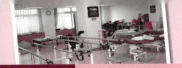
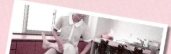
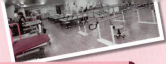

V 維持期（生活期）の評価と治療

10 生活環境調整
維持期（生活期）での物理的環境へのアプローチ方法を理解できるか

- ☑ 理学療法士として，身体機能・活動を評価することで，「できる ADL」「している ADL」を把握し，転倒リスクなど安全面を考慮した生活環境を助言・提案することができる．
- ☑ 本人・家族だけではなく，ケアマネジャーや福祉用具専門相談員，通所や訪問のスタッフなど関連する他職種と情報を共有し判断することができる．
- ☑ 複数方法を提案，利点・欠点を伝え選択してもらうことができる．
- ☑ トイレ・寝室などの場だけではなく動線を確認することができる．
- ☑ 往復動作を確認することができる（トイレに入る/出る，靴を脱ぐ/はく，ベッドから起きる/横になる）．

在宅で生活する脳卒中患者の目標は，機能低下を予防することであり，安定した在宅生活を継続することは，維持期（生活期）の理学療法を行ううえで重要となる．そのためには，自立支援と残存能力を活用することが必要である．その中で，生活環境調整を行うことは，脳卒中患者の活動を活性化し，自立した日常生活をサポートする．そして，身体機能・ADL の維持・向上，活動性の維持・向上を図ることができ，さらには介護者の介護負担の軽減にもつながる．

1. 生活環境調整の基礎

理学療法士が関わる「生活環境調整」の対象は，物理的環境・人的環境・社会的環境の 3 つに分けられる．

a 物理的環境

物理的環境とは，在宅脳卒中患者が活動・参加する生活空間のことである．ベッド周囲や自室，居間，トイレ，浴室，台所，玄関，庭，近所などの環境である．通所系サービスを利用していれば，そのサービスを受ける場も環境となる．理学療法士のアプローチは，介入を補助する目的で住宅改修や福祉用具の導入，家具や荷物などの配置換えの提案ができる．

b 人的環境

人的環境とは，在宅脳卒中患者の生活支援に関わる「人」のことである．第一に家族があげられる．家族構成・雰囲気・介護能力などは様々である．麻痺が重度であり ADL が低下していても，家族の介護能力で在宅生活を支えられることは多くある．家族以外の人的環境としては，介護サービスを提供しているスタッフがあげられ，我々理学療法士もこれにあたる．また，近所や地域の人の関わりが重要な役割を担う場合もある．

c 社会的環境

社会的環境とは，法律・制度や文化，価値観などとされている．たとえば町内の集まりや付き合いなどの地域活動のことであり，また，介護保険制度がこれにあたる．40 歳以下の在宅脳卒中患者は介護保険を利用することはできないが，障害者総合支援法の制度を利用することは可能である．在宅脳卒中患者を取り巻く制度を理解していることで，金銭的負担を軽減し，活動と参加の場を広げることができる可能性がある．

2. 評価

生活環境調整を行うためには，家屋内外の環境調査だけではなく自宅での ADL 状況の評価を行い，動作の円滑性や転倒リスクなどの安全性を確認する必要がある．

環境評価表は 図1 のようなものを使用する．持参するものは，①メジャー，②デジタルカメラに加え，その場で福祉用具の提案や手すり位置の提案のための③福祉用具パンフレット，④マスキングテープなどがある．

デジタルカメラで記録を残す際，静止画だけではなく動画を撮影すると，動線の確認が行いやすい．また，本人・家族，ケアマネジャーなどに対して具体的に説明することができるので有用である．

10 生活環境調整

家屋環境評価表

訪問日： 平成　　　年　　　月　　　日

家屋環境

区分		住宅状況	備考（福祉用具・ADL 状況）
□玄関	上がり框	高さ（　　　cm） 段数　　　段 □なし	段差昇降（ 可 ・ 不可 ）
	扉の形態	幅（　　cm） □引戸 □開戸（内・外）	手段：
	広さ	□狭い □適切	
	その他	手すり 有 ・ 無	
□玄関ポーチ	段差	高さ（　　　cm） 段数　　段　□なし	
	その他	手すり 有 ・ 無　 □スロープ □その他	
□アプローチ	仕上げ	アスファルト・芝・土・砂利・（　　　　　）	
	車椅子スペース	□ある □ない	
□玄関以外の出入り口		□掃出窓（場所　　　　） □その他	
□本人の居室	階数	（　　階） □専用 □家族共有	移動（ 自立 ・ 介助 ）
	広さ	（　　畳） □和室 □洋室	手段：
	段差（敷居など）	□ある □ない （高さ　　　cm）	
	家具の配置	□よい □変更必要	
	その他	ドア幅（　　　cm）	
□居間	広さ	（　　畳） □和室 □洋室	
	段差（敷居など）	□ある □ない （高さ　　　cm）	
	家具の配置	□よい □変更必要	
	その他	ドア幅（　　　cm）	
□トイレ	広さ	□適切 □狭い	排泄コントロール（ 良好 ・ 不良 ）
	便器	□和式 □洋式 □その他（便座高　　　cm）	方法（日中）:トイレ・Ｐトイレ・尿器　（ Dパンツ ・ オムツ ）
	段差（敷居など）	□ある □ない （高さ　　　cm）	方法（夜間）:トイレ・Ｐトイレ・尿器　（ Dパンツ ・ オムツ ）
	扉の形態	□引戸 □開戸（内・外）　（ドア幅　　cm）	
	その他	手すり 有 ・ 無	
□台所・食堂	広さ	（　　畳） □居間共用	
	段差（敷居など）	□ある □ない （高さ　　　cm）	
□脱衣室	広さ	□適切 □狭い	更衣動作（ 自立 ・ 介助 ）
	段差	□ある □ない （高さ　　　cm）	方法：
	扉の形態	□引戸 □開戸（内・外）　（ドア幅　　cm）	
	その他		
□浴室	広さ	□適切 □狭い	
	浴槽の様式	高さ（　　cm）深さ（　　　cm）	
	段差	□ある □ない （高さ　　　cm）	
	扉の形態	□引戸 □開戸（内・外）□折戸（ドア幅　　cm）	
	その他	手すり 有 ・ 無（場所：　　　　）	
□廊下	段差・敷居	□ある □ない （高さ　　　cm）	見取り図
	廊下幅	（　　　cm）～（　　　cm）	
	手すり	有 ・ 無	
	その他		
□階段（屋内）	幅	（　　cm）	
	踏面a×蹴上げb	a（　　cm）×b（　　　cm）	
	手すり	有 ・ 無　右 ・ 左 ・ 両方	
	その他		
その他（家族構成など）			

図1 家屋環境評価表

3. 生活環境調整の具体例

a 症例

症例：70歳代，男性
疾患名：脳梗塞（右中大脳動脈領域）
併存疾患：高血圧症
家族構成：妻（キーパーソン）と2人暮らし
介護度：要介護4
発症前生活：作家活動を行いながら庭作業・ゴルフなど活動的に過ごしていた．
経過：発症後約2カ月急性期病院にてリハビリテーション実施．回復期リハビリテーション病院転院．約4カ月間のリハビリテーションを実施し，環境調整を行い，自宅退院となった．
身体機能面：左片麻痺（BRS 上肢Ⅳ下肢Ⅳ手指Ⅲ）・左半身感覚軽度鈍麻・関節可動域制限（麻痺側膝関節屈曲拘縮）・注意障害

活動面：
〈基本動作能力〉 起居：修正自立（把持物必要），起立・立位保持：見守り（把持物必要），歩行：中等度介助（サイド杖使用し10 m可能）〜軽介助（手すり使用）
〈ADL〉移動：車いす修正自立，移乗：見守り，トイレ動作：見守り〜軽介助（下衣操作），階段：中等度介助

　入院中に，退院前カンファレンス・サービス担当者介護が行われ，在宅生活を自立し安全に過ごすために，①トイレや移動時の転倒を予防すること，②円滑に移動することができること，③安全に外出できることの3点が目標としてあげられた．屋内外での移動方法・トイレ動作が在宅生活を継続するための課題であった．病院で担当していた理学療法士から通所リハビリテーションの理学療法士に対して，身体機能やADL状態，家族の介護方法に応じて環境調整してほしいと申し送りされた．

介護保険サービス：通所リハビリテーション（3回/週）・福祉用具貸与（上がり框用手すり，ベッドサイド手すり，車いす2台，昇降座椅子）・住宅改修（屋外スロープ，トイレ内手すり）

b 環境調整の内容

①屋外スロープ 図2, 3

　通所系サービスの送迎などの外出支援・活動範囲の拡大のために重要な場である．
　スロープよりも段差昇降が楽な場合があるため，段差昇降能力の評価，介護者の介

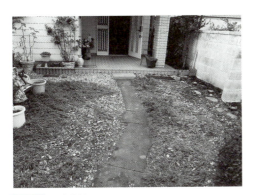
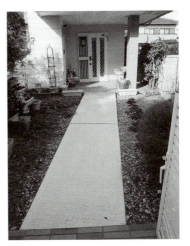

図2 退院直後
・車いすスペースは十分だが，砂利があり，車いす介助時の困難さが生じていた．

図3 退院3カ月後の改修
・介助を安楽にするため，勾配（傾斜角度）を約 1/15 に調整した[2]．
・車いすの幅を考慮し，脱輪する危険がないように，幅員を調整した[2]．
・屋外車いす移動介助が円滑に行え，外出の負担が軽減された．

力の評価は重要となる．

②玄関 図4

段差昇降能力や靴の着脱などの複合動作が必要とされる場である．

玄関は「家の顔」であり，改修や福祉用具の設置を本人・家族から嫌われる場合も少なくないため，玄関以外の出入りの場を検討することもある．

ⅰ）段差昇降（上がり框）[2]
・式台の利用：本人が安全に昇降できる段差の高さを評価し，提案する．
・手すりの設置：昇段・降段において安定感や安全性に違いがある場合，優先順位を決め，手すりの高さや設置側（片側となる場合），長さを検討する．

ⅱ）靴の着脱[2]
・靴を脱ぐ時は立位で行えても，履く時にも立位で行えるという保証はない．そのため，往復動作の確認は生活環境調整を行う上で重要となる．座位で行う場合，玄関ベンチの設置や土間側と屋内側のスペースを確認し，椅子の利用を検討する．

③廊下 図5

家屋構造の中で，手すりの設置ができなかったり，一部のみの設置となることも多いため，適切な移動方法を評価し，環境調整を含め提案する．

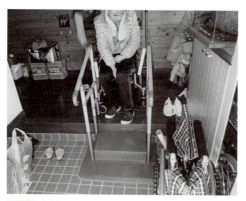
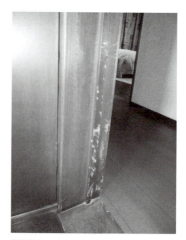

図4 玄関
・車いすを屋内外で使い分けている.
・階段昇降の残存能力を活用する目的で,上がり框用手すりを使用している.
・屋内用車いすに乗り換えた後,靴の着脱を実施している.

図5 廊下
・廊下幅や方向転換のスペースを考え,小回りする車いすを選択したが,柱が傷ついている.
・しかし,本人・家族ともに了承して,車いすを利用継続している.

④ トイレ 図6〜8

　昼夜を通じて頻繁に行われるADLであり,動作の構成要素(ドアの開閉,出入りの段差,トイレ内移動,便座前での方向転換,トイレ動作[下衣操作,清潔保持],便座への着座/起立,排泄コントロールなど)が多く,解決すべき課題の多い場である.奥行きのあるトイレの場合,便座までの移動方法も検討する必要がある.

⑤ ベッド周囲[3] 図9

　ベッド周囲のスペース,ベッドの種類・高さ,マットレスの硬さ,柵(手すり)の位置などを確認し,検討する.

4. まとめ

　生活環境調整について,物理的環境へのアプローチを中心に述べた.
　理学療法士が評価・判断し,必要と考えられた住宅改修や福祉用具があったとしても,自宅環境への愛着やこだわりなどの個人因子により,必要な調整が行えないことや必要以上の調整が行われることがある.
　必要な調整が行えない場合,サービス担当者会議やリハビリテーション会議などの場

10 生活環境調整

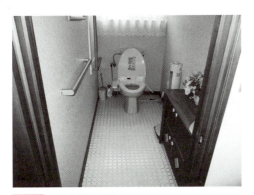
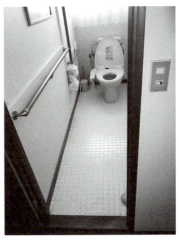

図6 退院直後の改修
・車いすが進入できるスペースがないため，歩行移動のための横手すり，立位活動のためのL字手すりが設置されていた．
・構造的に片側のみの手すり設置となっており，トイレ内移動（廊下→便座）は，横歩きを軽介助で行っていた．

図7 退院3カ月後の再改修
・トイレに入る際，手すり把持に努力を必要としていたため，横手すりをドア側に延長し，起立の安定性が得られ，円滑にトイレの出入りが行えるようになった．
・トイレ内移動（廊下→便座）は，後ろ歩きを見守りで行うことができた．

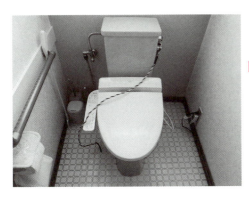

図8 トイレの流し方
・左片麻痺であり，立位・座位，どちらにおいても洗浄レバーの自立使用は困難であったが，このようにロープをとりつけることで，座位での洗浄レバーの自立使用が可能となった．
・右手でロープを持ち，頭上を通して左側にロープを持っていき，引っ張ることで流すことができる．

や理学療法士の居宅訪問に合わせてケアマネジャーや福祉用具専門相談員に同行してもらい，改めて他職種に理学療法評価・必要性を伝えていくことや，住宅改修ではなくレンタルの福祉用具で対応し，必要性を実感してもらったのち，住宅改修を行うことが望ましいと考える．

　もし，福祉用具での対応も困難な場合は，住宅改修や福祉用具を導入することによる

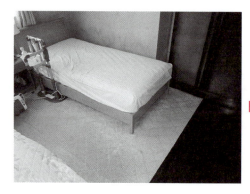

図9 ベッド周囲
・車いす移動に十分な空間が確保されている.
・起居動作は自立していたため,既存のベッドを使用継続している.
・据え置き手すりを使用することで,移乗動作が安定している.

利点と導入しないことによる欠点・リスクを本人・家族,他職種に伝え,情報共有することが必要である.情報共有したうえで,継続した居宅訪問・指導や同環境での動作練習を行うことが重要であると考える.

また,必要以上に調整してしまう場合は,住宅改修前であれば,住宅改修費支給のための申請が必要であるため,申請前に本人・家族,他職種に理学療法評価を具体的に伝え,レンタルの福祉用具で対応するなどの検討をしてもらうよう依頼する.レンタルの福祉用具であれば,利用されていないことや本人や家族が不必要と感じた際に,返却することができるため,有用である.

しかし,住宅改修や福祉用具を導入すること自体がゴールではない.生活環境を調整することで,脳卒中患者のADLや生活がどのように変化したかを見極め,調整を重ねる必要がある.また,環境評価や調整が必要なタイミングは,退院・退所直後やADL改善・悪化時,アクシデント発生時など様々であるため[4],臨機応変に訪問し,自宅での状況に応じた対応を行うことが重要である.そして,環境調整を行う際は,1人で解決しようとせず,家族やケアマネジャー,他職種スタッフなどと連携し,情報共有を図ることが重要である.

❖文献

1) 重森健太.在宅患者の環境調整に対する理学療法の関わり.理学療法.2013; 30: 902-6.
2) 橋本美芽.住宅改修編―住宅改修方法の基礎知識.In: 福祉機器 選び方・使い方 副読本 住宅改修編.東京: 保健福祉広報協会; 2016. p.4-27.
3) 市川 洌.ベッド編―ベッドの選び方,利用のための基礎知識.In: 福祉機器 選び方・使い方 副読本 基本動作編.東京: 保健福祉広報協会; 2016. p.4-18.
4) 岡野英樹,井上 崇.居宅訪問とは―各論・制度と方法.In: 全国デイ・ケア協会,監修.通所リハビリテーション居宅訪問実践ガイド.東京: 中央法規; 2013. p.9-21.

〈高澤寛人,金谷さとみ〉

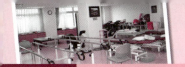
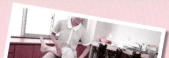
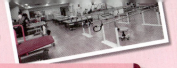

V 維持期（生活期）の評価と治療

11 急変時の対策
自宅や通所サービスで発生する急変に対し
対策・対応できるか

- ☑ 当日の体調・バイタルサインや直近の体調変化などを把握し，「何かいつもと違う」などの変化を感じ取ることができる．
- ☑ 急変時には，冷静に判断し，対応することができる（自分の動揺は利用者や他スタッフに伝わる）．
- ☑ 急変時，家族や主治医，ケアマネジャーへの連絡・対応ルートを個別に設定・確認しておくことができる．
- ☑ 急変が起こらないよう，家族をはじめ主治医などの関連職種と対策を検討・共有しておくことができる．

1. 急変とリスク管理

　急変とは，「病状が急激に悪化し，心停止や呼吸停止，意識障害などの危機的状況に陥ること」をいう．ほかにもめまいや嘔気・嘔吐，狭心痛，頭痛，倦怠感，低血糖，血圧低下・上昇など急変するものは様々あり，理学療法士はこれらの状況を判断し，適切な対応を行う必要がある．さらに，慢性期脳卒中患者は身体機能やADL能力が低下していることから，転倒・転落しやすい状態であるため，転倒・転落への対応も行えなければならない．慢性期脳卒中患者は急性期と違い病態の落ち着いた状態であることが多い．しかし，近年は入院期間の短縮により，在宅でも完全に病状が落ち着いているとはいえない方や状態悪化が起こっている方などもおり，常に状態の把握・管理が重要になっている[1]．

　また，急変が起こった際に的確に対応することは重要だが，急変が起こらないようにリスク管理を行うことも重要である．リスク管理は，①リスクの実態把握を行い，②リスクの評価・分析，③リスクへの対応・処理，④リスクの再評価・再発防止といった一

表1 リスク管理

①リスクの実態把握	・「どのような急変・事故が発生しているのか」あらゆる情報からリスク把握する
②リスクの評価・分析	・報告書などを利用し状況や影響の評価・分析を行う ・個別の分析と事業所全体の分析とを分けて考える
③リスクへの対応・処理	・急変や事故に対して，迅速に的確な対応を行う 　　リスク背景を明確にし，情報共有する 　　リスク要因をなくす 　　業務を見直す
④リスクの再評価・再発防止	・再評価する

連の活動を繰り返し取り組むことをいう 表1 [2]．

2. リスクの評価

急変時の対応と対策には，利用者のリスクの評価が重要であるため，以下に述べる．

a 情報収集

年齢・性別，主疾患・併存疾患，内服状況をはじめ，転倒歴や在宅での生活状況（危険行動の有無やヒヤリとすることなど）といった情報を収集する．可能であれば，利用者を通して主治医から検査データなどの情報を得ることで，起こりうるリスクの把握が可能となる．

b 理学療法評価

身体機能面・活動面・参加面，さらには環境因子面・個人因子面などの状態を把握しておく．

c 体調・バイタルサイン

当日の利用者のはじめの印象はリスク管理を考えるうえで重要視しなければならない．利用者の調子は日々違うため，「昨夜は眠れなかった」，「薬を飲むのを忘れた」などの利用者本人や家族の訴えや，「話をしていてもいつもより反応が鈍い」，「いつもよりふらつきが多い気がする」などのいつもと違う変化を見落とさずに感じ取り，リハビリテーション内容の変更など，対策をとることが重要である[3]．また，当日だけではなく，直近

11 急変時の対策

の体調変化を考慮する必要がある.

3. 急変時の対応と対策

a 急変時の対応手順

表2 のような手順で行うが,自宅内や通所事業所内など急変が起きた場所によって
対応方法が異なるため,以下に述べていく.

表2 急変時の対応手順

ステップ1	急変そのものの対応・指示受けのための主治医への連絡・相談
ステップ2	家族・ケアマネジャー・施設長などへの連絡
ステップ3	インシデント・アクシデント報告書作成,再発予防のための施設内検討

b 自宅内における急変時の対策・対応

「訪問した際,居間で倒れていた」,「リハビリ中,急に気分不快を訴えた」などの訪問
現場での急変症状への対策・対応については,1人で,もしくは,家族とともに対応し
なければならない.その状況で,パニックにならず,迅速かつ冷静な判断,現場対応,主
治医への報告・相談・指示受け,関係者(家族,ケアマネジャー,施設長など)への連
絡,救急要請などを行う.現場対応が落ち着いたのち,報告書の作成と再発予防の検討
を行う.

あらかじめ,家族や主治医,ケアマネジャーと急変時の対応方法(対応手順や連絡先)
や搬送先の病院の相談を明確に行い,シミュレーションしておくことが落ち着いて行動
するためには必要である[4].

①自宅内における急変対応の具体例

ⅰ)症例

90歳代女性,要介護4,脳出血による左片麻痺・注意障害・認知機能軽度低下,ADL
は車いす介助レベルで日中臥床していることが多い.主介護者の夫(90歳代)と2人
暮らし,介護保険サービスとして訪問看護1回/週と訪問リハビリテーション1回/週,
福祉用具を利用し,在宅生活を継続している.

ⅱ)急変発生状況

当日訪問時のバイタルサインは,血圧104/46mmHg,脈拍72拍/分,体温36.7℃,
JCS Ⅰ-1と普段と比較し変化なし.

ベッド上での下肢ストレッチング・ギャッチアップ練習を実施.バイタルサインの異

V

維持期(生活期)の評価と治療

常がなかったため，端座位練習を始めた直後，声掛け・痛み刺激に反応が鈍くなり（JCS Ⅱ-30），意識レベル低下，顔面蒼白となった．

ステップ1：ただちにベッド臥床へ戻し，下肢挙上を行い，JCS Ⅱ-20～Ⅰ-1へと改善．血圧80/42 mmHg，脈拍72拍/分．居間でテレビを見ていた夫を呼び，状況説明．説明後，バイタル再検し，血圧106/48 mmHg，脈拍78拍/分．

急変時は，まず担当の訪問看護ステーションに連絡することになっていたため，担当看護師へ状況説明し，判断を仰ぎ，「意識レベルは改善し容態は安定しているため，安楽肢位をとり，様子をみること」となった．

本人より，「便が出たみたい」と訴えがあったため，オムツ交換実施．多量便あり．夫に報告すると，3日程便が出ず，昨晩下剤を処方量より多く飲ませていたことがわかった．

その後，ベッド臥床では，意識レベルをはじめ，バイタルサインの異常なく経過した．再度，訪問看護師に状況を報告したところ，担当看護師が当日，訪問することとなったため，夫に伝え，当日の訪問リハビリテーションを終了とした．

ステップ2：リハビリテーション終了後，すぐにケアマネジャーと主治医，施設長に電話にて報告を行った．医師からは，改めて本人だけではなく，家族からも当日の体調を聴取・確認し，リハビリテーションを行うようにと指示を受けた．

ステップ3：事故報告書を作成し，訪問スタッフ間で検討した．リハビリテーション内容・離床方法は間違っていなかったが，排便状況などの情報収集が欠けており，主治医の指示通り，家族に対して体調や最近の様子などの情報収集を徹底し，リハビリテーションを実施することが重要となった．

②独居の方の急変時の対策

独居の方を訪問する場合，状況を確認する家人がいないため，リハビリテーション開始前のバイタル測定はもちろんのこと，情報収集を具体的に行う必要がある．「体調はいかがですか」といった曖昧な確認ではなく，「睡眠は何時間とりましたか」や「排泄の回数や量はどれくらいありますか」など具体的な確認を行い，これまでの経過と比較し，総合的な判断を行い，リハビリテーションを実施する．

ほかのサービスを利用している場合，事業所間における情報共有が重要となってくる．随時，ケアマネジャーや他事業所と電話連絡を行うことや事業所間で情報を共有し合う連絡ノートを作成することで，サービス利用時の様子や変化が確認でき，急変が起きるリスクを把握することができる．関わりのある近所の方や民生委員からの情報も有用となる場合もある．

独居の方の急変を想定した対応方法の確認やシミュレーションを行うのはもちろんだが，急変時の連絡先を複数確認しておくことで，1つの連絡先が繋がらなくても，焦らず次の連絡先をあたることができる．

また，必要に応じて「緊急通報装置」の利用を助言し設置することで，1人で過ごしている間の安全確保・不安解消を図ることができる．

③通所系サービス利用中における急変時の対策

通所リハビリテーションや通所介護の特徴は，スタッフの多くが介護職であり，医療的知識のあるスタッフ（看護師，リハビリテーション職など）が少ないことである．その中で，急変時の対策は，医療的知識のあるスタッフが主体となり，他のスタッフと連携をとり，急変した利用者への対応，他利用者への対応，医療機関や家族，ケアマネジャーへの連絡・対応を行っていく[4]．急変時にスタッフが冷静に対応できるように，急変時対応マニュアルの作成・掲示 図1 や急変時対応セットの準備 図2 ，講習会実施 図3 などが重要となる．

利用者の状態変化・介助方法変更を伝達する手段の検討（当事業所では連絡ノート・朝/昼/終礼カンファレンスを活用 図4 ）や利用当日の体調変化の有無，バイタルの結果を各スタッフと情報共有できるような体制・環境づくりが重要となる．送迎中の移動時の見守りや利用者が過ごすフロア内を見守るスタッフがトイレ介助などでいなくならないような声掛けしやすい雰囲気作りやスタッフがすぐに確認することができる掲示板を活用することなどが重要である（ 図4 矢印， 図5 ）．

ⅰ）症例

80歳代女性，要介護1，脳梗塞による軽度左片麻痺・軽度認知機能低下，自宅内ADLはフリーハンド歩行自立レベルで日中は座ってテレビを見て過ごすことが多い．主介護者の長男の嫁（60歳代）と夫，長男の4人暮らし，介護保険サービスとして通所リハビリテーション2回/週，福祉用具（シルバーカー，手すり）を利用し，在宅生活を継続している．

ⅱ）対応状況

数カ月前までは収縮期血圧が110～130 mmHg で安定していたが，徐々に収縮期血圧の低下がみられ，80～90 mmHg 程度となってきていた．通所リハビリテーション内のT字杖歩行は自立していたが，自宅内のフリーハンド歩行の安定性が低下し，嫁が見守らなければ不安と思うようになった．さらに自宅内外問わず意識レベルが清明とはいえず，ぼんやりすることが増えてきた．T字杖歩行でもふらつきが著明となったため，転倒リスク軽減のためにT字杖→シルバーカー歩行に変更した．

シルバーカー歩行に変更することで，やや安定性が得られたが，血圧低値は変わらず，ぼんやりしていることは継続していた．

通所スタッフ全員での終礼カンファレンスにて転倒リスクについて検討した．通所リハビリテーション内のシルバーカー歩行の見守りの徹底に加え，看護師より，「最近の血圧低値と意識レベル低下，歩行時の不安定感について主治医に報告する」という提案があった．通所リハビリテーションでのバイタルサイン経過とADL状況の報告書を作成

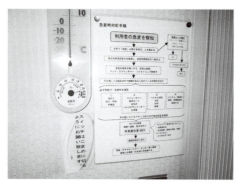

図1 急変時マニュアル

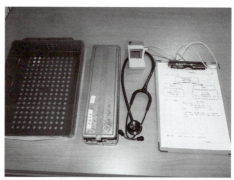

図2 急変時対応セット

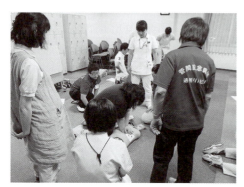

図3 講習会の実施

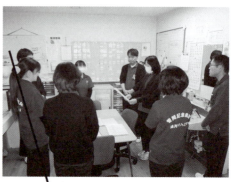

図4 カンファレンスの実施

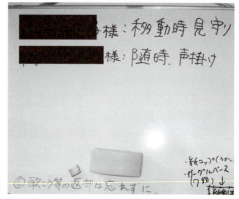

図5 掲示板

11 急変時の対策

表3 一次救命処置（BLS）の手順

1. 「反応の確認」と 「救急通報（119番）」	・肩を叩き呼びかけて応答や反応がなければ「反応なし」とみなす ・反応がなければその場で大声で叫び周囲の注意を喚起する ・周囲の者に救急通報（119番通報）とAEDの手配（近くにある場合）を依頼 ・反応の有無について迷った場合も119番通報して通信指令員に相談
2. 「呼吸の確認」と 「心停止の判断」	・反応がなく呼吸をしていないか異常な呼吸（死戦期呼吸）が認められる場合，あるいはその判断に自信がもてない場合は心停止，心肺蘇生（cardio-pulmonary resuscitation: CPR）の適応と判断し，<u>ただちに胸骨圧迫を開始</u> ・胸と腹部の動きを観察し，動きがなければ「呼吸なし」と判断．死戦期呼吸はしゃくりあげるような呼吸であり，心停止直後の傷病者でしばしば認められる．死戦期呼吸であれば，胸と腹部の動きがあっても「呼吸なし」「心停止」と判断 ・呼吸の確認には10秒以上かけないようにする ※呼吸を認める場合は，気道確保を行い，救急隊の到着を待つ．この場合，呼吸状態を継続観察し，呼吸が認められなくなった場合にはすぐにCPRを開始
3. 「胸骨圧迫」	・CPRは<u>胸骨圧迫から開始</u>．中断は最小にすべきである ・胸骨圧迫部位：胸骨の下半分 　　　深さ：約5cm沈むよう圧迫（6cmを超えないように） 　　　テンポ：1分間あたり100〜120回 ・疲労による胸骨圧迫の質の低下を最小限とするために，救助者が複数名いる場合は，1〜2分ごとに胸骨圧迫の役割を交代する
4. 「胸骨圧迫」と 「人工呼吸」	・訓練を受けていない場合は，胸骨圧迫のみ行う ・人工呼吸の指導を受けており，それを行う技術と意思がある場合，胸骨圧迫と人工呼吸を30：2の割合で行う． ・人工呼吸を行う際には，気道確保（頭部後屈顎先挙上法）を行い，呼気吹き込みは約1秒かけて行う
5. AED	・AEDが到着したら速やかに装着する．AEDは様々なタイプがあるため，それぞれのAEDの使い方・指示に留意する ・右前胸部と左側胸部に電極パッドを貼付する． ・AEDのECG解析が開始されたら傷病者に触れないようにし，AEDの指示に従い，ショックボタンを押し電気ショックを行う．電気ショック後はただちに胸骨圧迫を再開
6. BLSの継続	・BLSは救急隊など，二次救命処置を行うことができる救助者に引き継ぐまで続ける．AEDを装着している場合は，電源を切らず，パッドは装着したままにしておく

V

維持期（生活期）の評価と治療

し，次回受診時に持参し，相談してもらうよう本人・家族に依頼した．

　受診後，降圧薬が調整され，収縮期血圧が100〜120mmHgで安定し，意識レベルも低下することがなくなり，自宅や通所リハビリテーション内でのT字杖歩行の安定性

が得られた．

このように，急変が起きる前に，自宅や通所での異変を家族とスタッフが共有し，対策の検討や主治医との連携を行うことで，未然に転倒を防ぐことができた．

4. 一次救命処置（basic life support: BLS）の手順

訪問や通所の利用者が突然倒れたり反応がなくなったりすることがあった場合，表3 に示す手順に従い対応する[5]．

これが BLS の対応となるが，十分な知識があるだけでは，適切に対応できることにはつながらないと思われる．定期的に手技を確認するために施設内外での講習会などに参加することが望ましい．

5. まとめ

急変時の対策について，自宅と通所系サービスでの対応について述べた．どの場面においても急変が起きた際に冷静な判断・対応を行うには，情報収集や身体機能の評価によるリスクの把握に加え，急変時の連絡・対応方法について，医師や看護師，ケアマネジャーなどの他職種と連携し決定しておく必要がある．また，定期的に急変時対応のシミュレーション・講習会を受け，万が一の際に備えておくことも忘れてはならない．

❖文献

1) 新谷和文．在宅高齢者をよく知ろう．PT ジャーナル．2011; 45: 149-55.
2) 金谷さとみ．施設のリスクマネジメント．In：牧田光代，金谷さとみ，編．標準理学療法学 地域理学療法学．4版．東京：医学書院；2017．p.118-25.
3) 高橋哲也，森沢知之．知っておきたいリスクと対処．PT ジャーナル．2011; 45: 69-74.
4) 川上寿一．在宅・訪問・通院リハビリテーションにおける安全管理．J Clin Rehabil. 2013; 22: 987-97.
5) JRC 蘇生ガイドライン 2015 オンライン版．一般社団法人日本蘇生協議会．2015　http://www.japanresuscitationcouncil.org/wp-content/uploads/2016/04/1327fc7d4e9a5dcd73732eb04c159a7b.pdf（2017 年 1 月 30 日閲覧）

〈高澤寛人，金谷さとみ〉

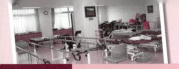
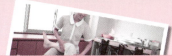
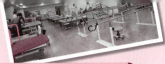

V 維持期（生活期）の評価と治療

12 ロボットスーツの利用
脳卒中後歩行障害に対するロボットスーツ
リハビリテーションの適応と限界を理解できるか

- ☑ 脳卒中後歩行障害に対するロボットスーツの適用を検討できる．
- ☑ ロボットスーツの特性について理解できる．
- ☑ ロボットスーツの適応・限界を検討できる．

1. リハビリテーションロボットによる歩行練習支援

　近年，ロボット技術の進歩に伴って，脳卒中後リハビリテーションの分野においても，ロボットを利用した歩行障害に対するアプローチについての報告が多くみられるようになった[1,2]．本邦でも脳卒中後ガイドライン2015[3]において，脳卒中後片麻痺患者に対する歩行訓練支援ロボットを利用した歩行練習の推奨（グレードB）が追加された．歩行を支援するロボットには失った歩行機能をアシストして補完する「歩行介助ロボット」と麻痺の回復や歩行機能改善のために歩行訓練をアシストする「歩行訓練ロボット」が

表1 歩行・リハビリテーション支援ロボットの分類

	歩行訓練ロボット	歩行介助ロボット
目的	麻痺の回復	失った機能の補完
特徴・必要条件	リハビリテーション効果優先 神経生理学的背景が必要	実生活での活用度 軽量・シンプル
タイプ	設置型	装着型
代表的なロボット	Lokomat Gaittrainer Autoambuletor など	HAL 歩行アシストなど

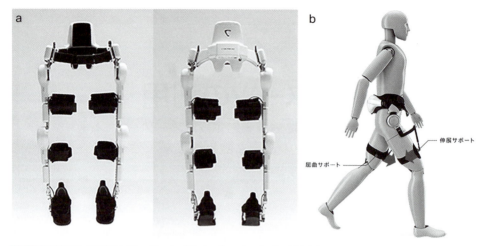

図1 装着型歩行練習支援ロボット（各メーカーホームページより）
a: HAL®（福祉用），b: 歩行アシスト

あり，さらにこれらのロボットは装着型（ウェアラブル）と設置型に分けられる 表1 [4]．

海外では設置型歩行練習支援ロボットとして，Lokomat[5] や Autoambulator[6] などが商用製品として活用されており，トレッドミルや免荷システムと併用して，歩行練習をアシストすることが可能である．これらの限界点として，制御できる運動が矢状面に限られ，有効なバランストレーニングとなりづらいことや，歩行運動軌跡がある程度規定されることなどがあげられている[7]．他方，骨盤帯の制御を加え，内外転のコントロールを可能にした LOPES[8] が紹介されているほか，多くの歩行リハビリテーションロボットが開発・臨床適用がなされている．

本邦では筑波大学の山海らが開発した Hybrid Assistive Limb®（以下，HAL®）[9]，Honda によって開発された Honda 歩行アシスト（以下，歩行アシスト）[10] などの臨床適用の検討が進められている 図1 ．これらのロボットの特徴として，前述のロボットが設置型であるのに対して，装着型ロボットであることがあげられる．病院・施設での理学療法場面への適用が行いやすいという利点がある．

2. ロボットスーツの利用

装着型ロボットの利点として，日常生活の場や屋外での使用が可能であることがあげられる[11]．実環境の中での歩行練習は，変化する周辺環境や路面環境への適応を促すことが可能になり，より実用的な歩行能力の改善に向けた効果が期待できる．本項では本邦で開発され，臨床適用されている HAL® と歩行アシストについて概説する．

a | Honda 歩行アシスト

　歩行アシストは，対象者の腰部から大腿部に装着し，股関節の屈曲伸展をアシストするトルクを発生し，歩行運動を支援する装着型装置である．歩行時の股関節の動きを左右のモーターに内蔵された角度センサーで検知し，制御コンピューターがモーターを駆動し，股関節の屈曲による下肢の振り出しの誘導と伸展による下肢の蹴り出しの誘導を行うことで歩幅と歩行率をコントロールし，効率的な歩行の学習を図るものである[10]．脳卒中後片麻痺患者に対する歩行アシスト適用の効果についての報告は，後型から揃型歩行を呈していた患者の歩行速度，歩行対称性の改善がみられたというもの[11]や，歩行速度，歩行率，歩幅，歩容（クリアランスなど）の改善がみられたというもの[12]がある．いずれも脳卒中後片麻痺患者に対する歩行アシスト適用の有効性について示唆している．同時に，適用前の患者の歩行のパターンや歩行速度によって効果が異なることも報告している．他に3次元加速度センサによる腰部軌道の計測から歩容変化について検討した報告 図2 [13] では，歩行アシストの適用による患者の自覚的な快適性や左右非対称の改善が効果として得られたこと，同時にアシスト量やアシスト量の左右差の調整によって，効果が異なることが報告されている．このように，歩行アシストは股関節のアシストによる歩幅や歩行率のコントロールによって，脳卒中後片麻痺患者の歩行能力改善を促すことができる可能性が報告されている．同時に対象となる患者の特性や機器の設定によって効果が異なるため，患者への適用を検討する際は機器の特性やそれによってもたらされる影響について十分に理解し，患者の病態や歩行パターンといった特性を評価したうえで，適応となる患者への適用を検討しなければならない．

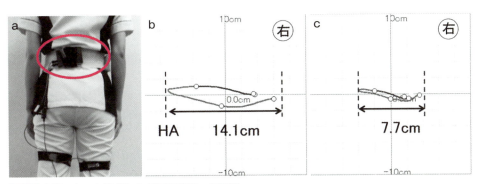

図2　歩行アシスト装着による腰部軌道への影響
a：3次元加速度計による腰部軌道の計測，b：装着前，c：装着後．歩行アシスト装着による腰部軌道の左右振幅の減少および左右非対称の軽減がみられた（55歳，右片麻痺例〔BRS V〕）．

b │ ロボットスーツ HAL® (Hybrid Assistive Limb®)

　HAL®は生体電位信号，足底の荷重分布，関節角度情報を基に，股関節，膝関節のアクチュエータを駆動してトルクをアシストする装着型の動作支援機器である[9]．罹患後，十分に筋力を発揮できず，麻痺側脚の振り出しや荷重に際する支持が困難となっている患者が装着し，麻痺側下肢運動や起立・歩行動作を行わせ，股関節・膝関節の運動や支持をアシストすることで動作を可能にし，動作の再学習を促すことができる可能性が考えられる．また，HAL®は両脚用と単脚用があり，患者の重症度や動作能力，治療の目的によって，使い分けられる．脳卒中後片麻痺患者に対するHAL®装着による効果についてはシングルケースによる検討や複数名を対象にした研究[14-17]において，一部の患者では歩行時間の短縮や歩行中の筋活動の増大，歩幅の増大，麻痺側下肢荷重率，バランス能力の向上が得られた患者がいることが報告されている．一方で，複数名を対象にした検討では効果が得られた者とそうでないものが存在することも同時に述べられている．

3. ロボットスーツHAL®を使用した動作練習とその効果

　HAL®を使用した動作練習の効果は前述した先行研究にていくつか報告があり，リハビリテーション分野にロボットが登場する以前には実現できなかった様々な練習が可能になっている．筆者らが実践した研究や経験した症例の一部を紹介する．

　先行研究[18]において，HAL®使用による練習が有効であるのは比較的軽症（HAL®未装着状態で起立，立位保持，歩行が可能な症例）であると報告している．我々は中等度～重度麻痺を有し，移動能力は車いすレベル，生活動作手すりなどの補助具や一部介助が必要なレベルの症例（6例，33～86歳）を対象に，通常の理学療法プログラムを行った（通常リハex）期間とHAL®を使用した動作練習を行った（HAL ex）　図3　期間

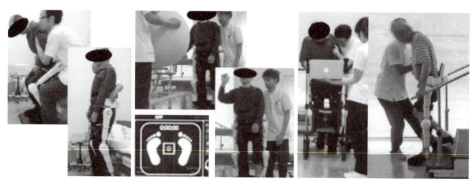

図3　HAL®装着下での基本動作・バランス練習

12 ロボットスーツの利用

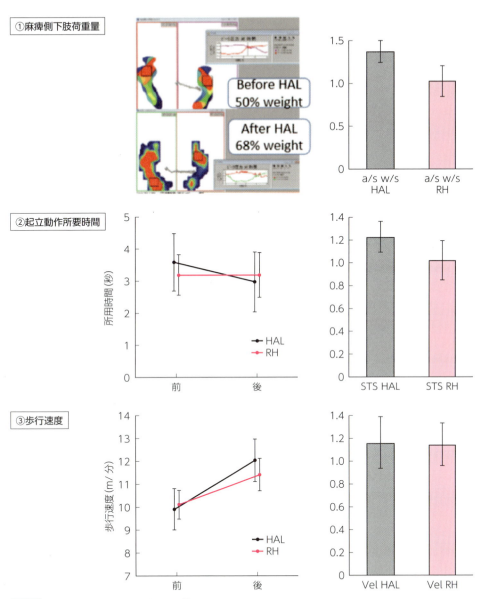

図4 HAL®装着下での動作練習の効果

の前後での麻痺側下肢荷重重量，起立動作，歩行動作に与える効果について，検討を行った．結果，歩行速度については通常リハ ex 期間，HAL ex 期間共に歩行速度改善がみられたが，両者の間で改善率に差はみられなかった．一方，起立動作の所要時間，起立

非麻痺側立脚　麻痺側立脚　非麻痺側立脚　麻痺側立脚　非麻痺側立脚　麻痺側立脚

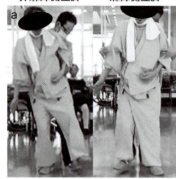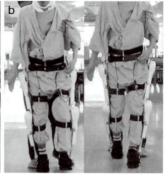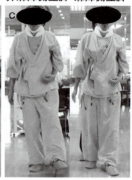

図5 HAL®装着下での動作練習の効果（56歳，橋出血，左片麻痺）
a：HAL使用前，b：HAL使用中，c：HAL使用後．歩容の改善，介助量の軽減がみられる．

動作・立位麻痺側重心移動時の麻痺側下肢荷重量が有意に改善し，通常リハ期間前後での改善率に比し，有意に改善率が大きかった 図4 ．効果が大きかった例として，立位バランスについて，期間前には静的立位保持に手すり使用が必要であったものが，HAL ex 期間に補助具を使用せずに立位バランス練習が可能になったもの（6例中2例）がみられたことや，歩行中麻痺側下肢の振り出しにおける過度な非麻痺側傾倒が抑えられ，介助量が著減した例（6例中2例） 図5 ，階段昇降練習について，期間前，二足一段での昇降段しかできなかったものが，一足一段での昇降動作が可能になったもの（6例中2例） 図6 がみられたことがあげられる．特に後者の一足一段での階段昇降については，症例は足関節の底屈痙性が強く，歩行には金属支柱付きSLBの装着が必要で，免荷パターンが著明であり，療法士の介助下でも一足一段での階段昇降の動作は困難であった．このような症例はこれまでは装具なしでは安定した動作の遂行が困難であり，装具を使用する代償として，足関節の固定などにより制限される動作も多かった．このような症例でもHAL®装着により立位動作中の底屈内反痙性の減弱がみられ，麻痺側昇段ステップ位からの前方への重心移動や非麻痺側降段に伴う麻痺側下肢の屈曲を伴いながらの荷重，つまり麻痺側下肢伸筋群の遠心性収縮や，これを行いながらのバランスの保持といった難易度の高い動作が可能になった．背景として，HAL®の外骨格構造が動作中の麻痺側下肢の外転を抑え，片麻痺患者特有の代償パターンの抑制やスムースな荷重に有効であったことや，荷重や関節角度変化に合わせた伸展トルクのアシストが身体の安定性を補完し，動作を可能にしたことなどがあげられる．それまで困難であった荷重や動作が可能になったことにより，新たなパターンでの運動や荷重，動作を経験することができ，困難であった動作の学習に寄与することが考えられる．

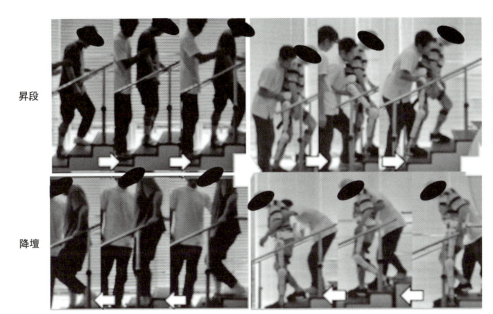

図6 HAL®装着下での動作練習の効果（階段昇降パターンの変化）
左：HAL 使用前（二足一段パターン），右：HAL 使用後（一足一段パターン）．

4. おわりに

　このように HAL®や歩行アシストを始めとした装着型ロボットは様々なセンシング技術やアルゴリズムを利用し，安定した適切な運動や動作を可能にするアシストを行うことができ，これまで困難であった新たな動作経験の提供や学習の促進を可能にし，リハビリテーションの効果を増幅する可能性がある．

　さらに，ロボットリハビリテーションの分野は日を追って進化を続けている．HAL 医療用[19]やTOYOTA パーソナルアシストロボット[20]など本邦でも新たな機種のリハビリテーションロボットが発表され，臨床応用が進められている．また，ロボットリハビリテーションにおけるコントロール戦略は多様[2]であり，アシスト，抵抗，その他，と多様である．患者への適用に際しては，これらの戦略の特性を理解し，適応を見極めながら実施していく必要がある．

　本項で主に紹介したものはアシスト戦略に基づくものであるが，ヴァーチャルリアリティーとの組み合わせなども開発されている．今後，脳卒中後歩行リハビリテーション分野におけるロボットの適用が広がることが予想される．

　また，本邦では在宅復帰後脳卒中後歩行障害後遺症者などを対象とした生活期事業と

してのロボットリハビリテーショントレーニングも広がっている．生活期の患者は発症から長期経過し，生活動作も定型的なパターンを呈している患者が多い．このような患者に対し，ロボットリハビリテーションでは日常生活では遂行困難なパターンでの歩行や動作を可能とするため，廃用やパターンの固定化により失っている機能の再建に有用である可能性がある．

我々理学療法士は機器の特徴を十分に理解し，臨床応用を通じた評価を行い，患者のもつ潜在能力を最大限に引き出すためのツールとして，いかに活用できるかを検討していく必要がある．

❖文献

1) 蜂須賀研二．脳卒中リハビリテーションにおけるロボット支援訓練．脳神経外科ジャーナル．2012; 7: 534-40.

2) Marchal-Crespo L. Review of control strategies for robotic movement training after neurologic injury. J Neuroeng Rehabil. 2009; 6: 1-15.

3) 日本脳卒中学会脳卒中ガイドライン委員会，編．脳卒中ガイドライン 2015．東京：協和企画：2015,

4) 和田　太，蜂須賀研二．歩行訓練ロボット．総合リハ．2009; 37: 813-9.

5) Airindo : Lokomat. http://airindo.com/product/lokomat/

6) Fisher S, Lucas L, Thrasher TA. Robot-assisted gait training for patients with hemiparesis due to stroke. Top Stroke Rehabil. 2011; 18: 269-76.

7) Pennycott A, Wyss D, Valley H, et al. Towards more effective robotic gait training for stroke rehabilitation: a review. J Neuroeng Rehabil. 2012; 9: 1-13.

8) Veneman JF, Kruidhof R, Hekma EEG, et al. Design and evaluation of the LOPES exoskeleton robot for interactive gait rehabilitation. IEEE Trans Neural Syst Rehabil Eng. 2007; 15: 379-86.

9) CYBERDYNE：ROBOT SUIT HAL®福祉用．http://www.cyberdyne.jp/products/LowerLimb_nonmedical.html

10) Honda：Honda Robotics．歩行アシスト．http://www.honda.co.jp/robotics/rhythm/

11) 仲　貴子，及川清志，平田　崇，他．装着型歩行アシストロボットによる歩行トレーニング．PT ジャーナル．2011; 45: 163-70.

12) 有末伊織，田中直次郎，藤井靖晃，他．歩行アシストロボットを用いた回復期脳卒中患者に対する歩行練習の影響—歩行速度による違い—．理学療法科学．2015; 30: 119-23.

13) 西村幸子，梅津美奈子，菊池佑至，他．脳卒中片麻痺患者での「歩行アシスト」による歩容変化の検討〜三次元加速度センサを用いた歩行解析〜．理学療法学．2014; 41 Suppl 2.

14) Maeshima S, Osawa A, Nishio D, et al. Efficacy of a hybridassistive limb in post-stroke hemiplegic patients: a preliminary report. BMC Neurol. 2011; 11: 116.

15) 浅川育世，水上昌文，居村茂幸，他．歩行能力障害者に対するロボットスーツ HAL®の初回装着時効果—実証試験記録からの検討—．理学療法科学．2013; 28: 221-5.

16) 大岡恒雄，金澤　浩，島　俊也，他．ロボットスーツ HAL を使用した脳卒中片麻痺患者の筋電図学的検討．理学療法学．2011; 38 Suppl 1: PF1-015.

17) Kawamoto H, Hayashi T, Sakurai T, et al. Development of single leg version of HAL for hemiplegia. Conf Proc IEEE Eng Med Biol Soc. 2009; 2009: 5038-43.

18) 渡邉大貴，田中直樹，金森毅繁，他．ロボットスーツ HAL®（Hybrid Assistive Limb®）福祉

用の臨床応用にむけた症例研究. 理学療法科学. 2012; 27: 723-9.

19) CYBERDYNE: ROBOT SUIT HAL® 医療用. http://www.cyberdyne.jp/products/LowerLimb_medical_jp.html

20) TOYOTA: パーソナルアシストロボット. http://www.toyota.co.jp/jpn/tech/partner_robot/family_2.html

〈万治淳史〉

索引

► あ

アームサポート	375
握力	319
足継手	202
アシュワーススケール変法	342
アライメント評価	152
アルテプラーゼ	51
アンクルロッカー	200, 307
安静時心拍数	318
安楽肢位	23

► い

維持期	330
意識障害	13, 115
意識レベル	87
移乗動作	333, 368
一次救命処置	410
一過性脳虚血発作	68
溢流性尿失禁	220
遺伝子組み換え組織プラスミノゲン	
アクティベーター	50
移動動作	366, 368
医療ソーシャルワーカー	390

► う

ウェアラブルロボット	412
うつ	351
うつ病の診断基準	351
運動麻痺	188
運動無視	117

► え

栄養介入	320
栄養サポートチーム	326
エルゴメーター	318
嚥下障害	208
遠心性収縮	144
円背	336

► お

起き上がり	366
屋外活動	385
屋外スロープ	398
おむつ	223
オリエンテーション	112, 146

► か

臥位	169
介護支援専門員	390, 392
介護者	379
介護福祉士	390
介護負担	380
介護保険制度	334, 389
外出支援	384
介助方法	380
外側皮質脊髄路	93
外側レンズ核線条体動脈	69
階段	386
改訂水飲みテスト	215
回復度	122
家屋評価	244
過灌流症候群	60
学習された不使用	30
学習成果基盤型教育	4
下肢交互運動	192
下肢装具	344, 368
荷重感覚	169
荷重情報	192
荷重知覚	134
仮性球麻痺	212
下腿浮腫	341
活動と参加	330
活動範囲の拡大	331
可動性	160
感覚運動経験	258
感覚刺激	129
感覚障害	112

環境適応	361
環境評価表	396
眼症状	18
関節可動域	238
関節可動域運動	28
観念失行	276

► き

奇異性脳塞栓症	71
記憶障害	116
利き手交換	275
起居動作	366
気道確保	409
機能回復	106
機能乖離	106
機能性尿失禁	221
機能的電気刺激	277
ギャッチアップ	133
救急通報	409
急性水頭症	13
急変	44, 403
急変時対応セット	407
急変時対応マニュアル	407
球麻痺	213
胸骨圧迫	48, 409
虚血性ペナンブラ	87
虚弱	317
居宅療養管理指導	391
起立性低血圧	39, 46, 88, 133
起立着座動作	189
筋萎縮	152
筋活動	144
筋緊張	99
筋緊張亢進	333, 342
緊張性迷路反射	169
筋肉量	319
筋の粘弾性	238
筋紡錘	144
筋力強化運動	30
空間座標認知	118

► く

口すぼめ呼吸	209, 218
靴の着脱	399
くも膜下出血	39, 70, 72, 73

クリアランス	268
車いす	140
車いすの介助	386
車いすのバックサポート	368

► け

ケアマネジャー	392, 406
経胸壁心エコー図検査	71
痙縮	342
経食道心エコー図検査	70, 71
頚動脈エコー図検査	70
頚動脈狭窄症	58
頚動脈内膜剥離術	58
頚部聴診法	215
血管迷走神経反射	46
血清アルブミン値	319

► こ

コア コンピテンス	4
更衣動作	254, 280
口腔顔面失行	276
口腔ケア	210
高次脳機能障害者支援普及事業	393
抗重力伸展活動	176, 177
構造化精神医学面接	351
肛門圧	226
肛門直腸角	226
抗利尿ホルモン分泌異常症候群	76
高齢者の生活支援	391
誤嚥性肺炎	89
呼吸異常	18
呼吸機能	206
呼吸中枢	207
呼吸リハビリテーション	217
国際生活機能分類	110
固縮	342
骨盤底筋群	226
コミュニケーション	119
コミュニティソーシャルワーカー	390
固有感覚情報	144, 259
困難感	361
コンピテンシー	2
コンピテンス	2

索引

► さ

サービス担当者会議	391
座位時間の確保	379
最大心拍数	318
在宅生活	379
再発率	123
左房内血栓	70, 71
サルコペニア	213, 317

► し

視覚性スパン	356
弛緩性麻痺	111
自己管理	330
事故報告書	406
支持基底面	144, 375
支持性	112
自助具	276
姿勢アライメント	159
姿勢制御	141
姿勢調節障害	152
姿勢変換	130
死戦期呼吸	409
自宅生活	332
失語（症）	119, 247
失行（症）	117, 247, 276, 286
質量中心	176, 180, 366
している ADL	241, 323
児童委員	390
社会資源	389
社会福祉士	390, 392
シャワー浴	333
重心	367
住宅改修	360, 398
住宅改修費	391
重度麻痺者	188
10 m 歩行テスト	298
主観的運動強度	318
主治医	406
出血性脳梗塞	38, 70, 72
主任介護支援専門員	392
主任ケアマネジャー	392
小うつ病	351
障害者福祉制度	392
障害物	386

消化管出血	56
乗用車の乗降	386
褥瘡予防肢位	23
自律神経障害	39
神経因性膀胱	220
神経学的回復	106
神経筋促通	127
神経原性肺水腫	75
神経心理検査	354
心原性脳塞栓症	70
人工呼吸	49
人工呼吸器	29
進行性脳梗塞	68
身体イメージ	117
身体活動量	384
身体失認	117, 286
身体認知	117
伸展パターン	173
心拍数	318
深部静脈血栓症	32, 76
心不全	17
心房中隔欠損	71

► す

随意運動	147
遂行機能	118
錐体路	92
数唱	356
頭蓋内圧亢進症状	13, 18

► せ

生活環境調整	395
生活環境評価	359
生活関連動作	231
生活期	330
生活空間の拡大	380
正常圧水頭症	74
精神保健福祉士	390
成年後見制度	392
整容	278
生理的コスト指数	300
舌骨下筋群	216
舌骨上筋群	216
接触情報	113
設置型ロボット	412

切迫性尿失禁	220
セルフケア	274
選択的運動	163
全般性注意障害	247
せん妄	33, 87

► そ

早期リハビリテーション	35
相談支援専門員	390
装着型ロボット	412
ソーシャルワーカー	392
足圧中心	311
側副血行路	71
足部内反	181

► た

大うつ病	351
体温	103
体幹機能	159
体軸内回旋	178
体重減少率	319
代償活動	257
代償動作	180
体性感覚	143, 168
多関節運動連鎖	144
多臓器不全	16
立ち上がり	367
立ち直り	176
短下肢装具	306
端座位	136
段差昇降	399
蛋白質摂取量	319

► ち

畜尿袋	223
遅発性脳血管攣縮	74
注意障害	116
中枢性塩類喪失症候群	76
中枢性肺水腫	75
長下肢装具	192, 195
直腸圧	226

► つ

通所リハビリテーション	390

► て

定期巡回・随時対応型訪問介護看護	391
底屈制限	202
底屈制動	202
低血糖	48, 338
低周波治療	31
できる ADL	241, 323
てんかん発作	47
電気的除細動	49
転倒リスク	359

► と

トイレ動作	252, 286
動作時筋緊張	370
糖尿病	337
頭部挙上練習	218
動脈原性塞栓症	38
倒立振子	192, 200
特定・一般相談支援事業所	392
閉じこもり	384
トルソー症候群	17

► な

内反尖足	305
内部障害	361
内部表象	259

► に

二重課題	269, 299
日常生活用具	391
入浴	290
ニューロモジュレーション	108
尿とりパッド	223
尿閉	223
尿路感染症	224
認知機能	114, 131, 354

► の

脳幹梗塞	154
脳灌流圧	36
脳虚血	75, 88
脳血管攣縮	39, 74
脳血流	36, 85
脳血流の自動調節能	36, 85

索引

脳出血	39, 70, 72
脳槽洗浄ドレナージ術	74
脳卒中うつスケール	352
脳卒中関連肺炎	32
脳浮腫	13, 39
脳ヘルニア	10, 16

► は

肺炎	207
肺血栓塞栓症	48
排泄動作	286
排尿自覚刺激行動療法	224
排尿日誌	221
廃用	125
廃用症候群	151
バランス課題	156
半球間抑制	102
半構造化精神医学面接	351
ハンズオン	96
半側空間無視	118, 247, 276, 286
半側視空間失認	112
ハンドリム	368
反復唾液嚥下テスト	214

► ひ

ヒールロッカー	200, 307
被殻出血後左片麻痺	332
膝折れ	188
膝立て	172
皮質網様体路	156
ビデオフィードバック	270
非麻痺側への寝返り	170
氷山モデル	2

► ふ

フィジカルアセスメント	339
フードテスト	215
フォアフットロッカー	200
腹圧性尿失禁	221
福祉活動専門員	390
腹式呼吸	208
福祉住環境コーディネーター	390
福祉用具購入費	391
福祉用具貸与	391, 398
浮腫	341

不整脈	42, 89
プッシャー現象	247
フットサポート	375
フレイル	317
分水界梗塞	38, 68
分回し	268

► へ

ペナンブラ	37, 50
ベルト電極式骨格筋電気刺激法	31
変形性膝関節症	336
便失禁	221

► ほ

膀胱・直腸障害	223
膀胱留置カテーテル	223
傍正中橋動脈	69
訪問介護	391
訪問介護員	390
訪問看護	391
訪問入浴介護	391
訪問リハビリテーション	390, 391
ポータブルトイレ	290
保健師	390, 392
歩行	386
歩行速度	319
歩行能力	111
歩行介助ロボット	411
歩行訓練ロボット	411
ポジショニング	22, 146
ボツリヌス療法	343
ボディーイメージ	286
ボディースキーマ	144, 168

► ま

麻痺側への寝返り	169
慢性心不全	337
慢性閉塞性肺疾患	336

► み

民生委員	390

► も

網様体脊髄路	93

► ゆ

有酸素運動トレーニング	318
床からの立ち上がり	367

► よ

要介護	379
要介護者	389
要支援者	389
予期的姿勢調節	141
抑うつ気分	350
予測的姿勢調節	153
予備心拍数	318

► ら

ラクナ梗塞	39
卵円孔開存	38, 71

► り

リーチ動作	179
リクライニング座位	217
離床	84
離床開始基準	40
リスク管理	14, 403
立位・歩行での活動	380
立脚相	236
リハビリテーション中止基準	14
良肢位	23
臨床心理士	390
臨床能力マトリックス	4

► れ

レジスタンストレーニング	152
練習課題	193

► ろ

ロッカーファンクション	200
6分間歩行距離（6 MD）	300
ロボットスーツ	411

► わ

ワレンベルグ症候群	213

► A

ABCD^2 score	68

► A

ADL	112
AED	409
anticipatory postural adjustment（APA）	141
artery to artery	38

► B

B-SES（belt electrode-skeletal muscle electrical stimulation）	31
Barthel Index（BI）	241
base of support	98
basic life support（BLS）	48, 410
Berg balance scale	298
BMI	319
branch atheromatous disease（BAD）	38, 69

► C

carotid endarterectomy（CEA）	58
central pattern generator（CPG）	190, 198
competence	2
competency	2
CPR	409
CSWS	76

► D

deep vein thrombosis（DVT）	32, 76
diffusion perfusion mismatch	54
Digit span	356

► F

Fisher の CT 分類	73
frailty	317
Functional Balance Scale（FBS）	244, 253
Functional Independence Measure（FIM）	241, 254
functional reach	298

► H

hands off	257
hands on	257
Hunt and Kosnik 分類	73

► I

ICF	110
instrumental activities of daily living (IADL)	231, 245

► J

JSS-D	352

► L

LSA	69

► M

MMSE	356
mobilization	163

► N

NIHSS	95
nutrition support team（NST）	326

► O

optimal challenge point	301
outcome based education（OBE）	4

► P

physiological cost index（PCI）	300
PPA	69

► R

recombinant tissue plasminogen activator（rt-PA）	50

► S

SAH	73
SIADH	76
stroke associated pneumonia（SAP）	32

► T

Tapping span	356
TIA	68
timed up and go test	270, 298
Triple-H 療法	74

► U

unilateral spatial neglect（USN）	247
upper-body dressing scale	242

► W

WFNS 分類	73

脳卒中理学療法 コア コンピテンス ⓒ

発　行	2018 年 3 月 15 日　1 版 1 刷	
編著者	網　本　　和	
	渡　辺　　学	
発行者	株式会社	中 外 医 学 社
	代表取締役	青　木　　滋
	〒 162-0805　東京都新宿区矢来町 62	
	電　話　　（03）3268-2701（代）	
	振替口座　　00190-1-98814 番	

印刷・製本/横山印刷㈱　　　　　　〈TO・HU〉
ISBN978-4-498-06728-8　　　　　Printed in Japan

JCOPY ＜(社)出版者著作権管理機構 委託出版物＞

本書の無断複写は著作権法上での例外を除き禁じられています．
複写される場合は，そのつど事前に，(社)出版者著作権管理機構
(電話 03-3513-6969, FAX 03-3513-6979, e-mail: info@jcopy.
or.jp) の許諾を得てください．

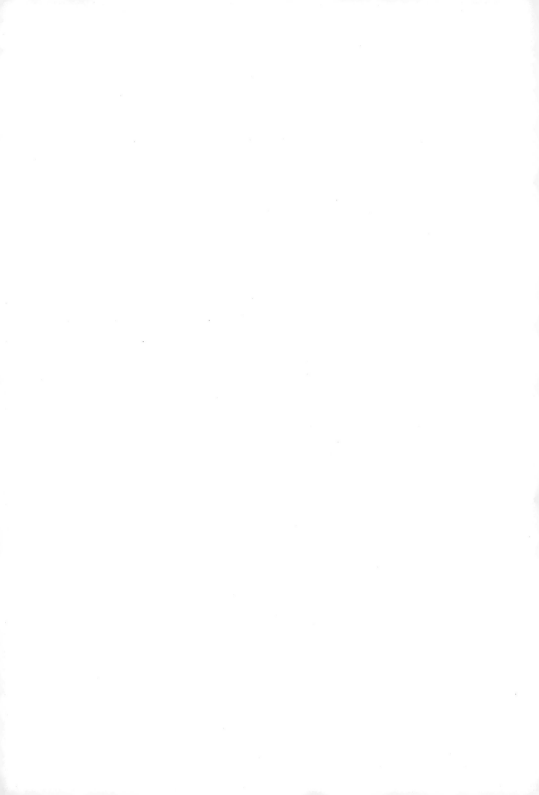